中西医临床全科医学概论

（供中西医临床医学及相关专业使用）

主编　罗晓红

中国医药科技出版社

内 容 提 要

本教材为高等中医药院校西部精品教材之一，共 11 章，对相关卫生策略、中西医全科医学理论与原则、全科医疗服务模式、全科医疗临床思维与诊疗模式、全科医学教育、全科医生的技能要求、全科医疗服务管理等作了详细的介绍。可供高等医药院校中西医专业、中医专业使用，亦可作为中医师及中西医医师参考用书。

图书在版编目（CIP）数据

中西医临床全科医学概论/罗晓红主编. —北京：中国医药科技出版社，2012. 7
高等中医药院校西部精品教材
ISBN 978 - 7 - 5067 - 5510 - 8
Ⅰ. ①中…　Ⅱ. ①罗…　Ⅲ. ①中西医结合 - 临床医学 - 中医药学院 - 教材
Ⅳ. ①R4

中国版本图书馆 CIP 数据核字（2012）第 089897 号

美术编辑　陈君杞
版式设计　郭小平

出版　中国医药科技出版社
地址　北京市海淀区文慧园北路甲 22 号
邮编　100082
电话　发行：010 - 62227427　邮购：010 - 62236938
网址　www. cmstp. com
规格　787 × 1092mm $^1/_{16}$
印张　13 $^3/_4$
字数　243 千字
版次　2012 年 7 月第 1 版
印次　2012 年 7 月第 1 次印刷
印刷　大厂回族自治县德诚印务有限公司
经销　全国各地新华书店
书号　ISBN 978 - 7 - 5067 - 5510 - 8
定价　**27. 00 元**

高等中医药院校西部精品教材
建设委员会

本书编委会

主　编　罗晓红（成都中医药大学）

副主编　（按姓氏笔画排序）

　　　　刘　虹（云南中医学院）

　　　　吴红梅（四川大学华西临床医学院/华西医院）

　　　　张　怡（成都中医药大学附属医院/临床医学院）

编　者　（按姓氏笔画排序）

　　　　田正良（陕西中医学院）

　　　　刘　虹（云南中医学院）

　　　　江　玉（泸州医学院中西医结合学院）

　　　　肖一明（贵阳中医学院第二附属医院）

　　　　吴红梅（四川大学华西临床医学院/华西医院）

　　　　张　怡（成都中医药大学附属医院/临床医学院）

　　　　罗晓红（成都中医药大学）

　　　　金智生（甘肃中医学院）

　　　　覃琥云（成都中医药大学/四川省全科医师培训中心）

编写说明

《高等中医药院校西部精品教材》是由"高等中医药院校西部精品教材建设委员会"统一组织编写的全国第一套针对西部医药院校人才培养特点的精品教材。"高等中医药院校西部精品教材建设委员会"由西部十一所高等医药院校的校长、副校长及医药系统专家组成。

随着《国家中长期教育改革发展纲要(2010~2020年)》的颁布和实施,高等教育更加强调质量、能力为先的教育理念,高校办学进入了以人才培养为中心的结构优化和特色办学的时代,因此特色教材、区域教材及校本教材的建设必将成为今后教育教学改革的发展趋势。西部地区作为国家"西部大开发"战略要地和"承接产业转移,优化产业结构,实现均衡发展"的后发区域,对创新型、复合型、知识技能型人才的需求更加旺盛和迫切。本套精品教材就是在学习了《国家中长期教育改革和发展规划纲要(2011~2020年)》、《医药卫生中长期人才发展规划(2011~2020年)》的相关精神,并到西部各院校调研座谈,听取各校有关中西医临床医学教学与人才培养现状的介绍,以及各校专家及骨干教师对中西医临床医学教材编写的思路和想法,充分了解当前该专业的授课与教材使用情况的基础上组织编写的。

教材编写既要符合"教材内容与职业标准深度对接"的要求,又要高度注重思想性、科学性、启发性、先进性和实用性。既要注意基本知识、基本理论、基本技能的传授,又要注重知识点、创新点、执业点的结合,实践创新能力的培养。本套教材在中西医已经融合得比较好的科目,我们采用现在比较通行的编写大纲,以西医病名为纲,中医特色病种辅之。在中西医临床内科学的编写上,采用以中医内科为纲,在具体的诊断及治疗部分加入西医内容,真正使中西医临床内科学教材能够在教学过程中使用,并指导学生临床工作。本套教材首批建设科目为以中西医临床医学专业为主的18个科目(附表)。

教材建设是一项长期而严谨的系统工程,它还需要接受教学实践的检验。欢迎使用教材的广大院校师生提出宝贵的意见,以便日后进一步修订完善。

高等中医药院校西部精品教材建设委员会
2012年6月

前　言

本教材为高等中医药院校西部精品教材之一。随着人口老龄化，疾病谱和死因谱的变化，医学模式的转变，医疗卫生改革的深入，完善和扩大基层医疗卫生服务体系，满足人民群众日益增长的卫生服务需求，培养服务于社区的全科医生已成为适应卫生工作发展的必然要求。在居民居住社区开展诊疗活动，为患者提供周到细致的健康照顾的全科医疗（家庭医疗）服务模式在我国得到迅速发展并被赋予新的内涵，并由此诞生一个新的临床二级学科（全科医学）。中医学的整体观念、辨证论治诊疗模式与全科医学整体服务的模式有着天然的契合，极其适合在社区开展医疗服务活动。根据国家关于《加强全科医学教育工作，提高医学教育质量的若干意见》精神要求，加强全科医学教育教材建设，我们组织西部高校的专家编写了本教材。

本教材根据我国社区卫生服务和全科医学发展的基本国情，在介绍关于全科医学的基本理论和实践运用的基础上，增加编写了中医全科医学的内容，旨在引导学习者能够以全科医学基础理论和中医理论为指导，实施全科医疗服务。其特点如下：①注重全科理念，通过系统阐述全科医学相关概念和原则培养学生的全科医学理念，让医学生了解全科医生这一新型专科医生的特征。②贯穿全科思维，强调以问题为导向、以人为中心、以家庭为单元、以社区为基础的健康照顾等全科医疗服务模式，使医学生更充分体会全科医疗服务模式及与专科医疗服务模式的区别。③突出实用性，在编写中力求内容上层次清晰、叙述上文字简单明了，针对西部地区基层卫生服务对中西医临床人才的特定导向，本着实用的原则，尽可能提供一些实用性强的表格和工具，适当编入案例，具有较强的示范性与启发性，为医学生到基层从事社区卫生服务奠定基础。

本教材共11章，对相关卫生策略、中西医全科医学理论与原则、全科医疗服务模式、全科医疗临床思维与诊疗模式、全科医学教育、全科医生的技能要求、全科医疗服务管理等作了详细的介绍。在临床医学本科生进入临床实习前接受全科医学概论课程教育，使学生通过本门课程的学习增加对全科医疗的职业兴趣；为毕业后接受规范化全科专科医师培训奠定基础；为从事其他专科的医师与全科医师良好的沟通，并在专科医疗实践活动中融入全科理念奠定基础。

该教材可供高等医药院校本（专）科、研究生全科医学课程教学及基层医疗服务机构相关专业技术人员的教育培训使用。

由于我国的全科医学学科建设目前尚处于起步阶段，加上编者的水平和经验有限，时间比较仓促，书中的错误和缺点在所难免，敬请同行专家和读者批评指正，给我们提出建设性的反馈意见和建议，以便我们再版修订时完善。

在教材编写过程中，得到了各兄弟院校及四川省全科医学中心的有关专家的指导和帮助，在此，对他们表示诚挚的感谢！

编　者
2012 年 3 月

目　录

第一章　全科医学相关卫生策略概述

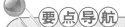

1.了解医疗卫生保健体系定义、构架，理想医疗保健体系组成及相互关系。

2.了解初级卫生保健的任务及内容。

3.熟悉社区卫生服务的特点、原则及主要功能。

4.了解卫生改革对全科医学产生及社区卫生服务发展的影响。

一、医疗卫生保健体系

（一）医疗保健体系的相关定义

1. 医疗保健体系定义

医疗卫生保健体系（health care system）有狭义和广义两个方面的解释。狭义的是指卫生行政组织、卫生服务组织、群众性卫生组织。广义的包括了所有以促进、恢复和维护健康为基本目标的组织体系。

2. 医疗保健体系的相关概念

（1）卫生行政组织　对国家公共卫生事务实施管理的组织。

（2）卫生服务组织　以保障居民健康为主要目标，直接或间接向居民提供预防、医疗、保健、康复、健康教育和健康促进服务的组织。

（3）卫生服务　卫生服务组织使用卫生资源向居民提供预防、医疗、保健、康复、健康教育和健康促进服务的过程。

（4）卫生资源　提供卫生服务所涉及的一切，包括人力、财力和物资。

（二）理想的医疗保健体系

1. 理想医疗保健体系的目标

建立医疗保健体系的总体目标是保障公民的基本健康权益，并持续地增进公民健康。尽管不同类型国家的卫生保健体制的内容有所不同，并随着经济社会发展和居民医疗卫生服务需求的变化而不断完善和变革。其基本功能大体体现了"加强政府干预、促进公平可及、合理配置资源，应对人口老化，规范就医流程、降低疾病成本、控制医疗费用、提高服务质量、确保患者选择、改进健康绩效"的原则。并依据这一原则围绕总体目标开展工作。

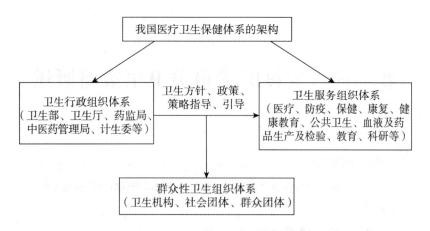

图1-1 我国医疗卫生保健体系的架构

2. 三级医疗保健体系

（1）三级医疗保健体系组成 现阶段，公认的理想的医疗保健体系是在基层医疗服务的基础上建立起来的"金字塔"形三级医疗保健体系（图1-2）。塔顶是三级医院（tertiary care），一般由大型三级综合医院和大型专科医院医疗机构组成。中间是二级医疗（secondary care），由二级医院、专科或专病、地区中心医院等医疗机构组成。塔底为一级医疗保健机构，即基层医疗（primary care），由提供基本医疗保健和公共卫生服务的机构，全科门诊和社区健康中心等机构组成。

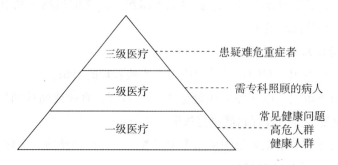

图1-2 理想的医疗保健体系示意图

（2）各级机构的作用及相互关系 基层医疗由于其覆盖面广，被居民广泛利用，故它是患者进入医疗保健体系的"门户"，患者只有通过基层医疗保健体系才可以获得二、三级医疗机构的专科医疗服务，基层医疗服务团队中的全科医生作为患者进入医疗保健体系的"首诊医生"，则为医疗保健系统和保险系统发挥"守门员"的作用；二、三级医疗机构主要负责疑难重症患者的诊治和高新医疗新技术的研究，同时也是基层医疗机构学术活动和继续教育活动的提供者。

三级医疗保健机构互相之间既有业务上的密切联系又有明确的工作内容的侧重点，三者在业务上互补互利，既有利于满足人们健康需求的提高，又有利于医疗保健资源的合理利用，从而提高医疗保健资源的利用成本效应。

（三）我国医疗卫生保障体系

1. 多元化医疗保障体系

新中国成立后，大批卫生工作者到基层开展大规模的疾病预防和公共卫生服务实践，并在疾病的防治上取得了可喜的成绩，而我国推行的"以预防为主"的卫生战略也曾被世界银行赞誉为"成功的卫生革命"。随着社会经济发展和卫生改革的深入，按照增进全体社会成员的健康的总目标，我国逐步建立了以政府主导、服务为宗旨、兼顾公平享有，能够满足不同层次需求的多元化医疗保障体系（图1-3）。

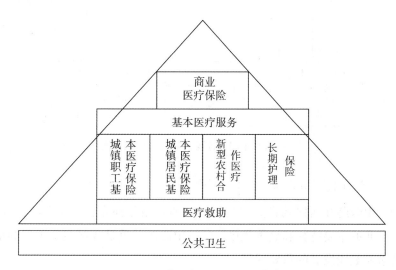

图1-3 我国多元化医疗保障体系

2. 我国城乡三级医疗保健服务网

（1）城市医疗保健服务网 城市是以社区卫生服务为基础的新型城市医疗卫生服务体系。网络的主体是社区卫生服务中心，采用主动服务、上门服务的工作方式以维护社区居民健康为中心，主要提供疾病预防控制等公共卫生服务、一般常见病及多发病的初级诊疗服务、慢性病管理和康复服务，承担起居民健康"守门人"的职责。城市医院在危重急症和疑难病症的诊疗、医学教育和科研、指导和培训基层卫生人员等方面发挥骨干作用。有条件的大医院按照区域卫生规划要求，可以通过托管、重组等方式促进医疗资源合理流动，建立城市医院与社区卫生服务机构的分工协作机制。

（2）农村医疗保健服务网 农村是以县级医院为龙头、乡镇卫生院和村卫生室为基础的农村医疗卫生服务网络。县级医院作为县域内的医疗卫生中心，主要负责基本医疗服务及危重急症患者的抢救，并承担对乡镇卫生院、村卫生室的业务技术指导和卫生人员的进修培训；乡镇卫生院负责提供公共卫生服务和常见病、多发病的诊疗等综合服务，并承担对村卫生室的业务管理和技术指导；村卫生室承担行政村的公共卫生服务及一般疾病的诊治等工作。

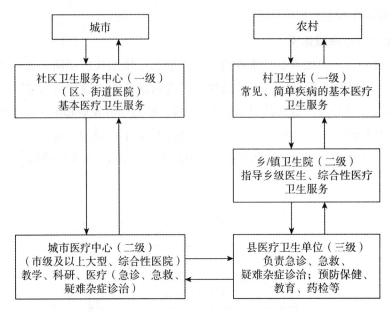

图1-4　中国医疗保健系统分级示意图

（四）中医药在我国医疗保健体系中的作用

在我国，中医药和西医药都是主流医学，两者相互补充、共同发展，这是中国特色医药卫生事业的重要特征和显著优势。坚持中西医并重是我国卫生工作的指导方针，也是中医药事业健康发展的重要保障。

中医药学是我国人民长期与疾病斗争过程中不断创造、积累、丰富和发展起来的一门科学。其整体医学观念和辨证论治思想的中医理论是现代医学模式的体现，其独特的诊疗技术，丰富的临床经验，便于在基层推广应用，以预防为主的中医"治未病"的主张，简便实用的自然疗法，对优势病种的独特疗效及对各种人群的保健作用易于被居民接受；立足于基层社区和家庭，重视医患关系的价值观彰显了它在社区卫生服务中的优势。因此，发挥中医药的优势对丰富和完善我国基层医疗卫生保健体系的内涵有着不可或缺的作用，充分利用它在基层社区的医疗、预防、保健、健康教育、康复等方面的特色，既能提高基层医疗卫生保健服务的有效性，又可降低医疗卫生服务的成本。

二、初级卫生保健概述

1. 初级卫生保健的定义

1978年9月在哈萨克斯坦的阿拉木图召开的国际初级卫生保健大会上，世界卫生组织（WHO）定义初级卫生保健（primary health care，PHC）是依靠切实可行，学术上可靠又受社会欢迎的方法和技术，通过社区的个人和家庭的积极参与普遍能享受的，并在本着自力更生及自觉精神在发展的各个时期群众及国家能够负担得起的一种基本的卫生保健。

实施初级卫生保健是实现"2000年人人享有卫生保健"目标的基本途经和基本策略，初级卫生保健既是国家卫生体系的核心组成部分，也是社区总体社会和经济发展的不可分割内容。由此可见，"2000年人人享有卫生保健"是全球卫生战略目标，而"初级卫生保健"是实现此战略目标的基本途径和基本策略。

2. 初级卫生保健的任务

（1）四个方面　①健康促进：包括健康教育、保护环境、合理营养、饮用水安全卫生、改善卫生设施、开展体育锻炼、促进心理卫生、养成良好生活方式等。②预防保健：在研究社会人群健康和疾病的客观规律及它们和人群所处的内外环境、人类社会活动的相互关系的基础上，采取积极有效措施，预防各种疾病的发生、发展和流行。③合理治疗：及早发现疾病，及时提供医疗服务和有效药品，以避免疾病的发展与恶化，促使早日好转痊愈，防止带菌（虫）和向慢性发展。坚持"节约、有效"的用药原则，避免药物浪费，减少病家经济负担及药物不良反应发生的可能性。④社区康复：对丧失了正常功能或功能上有缺陷的残疾者，通过医学的、教育的、职业的和社会的综合措施，尽量恢复其功能，使他们重新获得生活、学习和参加社会活动的能力。

（2）八项要素　包括对当前主要卫生问题及其预防和控制方法的健康教育；改善食品供应和合理营养；供应足够的安全卫生水和基本环境卫生设施；妇幼保健和计划生育；主要传染病的预防接种；地方病的预防控制；常见病和外伤的合理治疗；提供基本药物八项内容。在1981年第34届世界卫生大会上，又增加了"使用一切可能的方法，通过影响生活方式的控制自然、社会心理环境来防治非传染性疾病和促进精神卫生"一项内容。强调重视工业发展和生活方式改变可能带来的职业性疾病、慢性病、外伤和肿瘤的预防及精神卫生等都应包括在初级卫生保健的内容中。

3. 我国初级卫生保健需求变化

（1）保健范畴需扩大　随着社会的发展和居民生活水平的不断提高，人们对卫生保健的要求愈来愈高，不仅要求有医有药，而且追求健康长寿。因此，初级卫生保健的范畴要随时间的推移，经济的发展而不断扩展。

（2）保健服务对象的变化　由于计划生育政策的实施及人均寿命的延长，目前我国社会正迈入老龄化及少子化社会，老年人将逐步成为社会的主体，养老问题将成为社会问题，老年保健工作也将上升到重要位置。

（3）保健内涵要创新　经济的发展和人民生活方式的改变，使环境因素、心理因素和社会因素成为致病的重要原因，疾病谱的变化以及医学模式的转变，要求医疗、预防保健工作要从理论上、技术上、方式方法上适应这些变化的趋势。因此，在新时期初级卫生保健势必须具有新的内涵，以满足人民群众日益增加的卫生保健服务需求。

三、社区卫生服务概述

（一）社区的定义（community）

社区源于拉丁语，目前关于社区的定义有100多种，不同国家的学者根据"社区"在其国家的应用不同赋予"社区"不同的内涵，但"社区"的基本含义为具有共性的团体。

Ferdinand Tonnies（1887年，德国）定义社区是以家庭为基础的历史共同体，是血缘共同体和地缘共同体的结合。

世界卫生组织（WHO）（1978年，阿拉木图）定义社区是以某种经济的、文化的、种族的或某种社会的凝聚力，使人们生活在一起的一种社会组织或团体。

费孝通（中国）定义为若干社会群体（家庭、氏族）或社会组织（机关、团体）聚集在某一地域里形成一个生活上相互关联的大集体。我国按行政区域划分，以基层人民政府所辖范围（街道、乡镇）为一个卫生服务社区。

（二）构成社区的要素

1. 一定的地域

社区是地域性的社会，就是说，社区具有一定的边界，是为人群提供生产和生活的场所。目前我国的城市社区是指居民委员会辖区。WHO提出5 000～50 000平方公里的面积为一个社区。

2. 一定数量的人口

社区的存在必须以人群为基础，社区人口包括人口的数量、人口构成和分布三个要素。社区人口是社区的核心。WHO认为，一个有代表性的社区人口约为10万～30万。

3. 共同的生活方式和文化背景

社区中的居民具有某些共同的利益，面临着共同的问题（如生活、卫生、教育、环境等），具有某些共同的需要（如物质、精神、社会生活等）。这些共同性将社区的居民组织起来，使他们产生共同的社会意识、行为规范、生活方式、文化传统、民俗、社区归属感等，以形成社区文化及传统的维系动力。

4. 一定的生活服务设施

生活设施（如学校、医院、文化市场、商业网点、交通、通讯等）可以满足居民物质需求及精神需求，也是一个社区是否成熟的标志。

5. 相应的管理机构

社区管理机构是社区生活制度的落实者。如街道办事处、居委会及各种社团组织，以满足居民需要，解决问题，建立并落实生活规章、制度等。

在这五个要素中，一定数量的人群和相对固定的地域是社区的基本要素，是社区存在的基础；在此基础上，满足居民生活的基本设施、特有的文化背景及生活习惯或生活方式、一定的生活管理机构是社区人群相互联系的纽带，是形成"生活上相互关联的大集体"的基础，是社区发展的保障。

（三）社区卫生服务（community health services，CHS）

社区卫生服务是适应医学模式的转变而产生的，是整体医学观在医学实践中的体现。社区卫生服务的主要内容是初级卫生保障，是整个卫生系统中最先与人群接触的那一部分。所以社区卫生服务是卫生体系的基础与核心，也是社区建设的重要内容。

1. 社区卫生服务概念

随着各国医疗服务体系的建设和不断发展，社区卫生服务的定义及内涵也在不断完善。现阶段社区卫生服务定义为：以全科医生为主体的卫生组织和机构从事一种社区定性的卫生服务，是在政府领导、社区参与、上级卫生机构指导下，以基层卫生机构为主体，全科医师为骨干，合理使用社区资源和适宜技术，以人的健康为中心、家庭为单位、社区为范围、需求为导向，以妇女、儿童、老年人、慢性患者、残疾人等为重点，以解决社区主要卫生问题、满足基本卫生服务需求为目的，融预防、医疗、保健、康复、健康教育、计划生育技术服务等为一体的，有效、经济、方便、综合、连续的基层卫生服务。

2. 社区卫生服务的特点

（1）服务范围是社区。

（2）服务对象包括了健康人群、亚健康人群、高危人群、重点保健人群、患者。

（3）服务内容是以健康为中心，为患者个体和社区人群提供基本医疗和公共卫生服务。

（4）服务层次要考虑生理、心理和社会多侧面的健康问题。

（5）服务应是地理上的接近、使用上的方便、关系上的亲切、结果上的有效、价格上的合理可及性服务。

（6）服务目标是以需求为导向，促进和维护社区居民整体健康。

（7）综合、持续、协调性照顾的特点决定了其团队合作工作方式。

（8）需要政府与社区共同参与。

3. 社区卫生服务的基本原则

（1）坚持社区卫生服务的公益性质，注重卫生服务的公平、效率和可及性。

（2）坚持政府主导，鼓励社会参与，多渠道发展社区卫生服务。

（3）坚持实行区域卫生规划，立足于调整现有卫生资源、辅以改扩建和新建，健全社区卫生服务网络。

（4）坚持公共卫生和基本医疗并重，中西医并重，防治结合。

（5）坚持以地方为主，因地制宜，探索创新，积极推进。

4. 社区卫生服务的主要功能

（1）预防服务 针对社区健康人群、亚健康人群、高危人群、患者等开展预防保健服务。开展社区卫生诊断，传染病疫情报告和监测，预防接种，结核病、艾滋病等重大传染病预防，常见传染病防治，地方病、寄生虫病防治，健康档案管理，爱国卫生指导等。

（2）医疗服务　依据社区居民的需求开展门诊和住院服务，开展一般常见病、多发病的诊疗，社区现场救护，慢性病筛查和重点慢性病病例管理，精神病患者管理，转诊服务等。

（3）保健服务　对社区居民进行合同制管理，进行定期健康保健管理、健康咨询及健康教育。重点开展妇女保健、儿童保健、老年保健等服务。

（4）康复服务　对社区慢性患者、残疾人、疾病恢复期患者、老年患者开展家庭和社区康复训练指导等。

（5）健康教育服务　健康教育是实施疾病预防的重要手段，社区卫生服务机构应积极开展卫生知识普及，个体和群体的健康管理，重点人群与重点场所健康教育，宣传健康行为和生活方式等。

（6）计划生育技术指导　对社区育龄人群开展计划生育技术服务与计划生育咨询指导。

5. 社区卫生服务的主要方式

社区卫生服务是有别于综合性医院、专科医院以及专业预防保健机构的基层卫生服务。它的特点是贴近居民、就近就医、防治结合、综合服务，充分体现积极主动的服务模式。主要服务方式有：以提供基本卫生服务为主门诊服务、送医送药入户出诊（上门）服务、急诊服务、家庭护理、家庭照顾和家庭访视、家庭病床服务、日间住院/日间照顾、长期照顾、临终关怀服务及姑息医学照顾、电话/网络咨询服务、转诊服务、全科医生首诊制契约制服务等方式。

（四）社区卫生服务与全科医疗服务的关系

全科医学属于临床医学二级学科，是新医学模式的体现；全科医疗是社区卫生服务的重要组成部分，社区卫生服务的内涵是全科医疗服务；全科医生是一种新型的临床专科医生，是社区卫生服务团队的技术骨干及管理者，他所带领的团队为社区居民提供连续、综合、可及、终身的照顾。

社区卫生服务的核心内容是全科医疗服务，社区为全科医生服务提供了全科医疗服务实践的平台，而以全科医生为主体的全科医疗服务活动又将促进社区卫生服务事业的发展，社区卫生服务的发展必将推动全科医学的进步并为全科医疗服务奠定良好基础。

四、医疗卫生改革概述

（一）医疗卫生改革的背景

随着经济的发展和人民生活水平的提高，严重危害人民健康的疾病已得到控制或基本消灭，人们的健康意识不断加强，健康水平显著提高，平均寿命极大延长，民众对医药卫生服务需求不断地提高。于 19 世纪后期产生并在 20 世纪初备受关注的"以疾病为中心"的专科医疗服务已不能解决社会上广泛流行的慢性非传染性疾病、退行性疾病及越来越多的心理健康等问题。高新科学技术的不断发展和在医疗领域的普遍应用，生活方式和社会行为的改变、人均寿命的延长导致带病长期生存的人口日益增加，专科医疗服务模式下的过医疗化医疗活动，造成了世界各国的医疗费用大幅增长，社会负担加重，政府负担的医疗费用快速增长而百姓享受到的医疗服务质量却在不断下降，这些问题的出现给医药卫生服务工作带来一系列新的严峻挑战，促使各国政府作出反应，改革医疗卫生体系，积极探索适应民众需求的医疗保健体系和卫生服务模式。

（二）英国卫生服务制度变革简述

1. 英国国家卫生服务制度

1944 年，英国政府首先提出了建立国家卫生服务制度的口号和建议，其核心思想是：①应对每个人提供广泛的医疗服务。②卫生服务经费应该全部或大部分从国家税收中支出。③卫生服务体系应由初级服务、社区服务和专科服务三个部分组成。其中初级卫生服务由全科医生提供，社区服务由当地政府组织提供，专科服务由国立医院提供。1948 年，英国政府正式颁布"国家卫生服务法"，宣布建立国家卫生服务制度（national health service，NHS），NHS 制度因"成本小、产出高、覆盖广"从它产生就引起高度关注。

2. NHS 制度几次重大变革

NHS 制度的理论基础是在医疗市场失灵时政府必须干预，但政府干预在带来作用的同时，也产生一些如效率低、资源配置调节滞后、机构利益高于患者利益等副作用。为革除弊端，英国政府对 NHS 制度进行了几次重大的改革。

1964 年，英国政府对"国家卫生服务法"进行修订，明确规定 NHS 制度的宗旨是根据患者的需求提供服务并确保人人享有免费的医疗服务。

1989 年，当时执政党认为 NHS 制度虽然能较好地控制医疗费用的膨胀，但缺乏效率，特别是住院手术需等候较长时间，再次对该制度提出重大改革，大型医院及所有医疗机构变成自我管理、自我经营的 NHS 医疗组织；卫生部门转变职能，从管理者变成购买者，在对比价格和服务质量的基础上，通过合同方式，从公立或私立医疗机构购买服务；明确规定全科医生是私人营业者，他们将通过全科医师协会与地方政府签订医疗服务合同，通常是结成小团队共同开业，也可是多人集体联合开诊所，为某一特定地区的居民服务，同时此次改革增加全科医生的政府补贴并引入全科医生预算拥有计划。

1997 年，劳工党执政后发布了"英格兰和苏格兰 NHS 改革的 10 年规划"白皮书，进一步强调全民覆盖、权力下放、通力合作、提高效率，控制成本、确保质量的原则，重新树立公众对 NHS 的信心，使 NHS 制度成为全民可以信赖的医疗服务制度。

目前，NHS 制度由于投资不足，现有医疗资源不能满足民众的医疗需求而引起英国社会各界对 NHS 制度产生褒贬不一的意见，但对全科医生制度普遍认同，认为该制度起到了"守门员"的作用，大大提高了卫生体制的运行效率，对控制医疗费用过快增长意义重大。

（三）我国医疗卫生改革简述

1. 我国医疗卫生改革的背景

新中国成立以来，特别是改革开放以来，我国医药卫生事业取得了显著成就，覆盖城乡的医药卫生服务体系基本形成，疾病防治能力不断增强，医疗保障覆盖人口逐步扩大，卫生科技水平迅速提高，人民群众健康水平明显改善，居民主要健康指标处于发展中国家前列。尤其是 2003 年抗击非典型肺炎取得重大胜利以来，各级政府投入加大，公共卫生、农村医疗卫生和城市社区卫生发展加快，新型农村合作医疗和城镇居民基本医疗保险取得突破性进展。但是，目前中国社会和医疗卫生事业的发展正经历着西方发达国家已经历的历史阶段，存在着医药卫生事业发展水平与人民群众健康需求及经济社会协调发展要求不适应的矛盾。城乡和区域医疗卫生事业发展不平衡，资源配置不合理，公共卫生和农村、社区医疗卫生工作比较薄弱，医疗保障制度不健全，药品生产流通秩序不规范，医院管理体制和运行机制不完善，政府卫生投入不足，医药费用上涨过快，个人负担过重等问题。对此，人民群众反映强烈，为适应群众对医药卫生服务改善需求的不断提高，完善我国医疗服务体系和改革服务模式成为我国医疗卫生事业发展的主要任务和必然趋势。

2. 我国医疗卫生改革历程

（1）市场化改革的起步阶段（1978 年～20 世纪 90 年代中期）　当时国家财力不足，医疗卫生机构补偿不足，缺乏活力，能力低下，而群众的医疗保健需求日益增长，出现了全国性的"看病难"、"住院难"、"手术难"的问题。这一时期改革的主要特征是放开搞活，增加供给，通过改革，医疗卫生机构的规模、条件、水平和能力有了明显改善，医务人员工作积极性有所提高，群众的医疗保健需求基本得到满足。但与此同时也出现了医药费用快速上涨、居民个人负担比重明显增加的情况。

（2）市场化改革深化阶段（20 世纪 90 年代中期～2002 年）　开始全面综合改革，特征是"三医联动"，医疗卫生机构活力进一步增强，技术水平迅速提高，多渠道办医的服务格局基本形成，医疗服务供需矛盾得到进一步缓解。同时，基本医疗保障制度开始建立。这一阶段的主要问题是农村卫生、公共卫生和社区卫生工作薄弱，医药费用快速上涨，城乡居民，特别是农村居民缺乏医药保障制度，主要依靠自费看病就医。所以"看病难、看病贵"问题凸现。

（3）新医改酝酿启动阶段（2006 年至今）　这一时期是着力改善民生、深化改革、制度创新的阶段，目前我们正在进行的深化医改就是这一阶段的主要工作。2009

年，中共中央、国务院两个重要文件即《关于深化医药卫生体制改革的意见》和《医药卫生体制改革近期重点实施方案》颁布，标志着深化医药卫生体制改革正式启动。

3. 新医改简介

（1）基本原则 一是坚持以人为本，把维护人民健康权益放在第一位；二是坚持立足国情，建立中国特色医药卫生体制；三是坚持公平与效率统一，政府主导与发挥市场机制作用相结合；四是坚持统筹兼顾，把解决当前突出问题与完善制度体系结合起来。

（2）总体目标 建立健全覆盖城乡居民的基本医疗卫生制度，为群众提供安全、有效、方便、价廉的医疗卫生服务。到2020年，覆盖城乡居民的基本医疗卫生制度基本建立。普遍建立比较完善的公共卫生服务体系和医疗服务体系，比较健全的医疗保障体系，比较规范的药品供应保障体系，比较科学的医疗卫生机构管理体制和运行机制，形成多元办医格局，人人享有基本医疗卫生服务，基本适应人民群众多层次的医疗卫生需求，人民群众健康水平进一步提高。

（3）主要内容 主要内容概括为"四梁八柱"。"四梁"即四个体系，就是要建设公共卫生服务体系、医疗服务体系、医疗保障体系、药品供应保障体系四位一体的基本医疗卫生制度；"八柱"即完善医药卫生的管理、运行、投入、价格、监管体制机制，加强科技与人才、信息、法制建设等八个方面的支撑条件，以保障四大体系的有效规范运转。

由此可见，我国医疗卫生事业发展方向是完善和健全医疗保障体系，关键是发展社区服务，加强基层医疗卫生人才队伍建设，特别是全科医生的培养培训；改革医疗卫生服务模式，努力提高基层医疗卫生机构服务水平和质量，满足人民群众的医疗卫生需求，维护和促进居民健康，促进社会和谐。

（罗晓红）

第二章 全科医学概述

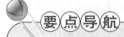

要点导航

1. 了解全科医学产生的背景，了解国内外全科医学发展现状。
2. 掌握全科医学的基本概念、特点、与相关学科的联系与区别。
3. 掌握全科医生的基本概念、知识技能特点、任务性质。
4. 掌握全科医疗的基本概念、性质及与专科医疗的区别。

第一节　全科医学

一、全科医学的产生与发展

（一）全科医学的产生背景

20 世纪以前及初期，临床医学还处于未分化状态，世界各国各民族正式职业医生中 80% 均未分科看病，他们生活在居民中间，大部分在社区、基层开业，为患者和家庭解决健康和医疗问题，这些医生当时被俗称为"通科医生（general practitioner）"。这种由通科医生为患者及其家属提供医疗、保健、康复和咨询等服务的医疗方式俗称"通科医疗（general practice）"。目前认为通科医疗是全科医疗的原始雏形。

尽管当时通科医生的医疗技术水平有限，对许多疾病束手无策，但是他们和群众保持密切联系，又是不分科的综合医疗，所以当患者处于任何疾病或危难之时，都能及时给予医疗照顾、人为的帮助和安慰，基本是从生到死陪伴着居民个人及家庭，成为他们日常生活中最亲密的朋友、健康的咨询者和受到尊敬的人物。直到 19 世纪末，通科医生一直占据西方医学的主导地位。

20 世纪以后，随着科技的发展及其在医学中的广泛应用，促使近代、现代医学的蓬勃发展和分化，基础医学研究的日益深入，奠定了临床医学专科化的基础。20～30 年代，欧美国家医学教育与临床医疗均呈现专科化发展趋势，特别是二战后科学技术的迅猛发展，更使大批的临床二级学科出现，先进医疗技术提供的抗生素、维生素和疫苗等药品，有效地应对了曾经无能为力的急性传染病、感染性疾病以及营养缺乏等疾病。50～60 年代，专科医疗达到兴盛时期，占据了主要地位，专科医生比例达到 80%，通科医疗则走向衰落。人们乐观地认为，科学技术最终能解决所有的病痛，医生就是先进技术的应用者、操作者，导致人们对医院和专科医生无条件服从和无限的崇拜。此时，社区、基层的通科医生由于没有高科技医疗仪器设备的武装，处于被人遗忘的境地。这种分化促使医院越建越大，专科越分越细，仪器设备越来越高级，医生离患者也越来越远。

然而睿智的人们还是发现和惊醒，高科技不是万能的，疫苗预防不了心脏病，抗生素的更新换代追不上细菌耐药性的迅速变异。高科技医疗带来的高成本，使世界各国医疗费用迅速高涨，国家和个人承担的数额都在升高，显著增加了政府和个人在医疗保健的支出比例。药品的不良反应、各管其病的专科方式、专科医生对人的冷漠，已令不少患者望而却步，完全依靠医学技术的梦想也就破灭了。人们需要预防保健和康复，需要心理行为的指导，需要在社区和家庭中陪伴终生的医疗照顾。于是，人们怀念当年的通科医生，怀念起他们给予患者及其家庭的及时、方便的照顾和温馨的关怀。随着第一次卫生革命向第二次卫生革命的过渡，历史在呼唤通科医生的回归。

（二）全科医学发展的共同因素

1. 世界人口的老龄化

老龄化社会是指一个地区 60 岁以上老人达到总人口的 10%，65 岁以上老人占总人口的 7%。20 世纪下半叶以来，老龄人口越来越多，许多国家成为老龄化国家，如何提高老年人的生活质量，满足其医疗需求，成为世界各国及医学界共同关注的问题。

老有所医是保证老年生活质量的关键。老年人体弱多病，不仅是疾病的高发人群，也是慢性非传染性疾病患病主要人群，甚至也是残疾（视力、听力、智力、肢体、精神和综合残疾）人数最多的人群，所以老年人的医疗健康照顾尤为重要。高度分化的临床其他专科医疗无法综合性解决老年人的健康照顾问题，而全科医疗可以弥补这个缺陷，能够全方位、综合性地实施对老年人日常医疗保健的照顾。

2. 疾病谱、死因谱的变化

20 世纪 50 年代以后，威胁人类健康的主要疾病不再是烈性传染病和感染性疾病，慢性非传染性疾病、心脑血管疾病、肿瘤成为威胁人类健康的主要原因。世界各国都出现了心脏病、脑血管病、恶性肿瘤和意外伤害（交通事故居多）占据疾病谱和死因谱主要位置的现象。慢性病多是终身性疾病，常常伴有严重并发症和残疾，导致患者生命质量低下，给个人、家庭和社会造成沉重的经济负担。WHO 2005 年世界卫生一项报告预测，若不对慢性病加以控制，全球 3.88 亿人将在今后 10 年死于慢性病，其中 80% 的慢性病死亡发生在低收入和中等收入国家，男女性比例基本相等。这是全球性共同的严重威胁，也是导致个人贫困、影响国家经济发展的一个原因。

由于全球疾病谱和死因谱发生了重大变化，迫切要求医疗服务也随之发生相应的变化，因为这些疾病的病因和发病机制复杂，涉及多种内外因素，与人的性格、行为与生活方式、心理因素乃至经济生活条件、自然社会环境、是否定期进行健康检查等多种因素都有关系。而且，慢性病的医疗目的不是"治愈"，而是"照顾"，是长期、连续、共同参与的生物、心理、社会的整体性、全方位照顾。

3. 医学模式和目的的改变

限于当时社会认知和科技的水平，医学的传统目的是对抗疾病与死亡，以"救死扶伤"为己任。随着社会发展，科技进步，人类对健康深入、全面的认识和健康需求的提高，于20世纪70年代诞生了生物—心理—社会医学模式，充实完善了之前的生物医学模式。为了理解疾病的决定因素，达到合理的治疗和卫生保健模式，必须要考虑患者、患者生活的环境，以及社会因素、医生的作用和卫生保健制度。人们对健康和疾病的了解不仅仅包括对疾病的生理病理（生物医学）解释，还包括了解患者（心理因素）、患者所处的环境（自然和社会因素）和医疗保健体系（社会体系）。

现代医学模式是指导卫生保健工作的正确思想和科学方法。新的医学目的，不仅注重防治疾病和损伤、解除疾病的疼痛和痛苦、照顾并治愈患者、防止过早死亡，更要加强照顾、关怀和护理，促进和维持整体健康，提供临终关怀，显示出高度的人性化策略。全科医疗显然符合这些特色要求。

4. 医疗成本费用增加

近几十年来，由于专科医疗的发展，医疗高新技术的投入，新药的研制成本等因素使世界各国均面临医疗成本和费用飞涨的问题。有资料显示，85%左右的卫生资源消耗在15%的危重患者治疗，而只有15%的卫生资源用于大约85%人群的基层和公共卫生服务。医疗费用上涨而收效甚微，与人类总体健康状况改善之间的成本效益矛盾日渐突出，投入的成本与实际的产出相去甚远，政府、社会不堪重负，个人、家庭因得不到及时、方便、经济的基本医疗也怨声载道。世界家庭医生组织（WONCA）的著名学者Dixon教授说过："任何国家的医疗保健系统若不是以受过良好的训练、采用现代方法的全科医生为基础，便注定要付出高昂的失败的代价。"

至20世纪50年代后期，以上四个原因使通科医疗的重要性重新受到重视，并且被赋予了新的内涵。发达国家医学界反应迅速，英国、美国、加拿大、澳大利亚等国相继建立全国性全科医生学会。在60年代末期，美国、加拿大将该学会更名为家庭医生（family physician）学会，提供的医疗实践称为家庭医疗（family practice），其理论知识基础称为家庭医学（family medicine），并于1969年被批准为第20个医学专科，标志着全科医疗的专业化被正式确认。WHO曾经明确指出，家庭医生与全科医生是性质完全一样的医生，只是两个不同的名称。

20世纪下半叶发达国家的基层医疗事实及研究表明，全科医疗在发达国家起到了降低医疗费用、降低标准化死亡率、控制慢性病、保障全民获得公平的健康保健服务、延长人均寿命的重要作用。

在21世纪到来之前，WHO和WONCA共同指出，在21世纪，全科医生与专科医生的比例应该达到1:1，才能满足民众对基层卫生服务的需求。培养全科医生成为世界各国发展基层医疗的重要任务之一。

（三）全科医学在中国大陆的发展

1. 全科医学在中国大陆的确立

20 世纪 80 年代后期，全科医学概念引入我国。1989 年 11 月第一届国际全科医学学术会议在北京召开，同时成立了北京全科医学学会。会后，WONCA 制定了对中国大陆地区全科医学发展的援助计划，该计划的顺利实施得到了加拿大国际发展局给予援助资金的有力支持。在此后的几年里，继续得到 WONCA 组织和美国、英国、澳大利亚、加拿大、香港、台湾等国家和地区全科医学专家的技术支持，全科医学理论在大陆开始广泛推广。

1993 年 11 月，中华医学会全科医学分会成立，标志着全科医学学科在我国正式确立。

1999 年 12 月，卫生部召开"全国全科医学教育工作会议"，正式启动比较规范的全科医学教育工作。2000 年 9 月，卫生部全科医学培训中心在首都医科大学正式成立，率先在全国开始进行多形式、多层次的全科医学教育；开展全科医学博士、硕士学历教育，全科医生骨干培训、岗位培训以及师资培训、继续医学教育等多层次、多类别人员的培养、培训。

1997 年开始，我国政府陆续出台了一系列政策，建立了培训网络，成立了学术组织，开展全科医学的学术交流和医疗实践（社区卫生服务），使全科医学在我国的发展有了重大突破。过去的 20 多年，经过摸索、试点与推广，全科医学的发展既面临新的机遇，也有不少困难，需要在今后不断研究与完善，以满足民众对基层医疗的需求。

2. 全科医学在中国大陆发展原因

由于我国与国际社会同样的人口老龄化问题、疾病谱改变、医疗费用增长、人们健康观念变化等原因，使全科医疗在我国的发展成为必然的趋势。特别是由于我国人口基数大，老龄化社会的问题也就越是严重。除这些因素以外，以下因素也是全科医学在我国大陆迅速发展的主要原因。

（1）政府对基层医疗的重视 新中国自 1949 年成立以来，政府一直重视城乡基层卫生工作。构建了"县、乡、村"三级医疗、预防、保健网络，过去的"赤脚医生"为我国基层卫生工作发挥了巨大作用。

WHO（1977 年，阿拉木图宣言）提出"2000 年人人享有卫生保健"的战略目标并指出初级卫生保健是实现这一目标的基本途径和基本策略，中国政府对此做出了庄严承诺，以此指导与发展基层医疗卫生工作。20 世纪 80 年代末，全科医学模式由WONCA 引入我国以来，深受政府的重视，将其视为实现"2000 年人人享有卫生保健"的重要途径。在 2007 年 11 月"中国农村初级卫生保健发展国际研讨会"会议上，卫生部代表中国政府发出《北京倡议》，明确初级卫生保健是政府的责任，并对今后中国农村初级卫生保健发展做出承诺。WHO 的 2008 年世界卫生报告，再次重申"人人享有卫生保健"现在比过去更重要。

进入 21 世纪以来，我国政府提出了注重卫生服务的公益性质，兼顾公平、效率和可及性发展的原则。明确了社区卫生服务是城市卫生工作的重要组成部分，是实现人人享有初级卫生保健目标的基础环节，是政府履行社会管理和公共服务职能的一项重要内容。

（2）医疗资源配置不尽合理　卫生资源的配置、分布和利用不合理，城乡发展不均衡，卫生服务有失公平的现象过去普遍存在。80% 卫生资源投入在数量较少的大城市及其大型综合性医院，而有限的 20% 资金却要覆盖数量巨大的县、乡基层医院，呈现明显的倒"三角形"分布，导致社区、农村等基层卫生机构资源严重不足，服务能力不强、不能满足群众基本卫生服务需求。部分医疗机构又开始无序竞争等问题，造成和加大了群众"看病难、看病贵"的问题。

同时，医疗服务整体效率却在下降，出现卫生资源的利用率下降，医疗服务满意率下降等社会问题，引发居民对我国卫生服务公平性的质疑。因此，注重卫生资源的公平、效率和可及性，成为我国政府发展社区卫生服务的基本原则之一。并将发展社区卫生服务作为有效解决城市居民看病难、看病贵的重要举措，为居民提供安全、有效、便捷、经济的公共卫生服务和基本医疗服务。实现预防为主、防治结合的方针，方便群众就医，减轻费用负担，建立和谐医患关系。

（3）大众对卫生服务的需求　人们对卫生服务的要求越来越高，随着社会生产力的发展与生活水平的提高，人们的健康需求也日益多样化，已不再仅仅满足于对疾病的防治，还要积极地要求提高健康水平、延缓衰老、预防疾病和失能残疾、提高生命质量和生活质量，追求和谐的人际关系和社会心理氛围。

随着城乡一体化和都市化的发展，生产和生活消费行为的进一步社会化，使公共卫生和社会保健问题变得日益突出。加之改革开放，人类活动的全球化已使严重影响人类健康的传染病和非传染病跨越国界，成为全世界应该共同防范的问题，这些医学社会化和国际化的趋势增强了民众对卫生服务的需求。

以上表明，全科医学的诞生既是国际社会，也是我国社会发展的必然结果，预示着我国全科医学事业有广阔的市场和发展前景。

二、全科医学的基本概念

（一）全科医学定义

全科医学是面向社区和家庭，整合临床医学、预防医学、康复医学和人文社会学科有关内容于一体的综合性临床医学的二级专业学科。其范围涵盖不同年龄、性别、各个器官系统以及各类健康问题与疾病。其理念是强调以人为中心，以家庭为单位，以整体健康的维护和促进为方向，兼顾个人与群体的长期负责式照顾。全科医学是全科医疗的理论知识体系，在北美又称为家庭医学。

全科医学知识体系包括总论和各论两个部分。总论是全科医学的理论精髓，包括以人为中心、以家庭为单位、以社区为基础、以预防为导向的健康照顾等基本理念，也包括临床服务基本技能和服务工具等内容。各论则是具体问题与处理方法，包括临床常见健康问题或疾病的诊断、处理及评价方法与工具等内容。

全科医学是一门综合性的临床医学专业学科，其内容非常宽泛，不仅涉及内科学、外科学、妇科学和儿科学等临床学科的基本内容，还涉及行为科学、心理学、预防医学等学科的内容，是多学科横向连接的临床专科。

（二）全科医学的学科特点

1. 专业性

全科医学属于临床二级专业学科，其主要解决的问题是社区、家庭及个人的常见健康问题；临床一般常见病、多发病的诊断和处理；疾病的预防与康复等内容，表现出很强的医学专业性。

2. 综合性

全科医学是整合临床医学、预防医学、康复医学和人文社会学科的综合学科。服务内容不仅涉及内科、外科、儿科、妇产科等医学专业学科，同时涉及预防、保健、康复、健康教育与管理等非常宽泛的领域；服务对象既有个体也有群体；服务方式方法是全方位的综合性照顾等方面；表现出多学科和内容的综合性。

3. 整体性

以人为中心，重视人胜于重视病，重视心理胜于病理，重视整体健康促进胜于疾病治疗。强调一个人是有生命、有思维、有感情、有社会角色等复杂因素的整体性的"全人"，是全科医学整体观念的集中体现，其哲学方法就是科学基础的整体论。把握整体性是学习和应用全科医学的基础。

4. 差异性

全科医学强调以人为本，依据个体和群体的特征、民族、文化、社会等背景建立符合自身特点的服务模式，所以全科医学在世界各国的发展与研究虽然具有共同点，但是也存在许多不同，是以人为本表现出的差异性。

（三）全科医学的知识范畴

1. 全科医学基础理论

包括全科医学的基本概念、发展历史、理论基础、研究方法等基础知识。

2. 以人为中心的学科

包括心理学、伦理学、社会学、人类学、人际交往与沟通等人文社会学科。

3. 以疾病为中心的学科

包括基础医学、临床医学、康复医学、社区医学、临床药学、急救医学、护理学等学科。

4. 以家庭为单位的学科

包括家庭与婚姻、家庭社会学、家庭伦理学、家庭心理学等学科。

5. 以人群为对象的学科

包括预防医学、社会医学、流行病学、卫生统计、卫生管理、卫生经济、卫生法学等学科。

三、全科医学与相关学科的关系

（一）全科医学与临床医学

临床医学随着基础医学和自然科学的发展而不断发展，逐渐形成了许多分科和专业，各专业学科都是在一定领域或范围内深入研究疾病的病因、发病机理和病理过程，提供全面、彻底的诊断，治疗和预防方法，追求认识生命和疾病的本质，从而科学地治疗疾病，是越来越往纵深发展的应用科学。

全科医学与临床医学有着密切的关系，首先是与内科、外科、妇科、儿科并列的一个临床医学二级学科。但是其宗旨、目标、服务对象、服务方式、服务内容与临床医学有着不同之处，全科医学的知识和技术是在一定的专业深度上横向综合的医学专科。一定的专业深度是指具有处理社区常见健康问题的知识和能力，不需要解决疑难的专科问题的能力；横向综合的含义是解决问题的范围涵盖不同年龄、不同性别、不同系统与器官的健康问题，服务的内容涵盖预防、治疗、保健、康复、健康教育和计划生育技术六个方面。

全科医学是综合性地处理社区常见健康问题的医学专科，对于疑难重症需要临床医学各专科的帮助，为分级医疗提供了理论基础。

（二）全科医学与预防医学

预防医学是从医学科学体系中分化出来的，研究预防和消灭病害，讲究卫生，增强体质，改善和创造有利于健康的生产环境和生活条件的科学。预防医学是以人群为对象，以"环境－人群－健康"为模式，以预防为主要指导思想，运用现代医学知识和方法研究环境对健康影响的规律，制定预防人类疾病发生的措施，从而实现促进健康的目的。预防医学的任务要求它必须高瞻远瞩，面向医学的未来，从战略的高度考虑人类的疾病和健康问题。

全科医学贯彻预防医学的目的，实现向生物－心理－社会医学模式的转变，借助预防医学的方法和技术，达到促进健康、预防早死、提高生命质量的新的医学目的。

（三）全科医学与社区医学

社区医学是关注人群或团体健康的医学分支，利用统计学、人口统计学、流行病学等方法，通过政府组织社会集体行动，开展健康促进、疾病与残疾预防、康复等活动。

全科医学与社区医学不同的是，全科医学以个人为中心、家庭为单位、社区为范围；而社区医学则以人群为重心，较少涉及家庭和个人。全科医学中的"社区"主要是指个人及其家庭所在的地理位置、范围或背景，以及该范围内的人群；社区医学中的"社区"是强调不同类型的人群及其所在的环境。但是，"针对一定的人群"是二者一致的方法，所以全科医学需要借助社区医学的理论和方法来研究社区人群健康问题的性质、形态、健康和疾病的类型及其发展过程。

（四）全科医学与公共卫生

公共卫生是指通过社会组织共同努力，改善环境卫生条件，预防控制传染病和其他疾病流行，培养良好卫生习惯和文明生活方式，提供医疗服务，达到预防疾病，促进健康的学科。公共卫生的含义是随着社会经济的发展而变化的，不同时代对公共卫生内涵和外延界定不同，不同群体对于公共卫生的理解也不一样。对公共卫生的认识也是随着时间的发展、科技的进步以及国家政治经济和人们意识形态的改变而改变的。

全科医学的内容涵盖公共卫生的要求，其目的是一致的，不同的是全科医学主要使用临床医学的方法，关注个人和家庭成员为主要对象；而公共卫生强调社会的力量，以关注群体为主要对象。全科医学需要公共卫生的方法和技术达到自身的目的。

第二节　全科医生

一、全科医生的定义、任务和角色

（一）全科医生的定义

全科医生（general practitioner，GP）是经过全科医学专门培训，在基层卫生机构工作的高素质新型临床医生。

全科医生在有些国家又称家庭医生（family physician，FP），比如美国、加拿大。其原因一是与过去的通科医生（general practitioner，GP）相区别，指家庭医生比通科医生素质更高、技术更好、能力更强。二是指家庭医生具有独特的态度、技能和知识，能够向家庭及其成员提供健康照顾，服务于家庭。

目前各国对全科医生的定义是不统一的。但是均有以下六个共同点：一是经过毕业后全科医学的专门训练；二是工作在基层；三是能够为个体及其家庭成员、社区及其居民提供综合的、方便的、连续的、协调的、负责的健康照顾；四是服务对象包括不同性别、年龄的人；五是服务内容涉及生理、心理和社会等方面的健康问题；六是能够协调资源，在所有与健康相关的问题上成为服务对象的健康代理人。

（二）全科医生的角色

1. 针对医疗及其保险体系

（1）守门人的角色　全科医生往往是患者第一次接触到的医生，是患者进入医疗系统和医疗保险系统的"门户"和"引路人"。目前在许多国家，全科医生是法定的首诊医生，承担着医疗和医疗保险体系守门人的双重角色。

（2）团队管理和教育者的角色　全科医生不仅是基层卫生服务的技术核心，也是团队核心和管理核心，肩负着管理组织和团队的责任，承担团队教育和业务发展的角色。

2. 针对患者及其家庭

（1）医生的角色　在社区、家庭和个人的眼中，全科医生首先是医生，这是全科医生最主要、最重要的角色。

（2）咨询者的角色　全科医生承担个人及其家庭的健康问题咨询，医疗费用、康复、心理等方面问题的咨询、帮助和建议。

（3）朋友的角色　全科医生要成为个人及其家庭的朋友，才能获得个人及整个家庭的信任和支持，才能真正了解个人和家庭，才能帮助个人及其家庭解决其健康相关问题。

（4）管理者的角色　全科医生要对社区内个人、家庭和人群实施健康管理，还要对慢性病患者及老年人、儿童、妇女、残疾人等重点人群实施连续性、综合性、协调性和整体性的卫生服务，进行个人与人群相结合的病例管理。

（5）协调者的角色　全科医生需要帮助个人及家庭协调医疗、保险资源，比如转诊、会诊，报销费用事宜，也需要协调家庭、社区资源，得到家人及社区的帮助。

3. 针对社会和社区

①社区成员的角色　全科医生也是社区中社会的普通一员，与社区其他成员是生而平等的一员，有参与社区活动、建设发展社区等方面的责任和义务。

②社区社会工作者的角色　动员组织社区积极因素和资源，开展健康促进、疾病预防；帮助残疾人、孤寡老人以及需要得到帮助的人；促进社区公共卫生服务和社会公正；协助预防和解决社会问题，协调社区社会关系等。

（三）全科医生的工作任务

全科医生需要胜任以下工作任务：①社区常见病、多发病的诊断、医疗及适宜的会诊和转诊；急、危、重患者的急救与转诊。②社区健康人群与高危人群的健康管理，包括疾病预防、周期性健康检查与咨询；社区慢性患者的系统管理。③根据需要提供家庭照顾及其他家庭服务。④社区重点人群保健（包括老年人、妇女、儿童、残疾人、慢性患者等）。⑤群体与个人健康教育。⑥基本的精神卫生服务（包括初步的心理咨询与治疗）。⑦医疗与伤残的社区康复。⑧计划生育技术指导。⑨家庭、个人健康档案的建立、使用与维护。⑩协调团队合作，执行家庭护理、卫生防疫、社区初级卫生保健等任务。

（四）全科医生的使命

全科医生作为基层医疗卫生工作的业务核心和骨干，为了发展基层卫生服务，承担着以下历史使命。

1. 落实预防为导向的使命

"预防为主"一直是我国卫生工作的基本方针，人人享有卫生保健，促进全民族健康素质的不断提高，是人民生活质量改善的重要标志，是社会主义现代化建设的重要目标，是社会主义精神文明建设的重要内容，是我国经济和社会可持续发展的重要保障。全科医生的任务与角色决定了其是三级预防中的协调者，理应承担起预防服务的责任和使命，在社区卫生服务中落实以预防为导向的服务使命。

2. 发展照顾医学的使命

临床医学针对的是疾病形成以后的诊治，其本质是根据当代自然科学和医学对人体生命与疾病的认识来治疗疾病，价值取向是科学性，依靠科学技术的水平根除或治愈（cure，治疗、治愈、痊愈）疾病，所以可称之为治疗医学（cure medicine）。其显著的缺点是受制于科学与医学的局限性，面对目前不能解释和解决的许多疾病和健康问题束手无策。

全科医学贯彻生物 - 心理 - 社会医学模式，关注的中心是人而不是病，无论其服务对象有无疾病（disease）或不适（illness），都要负责其健康时期、疾病早期，以及一般健康问题，乃至经临床其他专科诊疗后无法治愈的疾病的长期照顾，其价值取向既有医学的科学性，又延及相关的行为科学、社会学、人类学、伦理学、文学、艺术等人文学科，兼顾服务对象的身心感受，充分体现医学的艺术性。由于全科医学注重照顾（care，照顾、关心、关怀），所以又可称为照顾医学（care medicine）。全科医生也就理所应当是照顾医学的实施者，成为"医学照顾者"或"健康照顾者"，理应承担起发展照顾医学的历史使命。

3. 改善医患关系的使命

自古以来，人类社会一直强调和谐的医患关系，古有希波克拉底誓言，后有世界医学会《日内瓦宣言》作为医生的道德规范维护医患关系。然而，随着现代医学的发展，高新技术成果在医学领域的广泛应用，医学分科越来越细，患者被视为疾病的载体，医生成为修理人体机器的高级技术操作工等原因导致医患关系却越来越走向冷淡与对立。

全科医生是最接近和服务于广大群众的首诊医生，全科医疗的性质和特征决定了全科医生有条件、有机会、有责任建立良好的医患关系。只有良好的医患关系才能使全科医生获得服务对象的信任，才能更好地开展全科医疗服务，体现照顾医学既追求科学性，又追求艺术性的价值。所以，改善医患关系、建立良好医患关系的重任成为全科医生的高尚使命。

二、全科医生的综合素质要求

要成为一个合格的全科医生，必须具备一定的基本素养，学习和掌握相关的知识，具有相应的服务技能。

（一）全科医生的个性素质

1. 强烈的人文情感

全科医学以人为中心的照顾理念，要求全科医生必须具有对人类和社会生活的热爱与持久兴趣；具有人生而平等和人的价值高于一切的观念；具有服务于人和社会，与人和组织机构交流沟通的强烈愿望和需求；具有了解不同人群和让别人了解自己的心态；具有对患者亘古不变的高度同情心、亲和力和责任感等友善行为。与纯科学或纯技术行业的要求不同，这些人格素养是当好一个全科医生的基本前提。

2. 出色的管理能力

全科医生工作中涉及患者管理、家庭与社区健康管理，以及社区卫生服务团队管理等。因此全科医生需要有自信心、控制力和决断力，敢于并善于控制局面、承担责任。在团队集体中要具有合作精神、协调意识和灵活性、包容性，与内外各方面保持良好的人际关系。同时还要平衡个人生活与工作的关系，保障自己的身心健康与服务质量。

3. 执著的科学精神

科学精神是人们在长期的科学实践活动中形成的共同信念、价值标准和行为规范的总称。全科医学既是新兴的科学，也是解决基层卫生服务的应用科学，迫切需要广大的全科医生去发展和研究。科学精神也是一个国家繁荣富强、一个民族兴盛进步必不可少的精神。由于全科医生工作在基层而且相对独立，为了保持与改善基层医疗质量，具备科学精神、科学态度和自我发展能力是全科医生的关键素质之一。

（二）全科医生的知识范畴

全科医生的知识结构除了具备全科医学、基础医学和临床医学专业知识以外，还要求具备以人为中心的学科知识、服务于家庭和人群的卫生学科知识。

1. 医学专业知识

包括全科医学基础理论，常见健康问题及其诊疗处理原则，基础医学各学科基础理论，临床医学各学科的基本理论、方法和技术，药理及临床药物学，放射、超声等辅助检查学科，急诊急救学，护理学，中医学等学科基本理论知识。

2. 以人为中心照顾的学科知识

包括社会学及社会医学、心理学及医学心理学、伦理学及医学伦理学、人际关系与沟通。

3. 服务家庭的学科知识

有家庭学、家庭社会学、家庭心理学、家庭伦理学、家庭治疗学、婚姻与家庭、儿童心理学、性心理学等关于家庭及其健康问题的知识与技术。

4. 服务人群的学科知识

包括预防医学、社区医学、流行病学、卫生统计学、卫生管理学、卫生法学等。

（三）全科医生的技能要求

全科医生除了具备诊疗常见病、多发病的医学专业技能以外，还要求具备解决社区健康问题、服务于家庭和社区的技能，经营与管理技能，以及自我学习与发展的技能。

1. 诊治疾病的技能

诊疗技能包括问诊、查体及一般实验室检查技能；书写病历及相关报告的技能；正确使用普通简单医疗器具进行检查的技能。全科医生在疾病的诊治过程中，没有综合医院其他专科医生们所拥有的高级、多样的医疗器械和检查手段，而是依靠在长期照护患者的过程所积累的丰富的临床经验、细心观察及对患者家庭和生活环境的了解。

2. 解决社区常见健康问题的技能

指能够处理80%～90%的各科常见疾病和问题，能够开展社区预防、康复、健康教育、重点人群保健、计划生育技术和一般心理问题咨询与指导等社区卫生服务工作。

3. 个体和群体相结合的服务技能

全科医生需要具备服务患者个体的技能，同时还必须有能够服务于家庭和社区的能力，具备评价和分析群体健康问题特征，开展科学研究，并在其基础上充分利用社区资源开展社区卫生服务的能力。

4. 经营和管理技能

全科医生是全科医疗服务团队中的骨干力量，要求其能够对合作团队、服务机构具有管理能力；对组织机构的人、财、物、事具有管理能力；对服务人群、家庭和社区的健康问题进行管理。

5. 自我学习和发展的技能

指全科医生要能够养成终身学习的习惯，不断提高自己的学习能力，才能不断充实、提高自己，才能随着社会的进步、科技的发展完善自己，提高服务水平，跟上时代的步伐。

三、全科医生与临床其他专科医生的区别

全科医生与临床其他专科医生的区别见表2－1。

表2-1　全科医生与临床其他专科医生的区别

项目	全科医生	其他专科医生
接受训练	接受立足于社区的全科医学专门训练	接受立足于医院病房的临床培训
服务模式	生物-心理-社会医学模式为基础	生物医学模式为基础
照顾重点	人、伦理、生命的质量和患者的需要	疾病及其病因、病理、诊断和治疗
服务对象	就诊的患者，未就诊的患者及健康的人	就诊的患者
服务内容	预防、保健、治疗、康复、健康教育等，对医疗的全过程负责	注重疾病的治疗，只对医疗的某些方面负责
服务主动性	主动为社区全体居民服务	在医院被动等候患者
服务连续性	连续性、整体性服务	片段的、专科化服务
服务的单位	个人、家庭、社区兼顾	个人
处理问题特点	早期未分化的疾病为主	中晚期高度分化的疾病为主
诊疗手段与目标	以物理学检查为主，满足患者的需要为目标，维护患者的最佳利益为准则	依赖高级仪器设备，以诊断和治疗疾病为目标，注重研究兴趣
医患关系	密切、连续	疏远、间断

注：此处的"临床其他专科医生"是指在综合性医院临床专科工作的医生，如外科医生、妇产科医生

第三节　全科医疗

一、全科医疗基本概念

全科医疗是应用全科医学理论的医疗实践，由全科医生为个人、家庭提供的，以解决常见健康问题为主的一种基层医疗服务。全科医疗是目前世界各国公认的基层医疗的最佳模式。全科医疗的服务对象包括个体、家庭和社区。个体对象囊括了健康的、亚健康的、患病的、高危的或者是处于生命周期不同阶段或发病不同阶段的所有情况。家庭对象可以是核心家庭、主干家庭、联合家庭或单亲家庭等各种家庭类型。社区对象指全社区人群、高危人群和重点人群等类别。

全科医疗服务场所多在医院或门诊机构，也可以在社区、诊所、家庭、护理院、老人院或临终关怀病房等场所，依据服务照顾的对象情况可以在广泛的场所服务。其最大的特点是可以在固定的服务场所以外的地方提供主动的"上门"服务。

全科医疗服务方式是以门诊方式为主，兼顾灵活多样服务形式的综合性方式。灵活多样的服务形式有：出诊（上门）服务，电话服务，巡诊服务，非营业时间服务等形式。全科医疗强调主动服务，例如提前提醒照顾对象进行体检、复检，做好预约服务以及对临终患者进行临终关怀等服务。但是也有处于被动服务的时候，例如急诊急救、临时问题的处理等，此时要求全科医生在知道情况后进行及时的服务，变被动为

主动。

全科医疗服务内容包括预防、治疗、保健、康复、健康教育和计划生育技术 6 个方面。

二、全科医疗的性质

（一）全科医疗基本性质

全科医疗是一种以门诊为主的临床专科基层医疗服务。

1. 全科医疗是一种基层医疗服务

全科医疗是老百姓首先就诊的医疗服务，也是最经常利用的医疗服务。全科医疗还要开展针对大众的公共卫生服务、预防保健服务、健康教育等服务，这些服务处于医疗服务体系的最基层，所以是基层医疗。

2. 全科医疗是以门诊为主的服务

虽然全科医生的工作任务较多，服务方式也较复杂，但是仍然主要是在社区范围内，开展以门诊为主体的临床医疗照顾。

3. 全科医疗是一种专科医疗服务

全科医疗有自身独特的方法论、价值观、理论和知识体系，是一门新型的临床二级专科，具有综合性、整体性的特点，是与临床其他专科医疗既有联系又有区别的一种"全面"的专科医疗。

（二）全科医疗定位

全科医疗定位于一个国家的医疗卫生服务体系的基础部位，是基层医疗的一种服务方式，是构建宽泛的基层医疗卫生服务体系的基础。世界各国认为最理想的医疗保健体系是以宽泛的基层医疗为坚实基础的。

全科医疗在基层医疗中是基层、社区卫生服务的重要组成部分。以满足居民的基本医疗服务为主，兼顾社区人群的公共卫生服务。不仅诊疗疾病，同时对患者的整体健康负责，是为广大群众提供基本公共卫生服务的方式之一，是实现防治结合的主要连接点。

（三）首诊制服务

首诊制服务（first contact care）是指公众解决健康问题时最先接触的医疗服务。首诊制服务在国外许多国家是与全科医疗服务密切捆绑的服务形式。

全科医疗首诊制服务是指患者在需要就诊时，首先、必须、只能选择全科医生诊疗（危急重症除外），全科医生高度负责处理健康问题，特殊或严重问题在经其确认后才可转诊至大型综合性医院诊疗。其成功的原因有两点：一是严格完善的医疗保健体系和机构设置。大型综合性医院都没有门诊部，不接受普通门诊；全科医生工作的基层、社区卫生机构才提供普通门诊。有成熟配套的会诊、转诊机制，当病情需要时，只有通过全科医生协调会诊、转诊。二是比较完善与配套的医疗保险体系。只有通过全科医生的诊疗，医疗保险体系才予认可。因此，全科医疗在世界许多国家成为医疗保健和医疗保险这两种体系的基础，全科医生成为这两种体系的"守门人"。

全科医疗首诊制服务最显著的特征是引导患者合理分流，实施分级医疗。其重大意义是促进卫生资源的合理利用，避免过度服务和不合理就医形成的浪费，在一定程度上起到了降低医疗费用的目的。同时使大型综合性医院集中精力从事急危重症、疑难病症的诊疗和科研教学工作。我国目前正在开展首诊制服务的试点工作，是我国今后卫生改革与发展的方向。

全科医疗首诊制服务一般具有以下特点：①服务手段简便、便宜而有效。②服务效果要解决社区居民80%～90%的健康问题。③有配套的会诊和双向转诊服务。④长期稳定的一对一（每人均有一名自己签约的全科医生）合作式医患关系。⑤全科医生的高度负责式照顾。⑥实施24小时全天候服务，保证患者随时能够找到自己的全科医生。

三、全科医疗服务的基本特征

全科医疗有九大服务特征，即以人为中心，以家庭为单位，以社区为基础，以预防为导向，体现综合性、连续性、协调性、可及性的团队合作的服务模式。

（一）以人为中心的照顾

以人为中心是指重视人胜于重视病，重视心理胜于病理，把个人看作是有感情、有个性、有社会关系的复杂生命，而不是疾病的载体（携带病菌、患病的人）。全面考虑人的生理、心理和社会的需求，不仅要查找病因、寻找有病的器官、系统，更重要的是维护、促进身体和心理的整个健康。为达到这一目标，在全科医疗服务中，全科医生必须重视与患者的交流与沟通，关注患者的感受与需求，了解和理解患者，尊重患者的权利，调动患者主动参与和配合的积极性，提供个性化的照顾，使其积极参与健康维护和疾病控制的过程，从而达到良好的服务效果。

（二）以家庭为单位的照顾

家庭是社会的细胞，更是个人的归属和重要的支持，又是全科医生诊治疾病的重要场所和可利用的重要资源。以家庭为单位的照顾包含以下三个方面。

1. 家庭的健康照顾

个人和家庭存在着相互作用、相互影响的关系；家庭可以通过遗传、社会化、环境和情感反应等途径影响家庭成员人的健康，成员的健康也可影响其他家庭成员的情绪和健康，甚至影响整个家庭的结构和功能。通过家庭，全科医生往往能了解患者的病因及恶化因素，有助于发现患者有意义的病史和真正的病因，可以改善、增强患者的就医、遵医行为。患者的治疗，也会影响其家庭，更需要家庭参与和支持。有时还能发现就诊者以外的患者——真正的患者往往并非限于就诊者本人，而是其他家庭成员，甚至整个家庭。全科医生要了解、分析服务家庭的类型、结构和功能，从而帮助和服务于家庭。

2. 家庭生活周期照顾

家庭从其产生到消亡，一般要经过新婚期、生育期、学龄期、孩子离家创业期、空巢期等不同的阶段。家庭成员在不同阶段有不同的角色和责任、压力和危机，也有不同的健康问题，需要家庭成员适应角色转变，承受压力，妥善配合，积极处理危机和健康问题。全科医生应能辨识家庭发展阶段与问题，适时对家庭成员提供咨询和健康教育，协助家庭进行生活周期的调适，不断解决所遭遇的各种健康问题，使其顺利过渡、成熟发展。

3. 以家庭为单位的照顾

以家庭为照顾单位的特征为全科医生的有效工作奠定了基础。针对家庭了解和关心健康问题，进行健康教育，提供健康及相关问题、心理问题的咨询与指导，开设家庭病床，开展家庭治疗等服务，为社区人群及个体的整体性服务奠定坚实的基础。

（三）以社区为基础的照顾

全科医疗是立足于社区的卫生服务，社区是全科医疗服务的主要场所，所以服务于社区是全科医疗的基本宗旨。以社区为基础的照顾体现在，一是要了解社区概念，社区的自然、经济资源，社区的地理、生活、社会环境，社区的人群，以及历史、文化背景等要素；二是能够明确社区主要健康问题，社区人群的健康需求，既要利用社区的背景去把握个体患者的相关问题，又要对从个体患者身上反映出来的群体问题有足够的敏感性，注重个体和群体健康照顾相结合的原则；三是充分发挥和调动社区的一切积极性因素，广泛利用社区资源，开展社区卫生干预。

（四）以预防为导向的照顾

全科医疗最大的特点就是重视预防服务。以预防为导向的照顾是指针对服务对象的整体健康维护与促进，提供三级预防服务。三级预防属于综合性预防保健，涉及预防、医学、康复、心理、行为、社会等多个领域，需要多学科协作分担进行。全科医疗以预防为导向的照顾主要体现在，一是针对社区、群体和个体开展健康教育，在政府或社区组织的支持下进行健康促进。二是开展周期性健康检查和疾病筛查。三是临床预防，即在其日常临床诊疗活动中对个体患者及其家庭提供随时随地的个体化预防照顾。

（五）综合性照顾

综合性照顾是全科医学综合性、整体性的体现，表现出"全方位"的进行整体性"立体化"服务。具体表现在：①服务对象的范围涵盖个人、家庭与社区，包括社区中所有单位、家庭与个人，无论种族、社会文化背景、经济情况和居住环境等方面有何不同。②服务对象个体，不分年龄、性别和疾患类型。③服务内容包括医疗、预防、康复和健康促进。④服务层面涉及生理、心理和社会文化各个方面。⑤服务手段可利用一切对服务对象有利的方式与工具，包括现代医学、传统医学或替代医学。

（六）连续性照顾

连续性照顾是全科医疗的非常重要的原则，也是区别于临床医学其他二级专科的主要特征。连续性照顾包括以下三个方面：①针对人的生命周期各个阶段的照顾。从婚育、出生、婴幼儿、儿童、青少年、中老年直到死亡的人生各个阶段都可覆盖在全科医疗服务之中。②疾病周期（健康－疾病－康复）的各个阶段的照顾。全科医疗对其服务对象负有一、二、三级预防的不间断责任，从健康促进、危险因素的监控，到疾病的早、中、晚各期的长期管理。③任何时间、地点的照顾。无论何时何地，包括服务对象出差或旅游期间，甚至住院或会诊期间，全科医生对其都负有持续性责任，依据服务对象的需要，事先或随时提供服务。

连续性服务中医患关系的连续性是关键，责任的连续性是核心。

（七）可及性照顾

可及性照顾是指全科医疗服务在地理上接近、使用上方便、关系上亲切、结果上有效、价格上便宜，是能够促使人们在生活中极为容易的充分利用的服务。

（八）协调性照顾

协调性照顾是全科医生动用各级各类资源帮助患者及其家庭的服务。全科医生是人们健康资源的协调人和枢纽，主要有三方面的协调工作：①协调卫生资源。比如提供会诊、转诊的医疗机构和专家的信息。②协调社区资源。联系社区相关机构、组织或人员，获得帮助与支持。③协调患者家庭资源。帮助患者家属了解、理解患者，指导患者家属帮助、支持患者，获得患者家庭的支持。

（九）团队合作

团队合作是指以全科医生为核心，由不同的医护人员组合，共同为服务对象提供服务的工作方式。只有通过团队合作的方式才能实现上述全科医疗八个方面的立体化服务，团队合作正在成为各国全科医疗大力提倡的服务方式。基层医疗一般就有门诊团队、社区团队、医疗－社会团队及康复团队等组织机构，团队合作是有基础的。全科医生是团队管理和学术的核心，承担着团队建设、业务发展和管理的任务。在基层医疗与各级各类医疗保健网络之间，存在着双向转诊和继续医学教育的合作关系，全科医生要领导团队成员与这些外界机构建立良好的关系，培育团队精神，提高团队水平，共同实现团队目标。

四、全科医疗与临床其他专科医疗的联系与区别

（一）全科医疗与临床其他专科医疗的联系

在布局合理的金字塔形卫生服务体系中，全科医疗与临床其他专科医疗（以下简称专科医疗）有各司其职、互补互助的联系，表现为以下两方面。

1. 各司其职

全科医疗全力针对社区人群的基本医疗保健服务，专科医疗不再处理一般常见病，集中精力处理专科问题，攻克疑难重症，进行高科技研究，实现分级医疗。

2. 互补互助

全科医疗和专科医疗建立双向转诊的关系和信息共享的网络，保证服务对象获得有效、方便、及时与适当的服务，可以避免过度服务和资源浪费。同时，可以加强全科医生和专科医生在信息收集、病情监测、疾病系统管理、行为指导、新技术适宜利用、医学研究等各方面的积极合作，从而全面改善医疗服务质量与提高医疗服务效率。

（二）全科医疗与临床其他专科医疗的区别

全科医疗与专科医疗分别负责健康与疾病发展的不同阶段，全科医疗是卫生服务体系的基础，以处理常见健康问题为主，利用方便、低廉的资源，照顾大多数民众的健康。专科医疗是卫生服务体系的上层，主要处理全科医疗不能解决的疑、难、杂症和重病，需要高新技术、动用昂贵资源。可见全科医疗与专科医疗既有区别又有联系。其主要区别见表2-2。

表2-2 全科医疗与临床其他专科医疗的区别

特性	全科医疗	专科医疗
服务人口	少而稳定	多而流动
照顾范畴	宽泛（生物、心理、社会）	局限（系统、器官）
病患类型	社区常见健康问题	疑难危重症
技术及费用	基本技术、费用较低廉	高新技术、费用较昂贵
医患关系	连续、平等、主动参与	间断、被动服从
服务内容	多学科、跨领域、综合性服务	专科医疗服务为主
服务宗旨	以人为中心，全面健康照顾	以疾病为中心，救死扶伤
价值取向	艺术性、科学性	科学性

（覃琥云）

第三章　中医全科医学概述

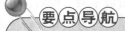

要点导航

1. 了解中医全科医学建立与展望。
2. 掌握中医全科医学概念及中医全科医学与全科医学的相关性。
3. 掌握中医全科医生的概念、角色及素质要求。
4. 掌握中医全科医疗概念、中医全科医疗服务特征、原则及优势。

第一节　中医全科医学

一、中医全科医学的建立与展望

中医学有着悠久的历史，是中国人民长期同疾病作斗争的极为丰富的经验总结，是我国优秀文化的重要组成部分。随着战国以后四大经典的问世，中医的学术体系逐渐建立起来，它的理论体系受到我国古代唯物论和辩证法思想——阴阳五行学说的深刻影响，逐步发展形成了整体观念为主导思想，以脏腑经络的生理和病理为基础，以辨证论治为诊疗特点的独特的医学理论体系。踏着历史的步伐，经历历代中医药学者们的探寻求升、临床实践总结，确立了中医基本理论和诊疗原则，其显著的临床疗效、悠久的民族文化、多样的诊疗方法、独创的理论体系、浩瀚的文献史料，是世界医学之林中一颗郁郁葱葱的大树，显示了其自身强大的生命力，它与现代医学共同构成了我国卫生事业主力，成为我国医药卫生事业的特色和优势。

全科医学是 20 世纪 60 年代以后在一些发达国家逐步发展起来的一种医学理念与医疗服务模式。80 年代末，全科医学在我国应运而生。源于基层并逐渐发展起来的中医学，其整体观、辨证论治的理念，丰富的治疗手段和灵活的治疗方法，不仅在常见病、多发病的治疗上，符合人体生理病理多样性和病变复杂性的特点，而且对现代医学感到棘手的病毒感染、老年病、慢性退行性疾病及各种功能性疾患等都有其独到的疗法和独特的效果。发展全科医学，建立社区医疗的主要目的就是强调凡适合在家庭治疗的疾病都可在社区解决，而中医药与全科医学有着天然的融合力，极其适合在社区开展医疗服务活动。

传统中医的医疗活动场所有一定区域，服务人群较为固定，因此对患者的基本情况也比较了解，便于病情的诊断和疗效的观察。然而回顾历史的发展，中医朴素的思想基础、临床经验、医患关系的建设还未能完全满足现代社区卫生服务的需求。中医全科医学的建立与兴起，将其千年发展成熟的医学理论和经验，与我国现代医疗的需求紧密结合，既推动了中医理论的发展壮大和中医诊疗方法的广泛应用，又在很大程度上缓解了我国现有医疗卫生服务中的紧迫困境，如看病贵、看病难，慢性、老年性疾病的增多，农村人口、西部地区因病返贫、因病致贫等问题。而根植于中华传统文化、有着完整理论体系的中医全科医学应用的道路，还亟待时间的积淀。发展中医全科医学丰富中医学理论体系与临床应用，为中西医在更高层面上的结合开创了新途径，并对世界全科医学的发展起到积极影响。

二、中医全科医学的基本概念

（一）中医全科医学概念

1. 中医全科医学概念要素

（1）体现中医特色　现代医学强调学科分化，而中医学则善于运用整体观念，中医全科医学将这种思想用于中医全科医疗的基层卫生服务过程中和医事管理中，体现出中医独特的理论体系。这就要求在实践方法上采用整体观为指导，结合现代生物医学的模式，强调辨证论治、三因制宜的综合思维方法，具体服务内容包括以家庭社区为单位开展中医健康服务、中医治未病服务、中医社区服务团队建设、中医全科医生自我发展学习、社区常见健康问题的总结研究和参与中医药评估等。

（2）强化综合性服务　中医全科医学始终是以中医理论（整体观念、辨证论治、三因制宜、治未病等）为核心指导，对中医学术体系和服务模式的再构建。同时又充分结合其他学科之长的综合性学科，它的综合性主要体现在与中医学临床各学科的综合、中医学各种治疗方法手段的综合、中医与现代医学及其相关学科的综合，以及中医学与社会学、行为学、家庭学、经济学、管理学等非医学学科的综合。

（3）注重人文社会科学　中医学源于中国传统文化的思想，汲取了其丰富的营养和实践的精华，融自然科学与人文知识于一体，在其服务过程中历来就十分注重医德修养和人文关怀，中医全科医学正是继承和发扬了中医学这一特点，也融合了现代人文社会科学，如行为学、心理学、社会学等的新理念，强调医疗水平的同时，也注重社区卫生服务的人文性，使其有别于现代医学和专科医疗。

（4）强调基层服务为主　中医全科医学是以中医学为核心，立足于基层，把握心理、社会、自然环境因素之间的相互作用和影响，以其简便易行的方法技术，明显可靠的疗效，更加适宜和推动社区医疗服务工作的开展，实现了社区卫生服务的个体化、人性化，满足了广大群众健康咨询医疗需求。

2. 中医全科医学概念

综合中医全科医学要素，我们将中医全科医学定义为：以整体观念和辨证论治思想的中医理论为指导，立足和保持中医学的特色和优势，结合全科医学的思维和模式，融合其他学科最新的研究成果，集预防、诊疗、养生、康复、健康教育于一体，而形成的一门独特的综合性的以社区基层为专业服务对象的临床医学学科，它是中医学的一个分化学科，其中中医理论指导始终贯穿其中。

（二）中医全科医学的基本要求

基本要求包括：①将中医传统的治病原则和防病理论，如治未病，三因制宜等在当代基层社区广泛应用推广。②引入了全科医学的核心知识与方法，如以家庭为基础，以社区为中心。③通过中医传统知识的普及，以及现代全科医学知识的引进，使得中医全科医学能更好地为基层服务。

（三）中医全科医学中"全"的阐释

中医全科医学的"全"包含了六层含义：①服务对象是针对全体社区大众。②服务模式是以生物－心理－社会医学模式为基础。③服务项目是兼容内、外、妇、儿等各科综合服务。④服务手段是综合应用中医防病治病的各种理论与经验。⑤服务内容是集预防、治疗、保健、康复、健康教育于一体化。⑥服务重点是以人为整体全方位考察其各方面因素以给予照顾。

三、中医全科医学与全科医学的相关性

中医学因传统的哲学思想，独特的医学理论、诊疗方法，至今仍在人类的医疗卫生保健中发挥着不可替代的作用，它与全科医学有许多神似之处，而中医全科医学是建立在中医理论指导下融入其他学科最新研究成果的新型临床二级学科，因此中医全科医学丰富了中医理论和临床。纵观全科医学的基本理论与思维方法，可以看出它与我国传统的中医学理论及思维方法有着许多相似之处。

（一）思维理念——整体观、辨证论治思想与系统观、整体论相吻合

全科医学的系统整体论，即社区卫生服务的最大特点，是全科医生对患者的综合评估。首先是完整的人，而后才是疾病，从生理、心理、环境和社会诸多方面去考虑解决患者的健康问题，同时强调个体化的服务，在社区及家庭的大背景下去评估和解决个人的健康和疾病问题。而中医学最为突出的特色是整体观和辨证论治。整体观认为，人体是一个有机的整体，构成人体的各个组成部分之间，结构上不可分割，功能上相互协调，病理上相互关联，且人与自然界联系密切，即所谓的"人与天地相应也"（《灵枢·邪客》），"人与天地相参也，与日月相应也"（《灵枢·岁露》），主张人体的生理病理现象受着自然界的季节气候、昼夜晨昏、地方区域等环境因素影响；辨证论治是中医认识和治疗疾病的基本原则，其中的辨证是将四诊（望、闻、问、切）所收集的资料、症状和体征，通过综合、分析，辨明疾病的原因、性质、部位以及邪正之间的关系概括为某种性质的证，同一疾病可以分为几种不同的证，不同的疾病在其发展过程中又可出现同一种证；论治是根据辨证的结果，确定相应的治疗方法。我们可以看出，全科医学与中医学都主张辩证唯物地看待人体和疾病关系，

认为疾病与躯体、环境（自然）、精神等的存在关系密切又相互影响，二者在临床思维理念上十分相似。

（二）诊疗特点——中医学与全科医学均起源于社会基层

全科医学不同于现代医学，它起源于普通居家住户之中，以基层门诊治疗为主要医疗形式，并提出"以家庭为单位"、"以社区为范围"的诊疗形式。而传统中医的诊疗活动，大多有着自己的诊疗区域，他们扎根基层，服务特定的人群，采取登堂入室的行医方式。在《鹖冠子·扁鹊之兄善医》中记载："长兄于病视神，神未有形而除之，故名不出于家；中兄治病其在毫毛，故名不出于闾；若扁鹊者，镵血脉投毒药，副肌肤间，而名出闻于诸侯"，其中"家"、"闾"均属现代全科医生的服务范围，从这个角度可以认识到古代名医大都是社区医生，在基层使医生能熟知患者情况、便于疗效观察的特点，也使其成为培养中医大家的重要场所。因此，全科医学和中医学都是基层百姓最迫切需求的医疗服务，是保证人们的生活水平与生命质量重要环节。

（三）诊疗原则——"三因制宜"与个性化诊疗相类似

全科医学十分强调个体观念，承认个体发病的特异性，提出以人为中心以及人性化照顾的原则，且强调个性化诊疗的必要性；而中医学认为人处于动态变化的自然界和社会中，其发病是受多方面因素影响且因人而异的，故在辨证论治的指导下，提出"三因制宜"的治疗原则，其实质也是根据患者的个体差异，采取不同的治疗原则。诚如《素问·六元正纪大论》所说"用寒远寒、用凉远凉、用温远温、用热远热"等思想。在治疗方法上，全科医学以物理检查为主，注重个人经验的应用；中医学则是以理法方药为纲，适情应用食（食疗又称食治，兼具"养"和"疗"二方面的作用）、砭、针、灸、药、按跷、导引等不同方法以及各种民间疗法，如放血、灌肠、烟熏、蒸浴等开展医疗防治服务。可见全科医学和中医全科医学在诊疗原则和方法多样性上也有异曲同工之处。

（四）防病思想——治未病思想与以预防为导向理念

中医学历来就重视预防和养生，具体体现在两个方面，一是在"治未病"学术思想上，即未病先防、既病防变、已变防渐、病愈防复等多方面内容，彰显出其独特的内涵和优势，此外中医学一贯将养生防病作为主导思想，倡导通过养精神、调饮食、练形体、慎起居、适寒温等多种方法保持机体内外环境的协调，最终达到"阴平阳秘，精神乃治"的理想健康状态。二是提倡治病宜早，防微杜渐，发于机先，即根据病变趋势，下一步可能会出现什么问题，提前治疗。"发于机先"即《内经》所谓"治未病"，叶天士所谓"先安未邪之地"的治疗思想。事物都有运动性与联系性，疾病的传变是有规律可循的。如《素问·玉机真脏论》说："五脏受气于所生，传之于其所胜，气舍于其所生，死于其所不胜"，"气有余，则制己所胜而侮所不胜；气不及，则所不胜侮而乘之，己所胜轻而侮之"等，"发于机先"就是要求医者根据这些规律，把握疾病传变机制，以全局、动态的观点，制定正确的治疗方案，对可能受到影响的脏腑器官，可能受到影响的气血津液，采取预防措施，阻断和防止病变的转移、扩大和传变，把病变尽可能控制在较小的范围，以利于疾病的彻底治疗。

全科医学主张重视人胜于重视病的观点，其医疗服务内容以预防为导向，强调预防对人类健康的重要意义，倡导健康保健教育。尤其是其三级预防理念，一级预防是病因防预，二级预防是发病期防预，三级预防是防残废与康复，其中一级预防与中医的未病先防相对应，二、三级预防与既病防变思想基本相同。

由上可见中医学的"治未病"理论与全科医学的预防、保健、健康教育等理念相得益彰。

（五）健康的影响因素——"七情病因说"和社会心理因素致病说

全科医学重视社会因素和心理因素对人体健康的影响，其推崇的生物－心理－社会医学模式，认为人体状况和精神是密切相关的，它们相互影响，相互制约，不可分割，其中特别强调精神心理因素对健康的重要作用，这与世界卫生组织提出的躯体及心理、社会适应共同健康的新健康定义相吻合。中医学同样非常重视精神活动对人体健康的影响，其"天人相应"（自然界和人是互相感应、互为反应、互为映照的）和"七情病因说"（"喜、怒、忧、思、悲、恐、惊"七种情志变化）理论认识到，人体内部的各脏器和功能与外在环境以及自身情志有很大关系，外界环境的变化或情绪的太过都会引起机体的生理变化甚至器质性变化，且在疾病的治疗、康复和复发过程中也起着重要的作用，由于情志因素可以使人致病，所以中医防病保健强调"恬淡虚无"、"精神内守"。保持平和的心态，保持情志的调畅，是我们养生的重要原则。这与全科医学所重视的心理因素对疾病的影响再次相吻合。

（六）医德观的体现——中医学的道德观与全科医学的医德准则

中医学十分重视医德修养和医学伦理，自古就有"医乃仁术"的说法，认为"上医医国，中医医人，下医医病"，把治病、救人、济世看做三位一体，《大医精诚》更被看为中医学必备之行操。中国古代许多的医家当然也受着传统文化的濡养，崇尚生命、维护健康是中医人文思想的核心价值观。《素问》提出"天覆地载，万物悉备，莫贵于人"的观点。《大医精诚》要求医生见到患者要有大慈恻隐之心，要一视同仁，要勇于担当风险，不要考虑个人得失，同时认为医道是至精至微之事，学医必须做到"博极医源，精勤不倦，不得道听途说而言"，还告诫医者"夫为医之法不得多语调笑，谈谑喧哗，道说是非，议论人物，炫耀名声，訾毁诸医，自言己德"；不要做那种"读方三年，便谓天下无病可治，治病三年，乃知天下无方可用"的愚者。这些观点与当代全科医疗道德准则即以救死扶伤、实行人道主义、全心全意为人民服务以及创建新型的医患关系、发挥良好的团队协作精神的宗旨相一致。

（七）素质的要求——中医医家的博闻多识与全科医生的学科兼容

中医学认为，学医之人除应具备医德修养外，还要博学多才，做到"博及医源，精勤不倦"。《素问·著至教论》指出："上知天文，下知地理，中知人事，可以长久，以教众庶，亦不疑殆。医道论篇，可传后世，可以为宝。"指出医者既要重视医德也要博学多才。我国唐代医家孙思邈认为医乃"至精至微之事"，所以学医之人必须做到"博及医源，精勤不倦"，所谓博及医源，就是要求学医者必须掌握基础医学知识（包括生理、病因、病理、药理、方剂、诊治原则等基础医学理论）和临床各科技术（包括内外妇儿等专业技术）。他还强调，凡欲为大医者，不仅必须熟谙经典著作、各大家的成就，还须旁通各门科学及丰富多元化的知识（如儒学、道教、佛教、历史、天文、地理、哲学以及人事社交等），能够寻思妙理，留意钻研，始可与其言医道者矣。以上这些认识与现代全科医生应具备扎实的与疾病诊疗及照顾相关的各种医学知识技能，良好的人文素养以及出色的管理能力等素质要求非常一致。

（八）医患关系建立原则——"病本工标"理念与全科医学的医患互动

以人为中心的健康照顾是全科医学的重要特征，他将就医者视作是有思想、有感情、有生命和有社会关系的一个人，而不仅仅是一类疾病的载体，其目的不仅是治愈疾病，更重要的是维护和保证生命质量和生活品质。而中医学历来重视医患关系互动的重要性。《黄帝内经》曰，"病（患者）为本，工（医生）为标，标本不得，邪气不服"，凡"拘于鬼神者，不可与言至德；恶于针石者，不可与言至巧；病不许治者，病必不治"。强调患者与医生的相互配合，是治愈疾病的关键所在。这与全科医生与患者进行良好的沟通，充分考虑就医者的生理病理情况，并尊重其生理与心理影响和需求的方式十分相似。

四、中医全科医学的兴起对中医学的促进作用

中医理论体系系统地阐述了人体的生理、病理以及疾病的诊断治疗和预防等问题，为我国的卫生保健事业和中华民族的繁衍昌盛做出了巨大贡献。随着疾病谱的转变、老龄化社会的到来和健康观念的更新，中医学的优势和特色越发凸显，全科医学的新型医学理念与医疗服务模式与传统的中医学十分相似，给中医学的现代化发展和迈入国际化带来了新的契机。中医全科医学的诞生和兴起将为中医学的发展和繁盛起到积极地推动作用。

（一）实现了传统医学模式的转变

中医全科医学是在保持中医学特色与优势的基础上，整合全科医学的思想及模式，集预防、治疗、保健、康复、健康教育于一体的具有中国医学特色的新型医学学科，它融合了现代医学及其相关学科，甚至是中医学与社会学、家庭学、经济学、管理学等非医学学科，为实现在更高层面上的中西医结合带来了可能，也为中医走向世界提供了新途径。正如卫生部长陈竺在太平洋健康高层论坛上强调："中医的整体观、辨证施治、治未病等核心思想如能得以进一步诠释和光大，将有望对新世纪的医学模式的

转变以及医疗政策、医药工业，甚至整个经济领域的改革和创新带来深远的影响。科学家应逐步突破中西医学之间的壁垒，建立融中西医学思想于一体的 21 世纪新医学。这种医学兼取两长，既高于现在的中医，也高于现在的西医。"

（二）丰富了中医学理论和临床体系

中医全科医学提升了中医学在长期服务基层中形成的理念，赋予治未病、整体观念、辨证论治等更多的内涵，推崇中医药技术在社区的应用和推广；同时将全科医学、行为科学和社会科学的理念、方法和技术，如家庭、社区观念融入到中医学中，全面促进了中医学学术水平的提高；围绕着中医更好地为基层服务而形成了属于中医自身发展的新理论、知识和技术，如中医预防医学等；此外，还融合了社会学、家庭学、经济学、管理学等非医学学科。但无论方法是现代医学的，还是传统医学的，中医全科医学始终是以中医理论为指导。

（三）建立了中医学服务社区基层的理想模式

中医全科医学是以人为中心，以维护和促进健康为目标，为个人、家庭与社区提供连续、综合、便捷的中医药服务。社区基层是体现中医特色的绝佳场所，社区中中医药卫生服务的实施也正是中医发展壮大回归本位的理想方式。研究和深化中医临床思维，发扬和推进中医药特色，形成社区中医药文化氛围，培养中医全科医生，利用社区及家庭资源开展中医全科医疗服务，已经成为我国社区卫生服务的重要任务和趋势，中医学的整体观从服务模式上为中医药在社区的应用提供保障，从而有效提高中医临床的整体服务水平，使中医成为基层卫生保健的手段之一，发挥其解决各类常见健康问题的优势。一方面它根植于中国传统文化，对生命、疾病以及自然有着独到的认识，中医全科医学的兴起，正是进一步挖掘其精华的崭新道路；另一方面，全科医学趋向中医学，中医学融合全科医学，两者共同服务于社区基层，是一个十分有价值有意义的发展方向。

第二节　中医全科医生

一、中医全科医生定义、角色

（一）中医全科医生的定义

中医全科医生是指接受过中医全科教育，掌握中医全科医学理论和思维，了解内、外、妇、儿等多领域医疗知识，熟练运用中医药知识和技能，为不同性别、年龄、体质的社区居民和家庭成员所发生的躯体、心理及社会问题提供连续的、综合的、协调性的、可及的医疗保健服务，并通过不断传播中医药文化影响社区居民健康观的实用型新型医生，是中医全科医疗的主要协调者和执行者。

我们应注意到，中医全科医生不同于传统的坐堂中医师，也不同于中西医结合医生，而是立足于中医药，有着独特的中医诊疗理念、知识和技能，能够完全适应新形势下中医药在社区应用的高素质医生。

（二）中医全科医生的角色

中医全科医生的工作是以人为中心、以家庭为单位、以社区为范围，综合运用中医药知识和技能开展集医疗、防预、康复、保健、健康教育为一体的卫生服务。在实际工作中，相较于一般全科医生，中医全科医生扮演了有着中医特色的多重角色。

1. 综合运用中医药知识和技能解决社区居民健康问题的医疗工作者

中医全科医生来源于社区基层，对社区居民健康状况的了解是全程、全面且多维的，在具备深厚的中医理论功底和临床技术的基础上，应负责常见健康问题的诊治和全方位全过程监护；负责健康的全面维护，促进健康生活方式的形成；定期进行适宜的健康体检，早期发现危险因素并对其进行干预，真正实现了中医在预防、治疗、保健、康复、健康教育等服务内容中的效用。

2. 指导中医进社区，发挥社区中医药优势的引领者

中医全科医生作为指导中医医疗普及社区，发挥综合效益的引领人，其具备的知识和技能应该是综合的、全面的，在为社区居民解决健康问题时并不仅局限于中医药，同样可以使用一般全科医生所用的方法，但中医全科医生一定是将中医的应用放在首要位置来综合考虑，他们服务的对象不再局限于个人，而是延伸至家庭和社区，在不断发挥中医药应用最大效益的前提下，还要协调好社区卫生服务团队、医患之间及社区各方关系，同时结合中医药特色，协助建立和管理社区健康网络。而中医自身的社区适应性特点也从另一个方面保证了中医在社区的广泛应用。

3. 传统中医理论、经验和技能的发扬者与继承者

中医药文化历史悠久，资源丰富，医疗手段繁多，针灸、推拿、按摩、拔罐、放血、灌肠、烟熏、蒸浴等各种民间疗法更是数不胜数，这些疗法大多成本低廉，简便易行，疗效迅速，很受百姓欢迎，适合在社区广泛应用，中医全科医生将这些方法发扬提升并综合运用于居民的医疗服务中，使传统的中医知识、技能在社区普及开来，让百姓受惠。另一方面，中医全科医生的工作环境——社区，不但以其固定的就医人群提高了诊疗水平，稳定的治疗环境亦有利于中医开展传统的师带徒培养方式，进而不断壮大中医全科医生队伍。

4. 中医药文化的实践者与传播者

中医药传统文化的传播是中医药文化复兴的重要渠道，中医全科医生在为居民提供健康与疾病的咨询服务时，通过有技巧的沟通与患者建立信任，对各种健康问题提供详细的中医药知识解答，并通过开办社区健康讲座、健康咨询等形式向社区居民进行中医药保健、养生康复教育，由于中医全科医生与基层社区和家庭接触最密切、关系最近、了解最多，且能广泛的参与社区和家庭的活动，能够利用各种机会和形式随时随地进行全面性、科学性、针对性的中医药文化传播工作。

二、中医全科医生的综合素质

（一）中医全科医生的素质要求

一个称职的中医全科医生不止要具备扎实的中医药理论知识，精湛的中医临床技术，较强的社区卫生服务能力以及良好的道德素养和执着的创新探索精神，还要具有时刻以患者为中心，为患者着想的态度。

1. 良好的道德素养

全科医学是以人为中心的医疗原则，服务于社区普通居民。因此，全科医学对于全科医生的医德和与病患沟通的能力提出了更高的要求。中医自古以来就注重医德，《千金要方·大医精诚》更被后世看作是行医必备之操行。中医学重视"从群众中来，到群众中去"，中医全科医生处于最贴近人们生活的社区环境之中，高度的责任感与仁爱之心是作为一个好的中医全科医生最基本的前提。

2. 优秀的领导协调能力

中医全科医生不同于传统的治疗型中医师，其工作职责不仅是医疗，还涉及到与患者及其家庭保持长期的沟通、居民个人健康资料的采集、社区健康信息以及社区卫生服务团队的管理、健康教育等。出色的领导与协调能力是中医全科医生在社区发挥其特色的重要保障。

3. 不懈的创新与探索精神

中医全科医疗的工作范围相对稳定，服务人群比较固定，而中医学术流派众多，容易由于知识方法陈旧、手段多样而导致运用不当，影响医疗目的。为了保障和发展基层医疗质量，中医全科医生应具备不懈的创新与探索精神，正确的运用和发展中医药知识技术，使其疗效不断提高。

（二）中医全科医生的知识结构

中医全科医生作为传承中医药文化的主力军，其基层的工作环境、道地的资源、特殊的地位与角色，决定了他们需要具备如下知识结构。

1. 中医学专业知识

包括了中医基础理论与中医临床各科知识、中医经典著作的学习和名家医案的知识、中医相关文化方面知识，如中医文献、中医医学史、中医的哲学观、思维模式、价值观、方法论等，与中医进社区适宜的相关技术知识。中医学理论始终是指导中医全科医生发挥其作用的基点。

2. 中医全科医学的专业知识

包括中医全科医学的理论和方法、社区常见健康问题与用中医药防治的技巧方法。

3. 现代医学知识

结合社区卫生服务中的经验，应掌握的基础医学和临床医学的知识。

4. 相关学科知识

包括心理学、社会学、行为学、家庭学、伦理学、社交技巧等人文社科类与社区卫生服务中相关可操作性的知识。

5. 服务管理类知识

包括医疗管理与应用、医疗服务体系应用等知识。

6. 从业相关知识

包括职业价值观、道德观的学习，树立高尚的职业责任心。

（三）中医全科医生应具备的能力

中医全科医生除了具备广博精湛的专业知识外，还应具备多种实践能力。

1. 中医药知识应用能力

能熟练运用中医全科医学的基本知识与方法，解决社区居民常见的健康问题，将中医药理论经验充分结合应用到社区卫生服务的防预、治疗、保健、康复、健康教育等各个方面。

2. 现代医学诊疗能力

能熟练将现代医学的基本知识与技术运用到为社区常见疾病、病患相关咨询、治疗等医疗服务中，适时开展对急诊患者的院前急救，准确把握会诊和转诊的时机。

3. 人际社交能力

中医全科医生服务于社区，充分利用家庭、社区、专科医院的资源，协调多种关系，为社区居民提供综合性、连续性、简廉性的中医药保健服务。故应具备良好的人际社交能力，才能更好与大众沟通交流，协调合作共同构筑健康的社区生活。

4. 经营管理能力

中医全科医生应具有规范建立、合理使用和严格管理社区居民健康档案的能力；熟悉相关法律法规，能及时有效地防范和处理医疗纠纷与医疗事故；能妥善处理有关社会和伦理问题，尊重患者隐私等；能监督和管理好质量、人事、设备、药品财务等方面；具有分析市场需求，善于完善和推销自己的服务，提高市场竞争力等各方面能力。

5. 自我发展能力

坚守对中医药事业的热爱，坚持终身学习。建立适合自身的有效学习方法，积极参与到中医药服务、教学与科研中，努力不断发展和提高自我能力。更好地服务于社区医疗卫生，为大众的健康事业推波助澜。

三、中医全科医生与全科医师的区别

表 3 - 1   中医全科医生与全科医生的区别

内容	中医全科医生	全科医生
医学模式	以中医传统整体观与方法论为指导	以生物 - 心理 - 社会模式为基础
诊断原则	以中医四诊辨证论治为主	物理检查为主，配合个人经验
知识结构	具备中医学和现代医学知识	具备现代医学知识
服务目标	解决社区居民健康问题的同时，发展中医学	解决社区居民健康问题
治疗措施	传统而多样的治疗手段，结合现代医疗手段	现代医疗手段

第三节 中医全科医疗

中医全科医疗是立足于城市社区和农村基层的一种医疗服务模式，是为提高中医医疗范围、扩大医疗服务资源、改善中医医疗现状、促进中医文化传播、带动中医事业发展的重要途径。

一、中医全科医疗的定义

中医全科医疗是指在中医学基本理论的指导下，结合全科医学的特点，整合多学科领域的知识和技能，强调发挥中医学在基层卫生服务中的特色和优势，解决社区常见健康问题的一种医疗实践活动。

二、中医全科医疗服务的基本特征

中医全科医疗建立于中医基本理论，融合全科医疗的宝贵经验，在建立方法和服务内容上都有着自身独特的基本特征。

（一）一种以社区居民为主体的服务

根据世界医疗体系的分类，我国的理想医疗卫生保健服务体系，是在医疗服务上分工明确，各司其职，互利互补，协调合作的三个不同级别的医疗机构组成。中医全科医疗服务正是顺应这一体系，立足基层医疗事业，以基层社区居民为主的医疗服务模式。它作为一级基层医疗服务是整个服务体系中，覆盖面积最大，影响人群最多的一种医疗服务，能解决大部分社区居民健康问题。

（二）一种以门诊诊疗为载体服务

中医全科医疗是在中医学的理论体系和诊疗方法此基础上搭建起来的回归社区的医疗服务模式，它以社区卫生服务机构门诊为主要工作场所，提供第一线医疗服务，发扬和挖掘中医学在解决社区居民常见健康问题上的优势，发挥其首诊和预防作用，并开展健康教育与咨询活动，方便群众小病就近就医，减少了医疗费用，并根据病情需要适时地安排患者及时的转入上级医疗机构。这些优势推进中医进入我国基层卫生

服务和医疗保险两个体系，成为社区居民健康的"守门人"。

（三）一种新型的医疗模式服务

中医全科医学灵活方便、经济实用的服务模式，既不同于传统中医门诊或坐堂式的医疗模式，也不同于以医院为主体的专科服务模式，而是对中医诊疗模式的丰富和发展。中医全科医疗是在中医整体观念和辨证论治的思想指导下，整合了现代全科医疗的先进理念，运用以人为本、立足社区、面向家庭、长期服务的一种医疗模式。极大地丰富了中医学的价值观和方法论，提高了中医在基层卫生保健服务中的作用和地位，在现代全科医疗保健服务体系中扮演着不可替代的角色。

（四）一种高度综合性的医疗服务

全科医疗的服务内容包括预防、治疗、保健、康复、健康教育、计划生育等几方面，中医在这些方面都有其独特的方法优势和临床经验。早在《内经》中就有记载"毒药治其内，针石治其外"，"病形已成，乃欲微针治其外，汤液治其内"。《伤寒论》中也有提到"太阳病，初服桂枝汤，反烦不解者，先刺风池、风府，却与桂枝汤则愈"等针灸和中药结合运用的记述。合理将中药、针术、艾灸、按摩、推拿、导引、正骨、食疗等简廉易行的医疗手段运用到社区保健、康复、健康教育等服务上是中医全科医疗的重要特征。

（五）一种具有中国地域特色的医疗服务

随着经济和物质文明的发展、生活水平需求的提高，全科医疗服务在世界各发达及发展中国逐步兴起并广泛应用。然而由于各国政治、经济、文化、教育、医疗卫生的状况和发展水平不一，医疗模式与实施方法也不尽相同。中医学几千年来保卫着中华子孙的健康，是我国医疗卫生中的一份宝贵财富。融入了全科医学思想的中医全科医疗，无疑是保有中国地域特色的一种医疗服务。

三、中医全科医疗的服务原则

在基层医疗服务实践中，中医全科医疗坚持遵循以人为本的核心思想，立足于社区，以预防为主的医疗目标，强调环境对人体健康的影响，注重三因制宜和医患互动，合理兼用多种医疗手段，建立健全健康档案，坚持连续综合的健康服务，加强健康知识教育等基本原则。

（一）以人为本的核心思想

"医乃仁术"是中医延续千年始终坚持的核心理念，行医之人需怀有仁爱之心面对大众，志存救济，潜心医术，以病者之患为苦，以病者之愈为乐，秉精工之技，行仁义之道，治病救人。中医全科医学以人为本，以关怀人民健康，解除患者病苦为宗旨的方向，需要中医全科医生在日常工作中，常怀悲悯仁爱之心，对待社区居民不分长幼贫富，远近亲疏，都能在中医理论指导下，因人、因时、因地制宜，灵活辩证的开展防病治病、保健养生工作。

中医全科医疗以人为本的核心思想，提供个性化医疗服务还体现在中医全科医生工作于社区基层，生活于社区居民之中，在长期的日常工作中能深入了解并收集社区居民的体质特征、生活习俗、社会地位、家庭关系、宗教信仰、健康观念等基本资料，逐步建立起具有中医特色的居民健康档案，用于防病、治病、养生、康复中，为每一个服务对象提供有针对性的医疗保健服务。

（二）立足于社区的服务范围

中医全科医疗是以社区为平台，面向社区个人和家庭成员，积极开展社区医疗卫生服务。这一特点和原则具有两方面实践意义，一方面，中医全科医疗以一定区域的民众为服务对象，以一定地域的范围和卫生需求为服务导向，充分利用社区资源与道地药材，为社区居民提供内容和形式都符合当地群众需求的医疗服务。如我国北方大部分地区很多民众擅长和喜欢秧歌、锣鼓等娱乐活动，中医全科医生适情考虑这一民俗特点，适时组织、推广这类有益的文体活动，使居民在喜闻乐见、经济、娱乐的活动中，达到强身健体，防病养生的工作目的。另一方面，中医全科医疗把社区整体作为医疗服务的特定对象，将社区居民个体的健康与集体的健康有机地联系起来，使其紧密结合，相互为用，在医疗诊治，尤其在传染病和疫病的防预上，能为查出疫情来源提供线索和为有效防止疫病传播提供便捷措施。

（三）以预防为主的医疗目标

中医学一向提倡"未病先防"与"既病防变"的防重于治思想理论。运用针刺、气功、药物、食疗、敷帖、中药等方法来调养精神，防止病邪的侵入。中医全科医生服务于一线基层，在中医学传统理论的指导下，运用古代医家的实践经验，把握以预防为主的医疗目标的原则，服务于民众，协助健康居民调摄养生、怡情乐性、顺应自然、强身延寿；帮助亚健康居民及早发现与防预疾病，改善身体素质；服务患者与老年居民，使其较早康复或维持较好的生活质量。这是中医全科医生担负的长期医疗责任，也是他们的义务。

此外，中医全科医生在进行针对性的个体医疗服务的同时，还要利用好在社区工作的便利，敏锐地发现社区居民生活与环境的公共健康问题，如不良生活习惯、不良环境因素、非正常气候等。运用中医运气学说，不同时期、地域、四时五气、六淫疫毒各异，综合分析各种影响因素，及时因地制宜地将个体预防与集体预防联系起来，采取有效的防御措施，能使防保工作更加及时高效，防止不良气候或疫毒之邪对人体健康造成的侵害。

中医全科医疗以预防为主的医疗目标的原则，要求中医全科医生在医疗服务过程中，应时时关注居民健康与疾病的动态变化，未病先防，既病防变，主动承担起社区居民的防治工作。

（四）注重三因制宜诊疗方法

中医治疗疾病，强调环境对人体健康的影响，注重三因制宜。认为气候、地理环境、性别、年龄、体质、生活习惯、工作等因素的不同，所引起的疾病的发病、发展、变化、转归也不尽相同。而三因制宜要求制定治疗方法时要因时、因地、因人制宜，根据季节、地区以及人体的体质、性别、年龄等不同而制定适宜的治疗方法。

四季更迭，伴随着气温的变化和气候的更替，人体的生理活动与病理变化也会受到其变化的影响，因此，在不同的气候条件下中医全科医生应该采取相宜的防治措施。如极度寒冷季节容易诱发哮病、肺胀、胸痹等，暑热季节易发痢疾、泄泻、中暑等病，因而在这两时节里应该更加注重调养。

气候环境、生活习惯的不同引发的疾病不同而治则也不尽相同。如高原地区气候寒冷、干燥少雨，外邪致病多为寒邪、燥邪所致，治疗宜用辛散滋润的药物。中原及沿海地区炎热多雨、地势低洼、气候潮湿，外邪致病多为湿邪、热邪所致，治疗宜用清热化湿的药物。

个人年龄、性别、体质、生活习惯等个体差异要求中医全科医生应制订不同的防预治疗措施。如小儿生机旺盛，但气血未充，脏腑娇嫩，患病特点是易寒易热，易虚易实，病情变化迅速，接受治疗后的药效反应也较快，故小儿的用药剂量宜较小，一般不宜用峻泻、涌吐以及大温大补的药物。老人生理功能减退，脏腑气血亏虚，患病特点多虚证，或虚实夹杂，治疗应分清标本虚实主次，用药剂量也应较轻，补益药较多用，峻猛药须慎用。一方面不同体质有着不同的病邪易感性，另一方面，患病之后，由于机体的体质差异与反应性不同，病证也有寒热虚实之别或"从化"的倾向，因而治法与方药也应有所不同。如偏阳盛或阴虚之体，处方当慎用温热之剂；偏阴盛或阳虚之体，则当慎用寒凉之品。中医学根据人的体质阴阳气血的偏盛偏衰等为指标，将体质分为平和型、阴虚型、阳虚型、气虚型、血虚型、阳盛型、血瘀型、痰湿型、气郁型九种体质。中医全科医生可参考古代文献记载或现代对体质的理论与研究，因人制宜地开展医疗服务。

（五）重视医患互动

医患关系是指"医"与"患"之间的关系。"医"包括医疗机构、医务人员，"患"包括患者、患者的家属以及除家属以外的患者的监护人。医师此时的意见常常涉及病员的生活习惯、方式及人际关系调整，病员的配合和自行完成治疗显得尤为重要。而现今生物医学模式下医患之间缺乏良好的沟通。中医学属于人文主导型医学，重视医疗实践中以患者为中心，在诊治过程中，极其重视患者的主观感受，始终以尊重患者，关怀患者为宗。中医全科医疗传承了中医学的这一观念，营造良好的人文氛围，构建和谐医患关系。在望闻问切的诊疗过程中，除了对症状进行仔细询问与观察外，也注重与患者及家属的信息交流。中医全科医疗注重医患间交流与沟通，使社区居民能得到更好的医疗、预防、保健、康复等服务，在信任、合作、愉快的氛围下提高医疗水平。

（六）合理兼用多种医疗手段

中医学数千年的理论思想强调各科兼通和临床实践多法并用，中医全科医生要善于掌握全面的医疗技术，药石并举，针灸并用。除常用的中药、针灸、推拿，还应用好体针、头针、面针、眼针、耳针、足针、温针、火针等多种治疗方法，及根据前人在医疗实践中积累的特殊治法和民间疗法，如拔罐、放血、灌肠、烟熏、熏洗、刮痧、蒸浴等成本低廉，疗效可见的治疗方法。合理兼用多种医疗手段是中医全科医疗的特色与原则之一。

（七）建立健全健康档案

健康档案由个人健康档案、家庭健康档案和社区健康档案组成，记录每个居民从出生到死亡的所有生命体征的变化，以及自身所从事过的与健康相关的一切行为与事件的档案，是社区卫生保健服务的重要工具。一份完整的、连续性的健康档案能帮助中医全科医生系统全面地掌握服务对象的基本健康信息，有助于更好地提供长期的，针对性的，高效的预防、治疗、保健、康复等服务。还可以帮助中医全科医生回顾、积累、总结临床经验评价医疗服务工作的质量和效果，不断发展自身技术，并为医生团队继续教育和政府及医疗管理卫生部门提供重要信息资源。

（八）提供连续综合的健康服务

中医全科医生服务于社区基层，以社区居民为主要服务对象，服务人群相对固定和熟悉，能随时随地了解居民健康状况，为居民提供及时服务，解决社区居民常见健康问题。他们是社区居民贴心、周到、可信的"家庭医生"。社区医疗服务是一个长期的过程，在一个人的生、长、壮、老、已的不同阶段，中医全科医疗都可为各种各样健康问题提供全面长期的医疗服务、医疗咨询。如婚前咨询、青春期生理心理咨询、围绝经期反应、衰老等。常见疾病治疗类如感冒、咳嗽、腹痛、腰痛、耳鸣、中风等。涉及心理、家庭及社会问题类如婚姻指导、分娩和未来父母的准备、母乳喂养与人工喂养、定期健康检查、老年人预防疾病及康复护理等。

中医全科医生对社区居民的医疗服务是多方面的，在掌握居民基本健康资料的同时，还需了解社区内外各类信息，如各类会诊专家名单、各类社区医疗服务机构的功能等，以及各种社区医疗资源，如政府管理机构、民间慈善团体、医疗志愿者队伍、护理人员等。必要时善于应用和调动各类资源，协调与健康医疗服务相关的各种服务，及时为社区服务对象提供转、会诊服务及其他各种社区支持的服务。坚持连续综合的健康服务是中医全科医生必须牢记的原则。

（九）加强健康知识教育

健康教育的核心是教育人们树立健康意识、促使人们改变不健康的行为和生活方式，养成良好的行为生活方式，以降低或消除影响健康的危险因素，其实质是一种干预。中医养生与保健文化是中医乃至中国传统文化的一大精华特色，中医全科医生在日常工作中利用多种多样健康教育的形式，将中医顺应自然、调摄养生、保养形体、恬淡虚无等养生观，以及调摄精神情志、药膳食疗、导引气功、四季养生等摄生保健方传授与社区居民，帮助居民了解养生保健知识，自觉地选择有益于健康的行为生活方式，从而达到保障与促进居民健康的目的。

四、中医全科医疗的优势

与全科医疗及其他专科医疗服务比较，中医全科医疗在思想上最大程度地发挥了中医学的传统服务方式，以服务个人和基层为特点，适应了当前国家医疗事业改革的需要，满足了目前医疗卫生服务的市场需求。

（一）"辨证论治"提供了个性化治疗方法

从中医的特点看，辨证施治既是中医学的精髓，也是中医认识疾病的核心思维和治疗疾病重要手段。中医临床认识和治疗疾病，既辨病又辨证，证是对机体在疾病发展过程中某一阶段病理反映的概括，包括病变的部位、原因、性质以及邪正关系，反映这一阶段病理变化的本质。因而，证比症状更全面、更深刻、更正确地揭示疾病的本质。辨证就是根据四诊所收集的资料，通过分析、综合，辨清疾病的病因、性质、部位，以及邪正之间的关系，概括、判断为某种性质的证。论治是根据辨证的结果，确定相应的治疗方法。辨证和论治是诊治疾病过程中相互联系不可分离的两部分。中医学认为，同一疾病在不同的发展阶段，可以出现不同的证型；而不同的疾病在其发展过程中又可能出现同样的证型。辨证论治思想很大一部分体现于治疗疾病时可以分别采取"同病异治"（即对同一疾病不同阶段出现的不同证型，采用不同的治法）或"异病同治"（指不同的疾病在发展过程中出现性质相同的证型，因而可以采用同样的治疗方法）的原则。例如，感冒是一种疾病，临床可见恶寒、发热、头身疼痛等症状，但由于引发疾病的原因和机体反应性有所不同，又表现为风寒感冒、风热感冒、暑湿感冒等不同的证型。只有辨清了感冒属于何种证型，才能正确选择不同的治疗原则，分别采用辛温解表、辛凉解表或清暑祛湿解表等治疗方法给予适当的治疗。又如水肿、腰痛、癃闭等不同的病证，均可出现"肾阳虚"的相同证候而采取温补肾阳的方法治疗。中医全科医疗充分应用中医学辨证论治的思想，实施同病异治、异病同治，为社区居民提供个性化服务。有了中医学这一优势特色在社区，方便了居民及时就医，对于一些居民常见多见疾病以及一些急症，如感冒、发热、胃痛等，能更加及时有效地解决居民病痛，恢复正常生活。在预防和养生方面，以辨证论治这一思想为指导，更是能满足不同人群的健康需求。这是中医全科医疗在个性化诊疗方面优于全科医疗的重要因素。

（二）中医药资源的简廉为中医全科医疗提供了便利

在我国，中医药的发展源远流长，中药资源极其丰富，成本低廉，毒副作用小，中医诊疗以中药为主，通过合理配伍与调剂，组成了适应病情和患者体质的各种方剂，相对简便、灵活。此外，独特的针灸疗法、推拿疗法、饮食疗法及情志疗法等多样性治疗方法，易于普及、推广和应用。上述特征使得中医药具有"简、便、效、廉"的特点，各地可以充分利用其道地药材和特色治疗方法开展社区医疗活动，有利于解决过快增长的医疗费用与群众承受能力的矛盾，减轻百姓就医负担。因此中医全科医疗的建立容易进入社区，走入家庭，充分发挥中医药资源的简廉的优势特征将为中医全科医疗提供了便利。

（三）中医中药对于慢性和老年性疾病具有治疗优势

中医丰富的治疗手段和灵活的治疗方法，不仅表现在常见病、多发病的治疗上，对于西医学感到棘手的病毒感染、老年病、慢性病及各种功能性疾患等，有着独到的疗法和较好的疗效。长期以来，中医治疗慢性病的优势一直被广泛认可，"急性病看西医，慢性病看中医"已经成了百姓们一个约定俗成的观念。中医药灵活多样治疗手段，多种方法并用的治疗措施对许多慢性病及退行性疾病有着显著的疗效。如针灸治疗中风后遗症具有非常显著的效果，推拿按摩对老年人的骨关节疾病有着不可替代的作用。中药取自天然植物，毒副作用相对较少，甚至很多药物本身就是日常食品，如大枣、生姜、枸杞、莲子、茯苓、薏苡仁、肉桂、花椒等，就地取材价格低廉，适合慢性疾病长期应用。起居护理、饮食护理、情志护理及运动护理等传统康复训练和养生方法对残疾者、慢性病者、老年病者以及急性病恢复期有很好的康复作用，在社区开展非药物治疗、心理咨询、针灸、按摩、刮痧、理疗等医疗服务，可以使患者身体功能和精神情志逐渐恢复到原有的健康水平。

（四）"治未病"思想为健康及亚健康人群提供了养生指导作用

中医学来自于民间的医疗实践，中医学是教给人们养生、预防和治疗疾病的方法，如太极拳、吐纳导引、按摩推拿等，这些方法都非常适合在家庭和社区开展。此外，运用中医基础理论，精选相应中药所配制的药膳对现代人们的养生保健更起着直接的作用。对健康人群和亚健康人群的养生保健问题有一套流传千年的可靠理论和行之有效的实施方法，讲究摄养有道，顺应自然，起居慎微，饮食有节，调理七情，警避有害健康的各种因素，适当参加体育活动，以"正气存内，邪不可干"，达到养生目的，提高健康质量。中医全科医疗在社区医疗、预防、保健、健康教育、康复以至计划生育等多方面都能发挥重要作用。每个人都可以学习中医，感受中医的治病与养生之道，对于提高人们生活质量有很大影响和深远意义。

（张 怡）

第四章 全科医疗服务模式

要点导航

1. 了解医学模式的转变对全科医学的发展的影响。

2. 掌握以人为中心健康照顾的原则、主要内容及实施方法。

3. 熟悉家庭的定义、家庭危机，掌握常见家庭健康问题评估及照顾实施。

4. 熟悉社区常见健康问题、掌握社区诊断及社区健康照顾。

5. 熟悉预防医学概念、中医治未病理论及以预防为导向的健康照顾策略。

第一节 以人为中心的健康照顾

一、医学模式的转变促进全科医学的发展

医学模式（medical model）又称医学观，是人类在认识自身健康与防治疾病过程中对医学问题的总体思维方式，即以何种方式解释和处理医学问题。在人类历史上，医学模式经历了从远古时代开始的神灵主义医学模式、自然哲学医学模式、机械论医学模式、生物医学模式和生物－心理－社会医学模式的演变过程。任何一种医学模式的出现都与同时代的科学、技术、哲学、信仰、生产方式有关。18世纪下半叶以后，伴随着自然科学领域的发展，尤其是生物学的一系列重大技术的突破，如无菌术、血型、显微镜、抗生素、疫苗、胰岛素的应用等，以"征服自然"的医学观认识生命、健康与疾病，治愈了许多诸如传染病之类的可能致命的疾病，生物医学模式在很长的历史时期对人类的健康作出了巨大贡献。然而随着社会的发展，在疾病谱和死因谱中占据主导地位已不再是传染病、营养不良或感染性疾病，而是慢性非传染性疾病。而片面强调生物学因素，忽视心理与社会因素的致病作用，单因单病、病在细胞为特征的生物医学模式已经不能解释生物因素以外的心理和社会因素对健康的影响，显现出了生物医学模式的缺陷，新的医学模式便孕育而生。

20世纪40年代，WHO成立的《宪章》中指出"健康不仅是没有病和不虚弱，而且是身体、心理、社会功能三方面的完满状态"。对转变医学模式发出了召唤。1977年美国罗彻斯特大学精神病和内科学教授恩格尔（Engel）首先提出生物－心理－社会医

学模式，主张认识健康和疾病不只局限在对疾病的生理学解释，还应包括了解患者的心理、患者所处的社会环境和帮助治疗疾病的医疗保健体系，既注重人的生物属性也注重人的社会属性，把影响人健康的所有要素都纳入其中，促使医学模式向多元的角度观察处理医学问题。从20世纪80年代以后，心血管病、恶性肿瘤、脑血管病逐渐成为死亡原因前三位的疾病，这些病都与情绪、吸烟、环境污染等心理社会因素有关，这足以说明医学模式转变的客观需要和必然性。

随着生物-心理-社会医学模式的转变，医生由关注疾病转移到关注人的健康，卫生服务模式也由以疾病为中心转变为以患者为中心，医疗卫生服务从生理服务扩大到心理服务，从治疗服务扩大到预防服务，从院内服务扩大到社区服务。因此，新的医学模式促进了全科医学和社区卫生服务的发展。

二、以人为中心健康照顾的基本原则

以患者为中心的健康模式是全科医疗的基本特性之一。以人为中心是指既重视生物的人，也重视社会的人，全面考虑其生理、心理和社会的需求。要求全科医生在诊疗过程中要做到以患者为中心，一方面了解疾病、治疗疾病、预防疾病；另一方面理解患者、服务患者、满足患者的需要。

（一）关注患者与关注疾病并重

全科医生在其诊疗过程中，不仅仅是对疾病做诊查，更要理解患者，走进患者的生存世界和内心世界，了解其就医的完整背景和动机，了解患者的个性、需求和期望，完整地认识患者，从而为其制定出维护健康和尽量满足需要的综合措施。正如2400多年前古希腊医生希波克拉底名言"知道是什么样的人患病，比知道这个人患的是什么病更重要"。

（二）提供个性化的整体服务

虽然每一种疾病都有其对应的治疗原则，但针对不同的个体忌讳千篇一律的模式化处理。同一种疾病在不同的患者身上可能有不同的反应，同样的症状也未必是同样的疾病，对疾病的认识和态度也不尽相同，如同样是高血压病，有的人恐惧，有的人无所谓，有的人不按时服药，有的人只注意服药而忽视饮食和情绪。医生要在各方面了解自己的患者，针对个体实行因人而异的治疗措施。针对不同的个体特征，以患者需求的主次区别服务的先后。对患者及家庭进行健康教育，注意调动患者的潜能，形成良好的患病行为，遵从医嘱。针对患者的健康问题，提供全人照顾和人性化照顾，帮助患者协调利用好各种专科服务。在医疗过程中始终要权衡疾病、病痛、生活质量、经济承受能力的平衡关系，兼顾患者的眼前利益和长远利益，制定综合方案提供健康照顾。

（三）充分知晓和尊重患者的权利

以患者为中心的观念本质的核心内容就是尊重和维护患者的一切权利。患者有权了解有关诊断、治疗、处置及病情预后等情况；有权决定自己的手术及各种特殊诊治手段；享有知情同意的权利；有权拒绝治疗和实验，但医生应说明拒绝治疗的危害；有权要求保护隐私；在接受治疗的过程中，对施治单位或个人的各个环节的工作有权作出客观、恰如其分的评价；监督维护自己医疗权利实现的权利；获得社会支助的权利和获得赔偿的权利。全科医生应增强法律意识，保障患者的权利，同时充分知晓和尊重患者的权利也有利于防范和化解医疗纠纷。

（四）重视患者及其家庭的参与

充分利用患者的潜能和主观能动性，使其成为健康的促进者和治疗的积极配合者，将对疾病的治疗和健康维护有着积极的作用。家庭对家庭成员的健康和疾病影响很大，成员患病以后受影响最大的也是家庭。对大多数患者来说，最重要的支持和帮助来自家庭，全科医疗需要调动家庭的力量服务于患病的成员。家庭还是先天性、遗传性疾病的原因，也是健康行为培养的最重要的场所，全科医生应努力帮助患者及其家庭成员一起努力营造良好的家庭健康环境，利用家庭资源促进患者健康。

（五）建立合作伙伴式的医患关系

全科医疗中的疗效在某种程度上还取决于许多情感因素。与患者实现信息共享，建立良好的医患关系是开展预防工作和慢性病管理的基础。沟通是建立良好医患关系的途径，全科医生利用自己良好的专业知识，一定的社会与心理学知识与患者互动交流可以使患者对医生敞开心扉，建立稳定而持续的关系，进而成为患者的医生朋友，有利于提高患者对医生的满意度，信任度和对医嘱的遵从性。

三、以患者为中心的健康照顾的主要内容

（一）确认和处理现患健康问题

处理现患健康问题是全科医生的首要任务，首先通过收集信息，病史、症状、体征、辅助检查做出诊断和鉴别诊断，即生物学诊断；其次结合心理、社会等因素，分析疾病背后潜藏着的原因。如高血压患者血压升高的原因，是否有精神紧张、休息不够、过度劳累、是否坚持服药等，从而为患者制定综合的防治方案，获得患者的认同和配合，承担起自我管理的责任。

（二）管理连续性的健康问题

全科医生管理连续性的健康问题（慢性病），是沿疾病的周期即发生、发展、直至结局提供的全过程服务，需要制定一个长期甚至是终身的管理目标。例如针对高血压高危人群的连续照顾，在高血压病发生前，健康教育、限盐饮食、控制体重、适当运动、定期测量血压是重点；高血压发生以后，应作高血压危险因素调查、高血压诊断、制定治疗方案和血压控制目标，做好服药和血压监测记录，预防并发症，注意出现并发疾病的症状、体征，辅以必要的检查；当患者出现高血压并发症后，评估患者的健康状况，考虑联合治疗，必要时联系专科医生，若患者日常生活受限，还应为其协调护理、理疗、康复等服务。

总之，全科医生要利用每次应诊的机会对慢性问题进行检查与评价，即使换了不同的医生应诊，也要通过健康档案、病历记录等对患者进行连续性照顾，指导患者改变不利的生活方式，给予患者全面和连续性的照顾。

（三）提供预防性的照顾

全科医生在处理现患时，根据三级预防的要求，防止继发病症、并发症，评估影响健康的各种因素并加以处理，是日常诊疗的重要内容。包括从计划免疫、健康促进、到发病前期乃至发病期的诊治，减少健康危险因素，防患于未然。此外，在临床环境下提供机会性预防，也是一个很好的介入时机，据观察，人在患病时最容易接受改变不良生活方式的建议。医生在每一次应诊时都应体现预防观念，适时地向患者尤其是处于健康危险中的患者提供预防服务，如妇女的宫颈癌筛查、流行性感冒期间对体虚者及时使用疫苗等。

（四）关注并改善患者的求医遵医行为

求医行为是人在感到某种不适时寻求医疗帮助的行为；遵医行为是遵从医生的医疗建议的行为。生活中不乏有病不求医和无病乱求医的现象，也有有病不吃药和无病乱吃药的现象，这些都属于不当的求医和遵医行为。不恰当的求医行为和遵医行为的程度决定着健康管理的效果。不当行为的产生原因很复杂，有个人的家庭生活背景、受教育的程度、经济状况等因素，也有社区医疗机构不健全或服务不周到、患者对医生的信任度不够等方面的原因。

要改善患者的求医和遵医行为，一方面是普遍提高全社会人群的文化水平，加强健康教育正确认识和对待疾病，完善医疗卫生保障制度。另一方面是医生努力提高自己在患者心目中的信任度，通过良好的交流，纠正患者对检查及防治措施的错误认识和不正确的态度。

四、以患者为中心的健康照顾的实施

以患者为中心的健康照顾实施是医生为患者提供服务的一种框架和模式，通过应诊、分析问题、明确诊断、处理问题的过程来实施。

（一）应诊

应诊首先是收集病史，在完整的背景上了解患者，通过用心倾听，阅读健康档案等了解患者就诊背景，确认就诊原因。采用开放式问诊的方法让患者自由地讲述，让患者按自己的主观感受和认为严重的问题来叙述，了解患者的期望和需要，避免封闭式问诊。封闭式问诊使得医生的注意力集中在假设的疾病上，患者容易受诱导。开放式提问譬如"睡眠情况怎样?"、"服了药以后有什么反应?"而不是"疼痛影响你的睡眠吗"、"服药以后是不是有恶心反应"，使问题暴露更客观全面，获得的信息更多更准，同时也满足了患者获得倾听的主观需要，甚至患者讲述完之后还有如释重负的感觉，医生容易发现心理、行为、社会因素等方面的情况，找到真正的发病原因。在为患者做体格检查时，应注意患者的内心感受和反应，始终保持交流，让患者清楚医生检查的目的和意图，避免发生误解。

（二）分析问题，明确诊断

全科医生通过收集到的信息，从两个方面进行分析探究，一是做出生物学诊断，二是关注患者的病患体验。弄清是生物源性还是心理社会源性，针对问题的不同性质制定处理方案。如果不是健康问题仅需利用非医疗资源即可解决，如果是健康问题，必须利用医疗资源，还要判断是否急症，决定是否转诊。

医生应关注患者的患病感受，不同的人对同一种疾患有不同的感受和体验，可以出现不同的症状，若一些疾患痛苦的体验非常明显，但病理证据不充分，医生有责任帮助患者摆脱这种痛苦，而不能否认患者感受的真实性，以免带来患者心理的委屈和身体痛苦的加重。

（三）处理健康问题

医生与患者及家庭成员一起共同制订和选择最佳处理方案之前，先向患者解释病情，并表示同情理解，根据可及性、连续性、完整性的原则，把医生认为是目前效果最好、代价最小、最适合患者的方案向患者说明，了解患者的想法、达成共识，必要时调整方案，尊重患者的选择，若患者缺乏选择能力时，可替患者作主，并说明选择的理由和注意事项。

以患者为中心的服务范围已经超越了诊治疾患的界限，全科医生在确定了患者参与制定的方案以后，应组织各方资源提供整体服务，综合发挥作用，为患者提供多方面的支持和帮助，使之得以顺利康复。

第二节 以家庭为单位的健康照顾

以家庭为单位的健康照顾是指在了解家庭结构与功能的基础上，协调家庭资源，从而为家庭成员及家庭提供健康服务。家庭对个人的健康影响和健康管理起着重要的作用，全科医生需具备充分分析家庭因素可能引发疾病的能力，同时还应充分利用家庭资源，制定患者预防和管理方案。

一、家庭的定义、结构与功能

（一）家庭的定义、结构

家庭是人类生存的主要形式。传统意义上的家庭概念是指以婚姻、血缘关系（或收养关系）和共同经济为纽带组成的人口群体。随着社会的变迁，现代社会出现了一些如同居、同性恋关系的家庭，因而有学者提出：家庭是通过生物学关系、以情感关系或法律关系连接在一起的群体。无论是传统或现代的家庭概念，均以共同居住、共同生活为特征。

家庭结构是指家庭类型及各成员间的相互关系。家庭的类型可分为核心家庭、主干家庭、扩展家庭和其他类型家庭等。

1. 核心家庭

一对夫妇和未婚子女组成的家庭，即人们常说的"小家庭"，是我国目前主要的家庭形式。包括夫妻家庭、夫妻加未婚子女（含领养子女）、仅有父或母与子女（单亲家庭）的家庭。特征是家庭人数少，结构简单，有一个权利中心，但较脆弱，抗打击力弱。核心家庭是现代家庭类型的主流。

2. 主干家庭

一对已婚夫妇与未婚子女及父母组成的家庭，有三代人共同生活。成员间有直接的血缘和婚姻关系，亦称直系家庭。在我国家庭总数中列第二位。

3. 联合家庭

至少两对或两对以上同代夫妇及未婚子女组成的家庭，又称复式家庭。"几世同堂"的现象致家庭关系复杂，人员庞大。出现问题易引起连锁反应，但资源丰富，易于应对压力事件。此类型家庭曾经是中国传统的家庭类型，在现代家庭中已很少见。

4. 其他类型家庭

家庭成员的组合比较特殊，不属于传统意义上的家庭范畴，包括无父母的未婚子女共同居住、隔代或缺代、以及由实体婚姻产生的其他多人共同组合的家庭；还有同居、同性恋、群居、独身等形式。这些家庭虽也执行着家庭的功能，但多数缺乏牢固基础，有其特殊的心理、行为及健康问题。

（二）家庭的基本功能

家庭作为社会的基本单位，连接了人和社会两个方面，具有满足成员生理、心理和社会基本需要的功能。包括：①满足性需要及生育功能。满足和调节人的性行为，生育繁衍后代。②满足情感及精神需要功能。各种情感都可以在家庭得到发挥。积极的情感，如满足彼此爱和被爱的需要；消极的情感，如苦恼、委屈等都能在家庭中得到释放和安抚。③经济支持功能。家庭是社会基本的经济联合体，生活的基本支出依靠家庭承担。④抚养和赡养功能。抚养孩子、赡养老人是家庭的义务。⑤社会化功能。家庭将生物人转化为社会人，父母是人生的第一任老师，家庭是人成长的第一所学校，在各方面影响熏陶着成长环境，发挥着社会的教育功能。人的身心发育若失去家庭的支持，将会出现问题。

二、家庭生活周期、资源与危机

（一）家庭生活周期

家庭生活周期是指家庭从建立到解体的整个过程。家庭经历从结婚、生产、养育儿女到空巢、老年、夫妻双方死亡的家庭发展过程。过程中的任何重大事件如结婚、分娩、离异、患病、失业、成员夭折等都会对家庭产生影响。家庭生活周期各阶段的划分通常以杜瓦尔（Duvall）的 8 阶段法为标准（表 4-1），每个阶段有其特有的角色、责任及需求，以及所面临的问题。

表 4 - 1　家庭生活周期

阶段	主要面临问题	保健服务重点
新婚	性生活协调和计划生育 适应及沟通 适应新的亲戚关系 准备承担父母角色	婚前健康检查 性生活指导 计划生育指导 心理咨询
第一个孩子出生	角色适应、经济压力 哺乳期照顾、围生期照顾	哺乳期性指导 预防接种、营养与发育
学龄前儿童	儿童身心发展问题 安全保护问题	合理营养与成长 培养良好习惯 防止意外事故
学龄儿童	儿童身心发展 上学与学业问题 营养、运动问题	形成毅力和意志 精神成长及社会化 疾病防治
青少年期	青少年教育与沟通 社会化、性教育 与父母的代沟	心理咨询及关怀 青春期教育、性教育 对双亲的辅导
孩子离家期	孤独感 慢病的到来与发生	心理咨询 定期体检、围绝经期保健
空巢期	女主人的心理问题 将退休的失落 慢性疾病	防止药物成瘾 关心和治疗 指导健康生活
退休期	退行性变、疾病、残障 经济、心理精神问题 丧偶、死亡	随访、慢性病治疗 安全照顾 临终关怀

以上 8 个阶段，不一定每个家庭都要经历所有阶段，可以在任何一阶段开始或结束，也有跨阶段的家庭。全科医生了解家庭生活周期，有助于判断其家庭状态是否正常，推测可能或者已经出现的问题，及时进行健康教育或采取预防干预。

（二）家庭资源

家庭资源是指为了维持家庭的基本功能、应对家庭压力事件或危机状态，家庭所必需的物质和精神上的支持。一个家庭可利用的资源越充足，就越有利于家庭及其成员的健康发展。家庭资源一般可分为家庭内资源和家庭外资源。

1. 家庭内资源

（1）经济支持　家庭对其成员所提供的各种生活物资和财力保障的支持。

（2）情感支持　家庭成员间亲情的关怀、照顾、情感依靠的能力。

（3）医疗支持　家庭对其成员健康的维护、对患病成员做出医疗决定和反应，以及对患病成员的医疗照顾。

（4）名誉支持　家庭对成员的名誉、尊严、地位、权利的维护与支持。

（5）结构支持　家庭根据成员的生活需要和习惯选择居住环境、调整住宅结构、安装必要设施，满足其成员需求的能力。

2. 家庭外资源

（1）社会资源　社会群体如亲朋好友、同事、邻居、社会团体、福利机构提供的精神、物质、资金帮助。

（2）文化资源　文化环境、文化传统和文化习俗对家庭生活的影响。

（3）宗教资源　家庭及其成员可以从宗教信仰中获得精神满足。

（4）经济资源　来自于家庭之外的收入、赞助、保险、福利等。

（5）教育资源　教育制度、方式、水平等。通过各种学历、非学历的教育、培训，可提高家庭成员受教育的水平，同时提高应对各种生活压力的能力。

（6）医疗资源　医疗卫生制度，医疗保健服务等。完善的医疗卫生服务体系是家庭成员健康的基本保障。

（7）环境资源　居住的环境人群、社区设施、公共环境等。良好的环境资源可以为家庭及其成员提供适宜的生活环境和生活空间。

全科医师通过与患者及家庭成员的接触或家访，了解患者家庭资源状况，并进行评估，尽量挖掘可利用资源，当家庭内部资源不足或缺乏时，帮助患者和家庭寻找外部资源，以支持患者的健康需要。

（三）家庭危机

家庭危机主要来自于压力事件。压力事件是指可造成人心理失衡的刺激性事件，有家庭生活压力事件、个人生活压力事件、工作生活压力事件和经济生活压力事件等。应对压力事件的家庭资源的多寡，决定了家庭应对压力的调适能力，若现有的家庭内外资源不能解决压力带来的困难或障碍，家庭即可能陷入危机。家庭作为一个系统，无论是个体压力事件还是家庭压力事件均会影响到整个家庭。如家人逝世、灾害、伤病；升学、生育、大量借贷带来的经济负担加重；工作压力、地位改变；家庭结构变化，如丧偶、离婚、自杀、酗酒暴力等。

家庭危机破坏了家庭功能，对健康产生极大影响，很多疾病发病前都伴有不同程度的压力事件。

三、家庭评估及常见家庭问题

（一）家庭评估

家庭评估是根据家庭有关资料对家庭结构、家庭压力及危机、家庭功能作出评价，目的是分析家庭存在的健康和疾病问题，了解家庭资源，为促进家庭健康提供依据。

家庭评估的方法是通过资料的收集，利用评估工具、问卷等手段来进行。家庭及成员基本资料的收集和记录、描绘家系图都是家庭评估的依据和常用方法，家系图可用于了解家庭成员的关系。

1. 家庭基本资料

包括每个家庭成员的基本情况（姓名、性别、年龄、家庭角色、职业、文化、婚姻及主要健康问题等)、家庭经济状况(经济来源、年均收入、人均收入等)、家庭生活周期、生活环境、家庭健康观念和行为、利用卫生资源的方法途径等。全科医生通过首诊询问患者、家访、与患者家庭长期的接触而获得。

2. 家系图分析

家系图是描述家庭亲缘与婚姻关系的结构图。家系图简单明了,由医生绘制,一般记录三代或以上成员的信息,以直观的符号和文字表示性别、年龄、婚姻、健康、居住、亲疏、冲突、家庭重要事件等,可以快速了解家庭的大量信息,识别家庭成员中的危险因素,推测家庭的可利用资源。家系图可作为家庭档案的基本资料,绘制方法和符号见图 4 - 1。

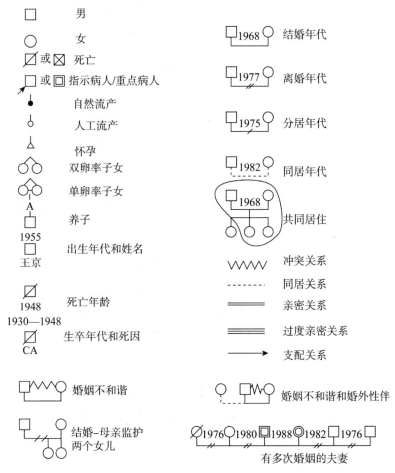

图 4 - 1　家系图符号

3. 家庭圈分析

由患者自己描画的圈形图,反映的是患者主观上对家庭的看法评价。大圈中的若干个小圈分别代表患者自己(P)和他认为重要的家庭人员,如下图中的父亲(F)、母亲(M)、姊妹(S) 小狗(D),圈之间的距离代表关系的亲疏,小圈本身的大小代表权威或重要性的大小。家圈图让患者独立完成，医生随后向患者提问题或患者向医生解释图的含义，从而了解患者家庭的情况。这种主观看法一般只代表当前的认识，可随时间而不断地发生变化。

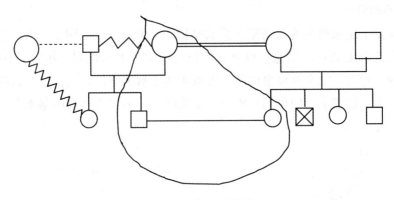

图 4 - 2　家系图举例

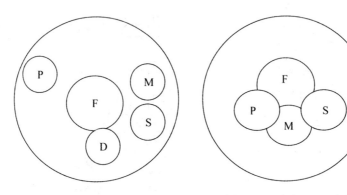

患者是32岁的单身男子，父亲主宰家庭，病人较自卑，很少请求家庭其他成员帮助

患者是25岁的单身男子，全家人关系亲密

图 4 - 3　家庭圈举例

另外，还有"家庭功能 APGAR 评估问卷"（相关内容见第九章第三节）测量成员对家庭功能的满意度；"家庭适应度及凝聚度评估量表"等评估工具。

（二）常见家庭问题

一个家庭由多个成员组成，家庭为成员提供物质生活资料，是心理成长的决定环节。家庭成员在家庭生活周期中会遇到结婚、生育、离婚、就业、失业等各种各样的事件，这些事件会给个人和家庭带来影响。有的影响是好的、积极的，称为正性事件，有的影响是消极的，给个人和家庭带来困扰，称为负性事件，这些负性的现象或事件就成了家庭问题。

1. 家庭成员间不良交往方式

家庭成员间良好的沟通方式是加深感情、稳定家庭结构的重要基础。良好的沟通方式应该是表里一致、直接、清楚、完整，兼顾自我和他人，考虑"我所处的情境对我有什么要求和限制"；不良的沟通方式是表里不一、含糊、间接的，表现为讨好型、责备型、超理智型、打岔型。如夫妻为孩子的教育问题意见不一致、与老年父母共同居住生活习惯不同等都可以导致家庭冲突。从某种意义上说，家庭成员表现出来的症状是不良交往方式的表现形式。积极处理家庭成员的不良交往方式是解决家庭问题的关键。

2. 家庭结构或功能改变

家庭成员所承担的角色及相互联系构成了家庭结构，如果这个结构出现了问题，在不同程度上影响到家庭功能，就可能出现家庭问题。家庭结构改变有的是随家庭生活周期某个阶段出现，有的是突然或意外的家庭事件如丧失亲人、离婚、子女离家出走、夫妻某方亲友投靠共同居住等引起的家庭矛盾。

3. 家庭压力事件产生

不同的家庭生活事件对家庭的功能及家庭成员的健康会造成影响，如家庭贫困、成员严重疾病与伤残、个人成长过程中的焦虑、角色的变更、家庭远距离迁移、刑事处分、吸毒、地位改变等。家庭问题本身属社会性问题，一旦对家庭成员造成伤害可能是身心两方面的，同时需要家庭治疗，由家庭治疗师进行干预治疗，或由经过训练的全科医生利用家庭资源综合解决。

四、以家庭为中心的健康照顾实施

以家庭为中心的健康照顾是全科医疗的核心内容之一。家庭作为一个紧密联系的整体，家庭对成员健康产生影响，也受成员健康或疾病状态的影响。在考虑和处理健康问题的过程中，始终应考虑与家庭各因素间的作用关系，有效利用家庭资源提供健康照顾，着力于家庭健康教育与促进、家庭的预防保健服务、家庭成员身心疾病的治疗和支持等。根据具体情况选择适合的照顾方式。

（一）家庭访视

家庭访视是针对一定的目的而进行。因健康问题需要进行家庭评估、考察家庭环境；有慢性病或行动不便的患者需提供连续性照顾进行家访；有不明原因不遵医嘱者；急诊发生时临时家访；特殊时期的家访，如产褥期、临终家庭等。家庭访视在交通和通讯不很发达的时代是许多全科医生日常工作的重要组成部分。

（二）家庭咨询

家庭咨询的对象一般是整个家庭。咨询的内容涉及所有成员面临的家庭问题，如遗传学咨询、用药咨询、婚姻与夫妻生活咨询、儿童行为、老年问题、家庭生活周期的保健咨询、康复咨询、营养指导、资源的利用问题等。全科医生为他们解答需要了解的问题。

（三）家庭病床

家庭病床是为特殊人群和特殊疾病而设立。在国外，家庭病床属家庭访视的内容。在我国，20世纪90年代，家庭病床以方便、经济、有效的特点曾为弥补医疗资源的不足发挥了很大作用，随着社区医疗的发展，可及性服务使得家庭病床又逐渐减少。然而由于中国老龄化社会的到来，家庭病床作为社区医疗的有效补充，卫生行政部门将家庭病床纳入社区服务内容，将进一步走向规范。家庭病床的适应证、家庭病床的管理应根据需要与可能而开展。

家庭病床建立的适应证一般为：出院后仍需治疗、康复的患者，慢性病长期卧床患者，高龄老人晚期肿瘤需减轻痛苦者，植物人状态，某些职业病、精神病。对以上患者充分利用家庭资源发挥作用。

（四）家庭康复

主要针对临床治疗或急性期之后的患者或为老年、残疾人在家庭中提供康复知识、适宜的技术和治疗的活动为家庭康复。家庭康复技术简单，调动患者及家庭成员的主观能动性，开展运动训练、生活自理能力训练、语言能力训练、物理治疗等。家庭康复可控制或延缓残疾的发展，提高生活自理能力和生命质量。

（五）临终关怀

临终是生命的最后里程，临终关怀以团队合作的方式，以提高生命质量为宗旨。通过控制疼痛、缓解症状、慰藉心灵，用药物和社会心理支持提供身心一体的照顾，使临终者安详地度过最后时光。同时也注意对失去亲人的家庭做出帮助和指导。我国已进入老龄化时代，全科医生将面对更多的临终服务。

随着全科医学事业发展，以家庭为中心的健康照顾从形式到内容都将不断地丰富和扩展。

第三节　以社区为基础的健康照顾

社区是基层医疗服务的第一线，全科医生把常见健康问题解决在社区，能有效地控制患者就医流向，缓解专科医疗的压力，合理引导分级医疗，降低医疗成本，减轻患者负担。大力发展社区卫生服务，对当今改善我国"看病难，看病贵"的现状具有十分重要的意义。

一、社区常见的健康问题及影响因素

（一）社区常见的健康问题

社区常见健康问题是全科医生需要研究解决的问题，也是全科医疗服务的主要内容。社区常见的健康问题包括社区常见疾病、症状、体征、疾患、心理与行为问题，这些问题占社区全部健康问题的80%～90%，大致为30～50种，包括：腹痛、胸痛、咽喉痛、流感、伤风、扁桃体炎、鼻炎、发热、急性中耳炎、急性气管炎、肺炎、慢性阻塞性肺病、哮喘、高血压、冠心病、充血性心力衰竭、糖尿病、骨质疏松症、脑卒中、恶性肿瘤、撕裂伤、擦伤、扭伤、腰痛、肥胖症、急性膀胱炎、阴道炎、焦虑、抑郁、接触性皮炎等。

社会的发展带来了疾病谱的变化，社区常见的健康问题中，慢性疾病已经成为影响居民健康的主要问题，2008 年国家卫生部第四次卫生服务调查结果显示：我国城乡居民两周病例中，新发病例的比例由 1998 年的 61% 下降到 2008 年的 39%，而慢性病病例由 39% 增加到了 61%；在慢性病患病中，循环系统疾病（如心脏病、脑血管病、高血压病等）、内分泌系疾病（如糖尿病）增加明显，呼吸、消化等系统的慢性病呈下降趋势。

不同的地区由于自然或社会环境不同、影响因素不同，问题也不尽相同，例如城乡的健康问题就有明显差异。有症状的人并非都就诊，通过自行服药或亲友帮助获得康复，未就诊者的健康问题未必不严重。因此，了解社区常见健康问题不能只局限于门诊病例，要对整个社区作全面的了解，要通过社区诊断来完成。

（二）影响社区健康问题的因素

1. 社区自然环境与职业环境

人群受环境中的气候、物理、化学、生物等因素影响，如空气质量、水质、有无噪声、放射物质等。如某些地区因生物学环境或地理因素导致这个地区特有的地方病发生。近几年关于环境污染、工业废水排放、粉尘以及食品添加剂、农药等导致人群患病的事件屡见不鲜，已造成极大公害，严重威胁人体的健康。

2. 社会环境因素

包括人口的数量、密度、素质、经济水平、文化背景等方面。这些因素决定着人们的生活方式、健康理念、就医行为和自我保健意识。不同的社区环境可以带来不同的健康问题，如富裕带来的安逸舒适，致使运动减少营养过剩，容易带来肥胖、高血压、糖尿病、痛风等；有食生肉及水产品习惯的地区易增加寄生虫病的发病率。总体来看，贫困和教育程度低的地区健康问题更为突出。另外，环境的不良刺激作为社会心理因素对健康的影响很大，如应对紧张的生活节奏，竞争的压力产生的心理失衡等导致焦虑、抑郁甚至自杀的发病率有增加趋势。

3. 社区卫生服务

社区卫生服务机构是管理社区健康问题的主要实施者，机构的数量、种类、服务质量和水平决定了居民能否得到有效的健康照顾，患病后能否得到及时有效的治疗，能否承担得起相关的医疗费用。除此而外，社区的其他组织机构，如管理机构、生活服务机构、社会活动机构等在社区健康相关行为中也起着重要的作用。

二、社区诊断

（一）社区诊断的概念

社区诊断是指通过一定的方式和手段，对社区的各个方面进行考察，发现该社区主要的公共卫生或健康问题及其影响因素的过程。社区诊断以社区资料为基础，以社区人群及其生活环境为对象。

社区诊断的依据主要通过社会学、人类学、流行病学定性定量的方法收集资料并分析得出结果。社区诊断是为社区治疗（干预）提供依据，目的在于发现社区健康问题，了解社区居民卫生服务需要，制定社区卫生计划，实施群体干预。社区诊断体现"预防为先"的思想，与临床诊断不同，临床诊断是在疾病发生之后通过各项检查得出的结论，社区诊断是主动对居民的健康状况、社区卫生资源和利用情况进行调查，对社区健康进行描述，确定社区内优先处理的卫生问题。

（二）社区诊断的主要内容

社区诊断的主要内容是对社区基本特征、经济状况、服务设施、社区健康状况、行为危险因素、社区资源等方面作出判断和评价，为制定干预计划提供依据。

1. 社区基本特征

包括社区家庭基本资料（户数、类型）、自然环境特征（地理位置、气候、空气、水、土壤）、人口学特征（人口数量、性别构成、年龄构成、自然增长率、职业结构、受教育程度等）。

2. 社区经济状况与生活服务设施

包括家庭与人均收入、消费支出构成、医疗费用支付方式；生活服务设施包括公共设施、交通状况、休闲场所、环境卫生状况等。

3. 社区健康状况

人群健康、发病率、患病率、社区疾病谱变化、死亡率及死因构成、伤残、期望寿命等。

4. 行为危险因素

吸烟、饮酒、体育锻炼缺乏、高盐饮食、生活与工作压力以及负面心理因素。

5. 社区资源

即解决社区问题、满足需求的能力。包括人力、物力、财力、精神、文化、机构组织、政策环境等。

（三）社区诊断的方法和步骤

社区诊断是以综合调查获得的大量资料为依据，运用一定的方法对调查的资料进行分析，得出影响居民健康的主要问题，然后制定出优先处理的顺序。社区诊断通过以下步骤和方法完成。

1. 确定本次诊断的目的

社区诊断的目的可以是普适性的，也可以是特异性的，诊断的目的不同，资料收集的范围和内容不同，应根据主要问题及拟干预的项目选择内容。

2. 收集诊断资料

完整、可靠、真实的信息资料是诊断的基础。社区现有资料和专题调查是收集资料的主要方法。在充分利用现有资料的基础上，根据需要选择开展专题调查的项目。通过流行病学、社会学、统计学、行为测量等方法获取，包括定性资料、定量资料、一般的人口学资料及特殊问题资料。

（1）现有资料　包括日常统计报表、经常性工作记录、以往的调查结果、居民健康档案、病例档案、社区背景、生命统计（患病率、发病率、死亡率等）、人口学信息（人口数、人口结构、重点和高危人群等）、社区居民的保健意识、卫生资源等数据，一般是从卫生行政部门、统计部门、医疗机构、公安部门、民政部门、街道办事处提取。

（2）专题调查资料　以能够解释目标问题为调查目的，为制定计划提供参考依据。以访谈、小组讨论、个案调查、行为观察等方法，了解社区的基本情况，居民对社区常见健康问题的看法、愿望和需求，调查的对象可选择社区重要人物、专家、热心者、高危人群、患者，也可根据调查目的不同选用普查、抽样调查、对照研究、问卷、体格检查、生理指标测量（血压、血糖、血脂、血色素、腰围、臀围、体重、视力、听力）等。调查前要设计出操作性强的实施方案，调查要得到合法性许可，注重质量控制及时进行真实性复核和逻辑检错，准确发现错误并改正，使用权威统计软件进行数据分析，并对分析后的结果进行复核。

社区诊断的过程是一个项目管理的过程，质量控制是项目管理的核心，是社区诊断工作成败的关键，应贯穿于调查全过程。

3. 确定社区需要优先解决健康问题的顺序

一个社区在同一时期面临的卫生问题可能有多个，一次不可能解决所有问题，要对收集的资料进行分析和评估排序，综合考虑问题的普遍性、严重性、紧迫性、可干预性、效益性，以利用社区资源可行性由大到小依次排序，将发现的主要公共卫生问题转变成为优先解决的公共卫生问题，确定目标人群，为下一步制定社区公共卫生项目的干预计划提供可靠依据。

社区诊断的结果最后要形成诊断报告，包括诊断的背景、目的、意义、对象、方法与结果等内容。以社区诊断为向导的社区服务，是循序渐进、周而复始的过程。依据诊断确定目标，制定实施计划，实施后评估，看是否达到预期目标。一个诊断周期结束后又进入到下一周期。社区诊断的基本目标与传统的公共卫生相似，即预防控制并消除疾病。

三、以社区为基础的健康照顾的实施

20 世纪 60 年代以后，随着社会医学、家庭医学的兴起，由 Kark SL 和 Longlett S 创建的社区导向的基层医疗（community oriented primary care，COPC）广泛应用，这种基层医疗模式主张基层医疗服务不应局限于患者和疾病上，而应注意其与社区环境及行为等方面的联系，由狭小的个人健康扩大到社区健康。目前许多国家的基层医疗机构已广泛开展和实施了 COPC。

（一）COPC 的定义和基本要素

COPC 是一种将社区和个人的卫生保健结合在一起的系统照顾策略。它利用流行病学、临床医学、预防医学和健康促进等原理和技术，在社区范围内，为个体和群体提供综合性的基层卫生服务。COPC 重视社区环境和生活行为等因素与健康的关系，将以个体为单位的诊疗服务和以群体为范围的卫生干预有机地结合起来。

COPC 的定义有多种表述，但其基本内涵是将社区医学的理论和方法与临床技术相结合；开展的项目是为社区全体居民健康负责，同时关心就医者和未就医者；研究确定社区健康问题的主要特征，运用社区资源进行实施并评价，保证医疗保障服务的可及性和连续性。COPC 三个基本要素为：一个提供卫生服务的基层医疗单位、一个特定的社区或人群、一个确定及解决社区主要健康问题的过程。

（二）COPC 的实施

COPC 是一项基层医疗实践计划，以基层医疗单位为基础组织实施，以社区诊断为依据，通过社区诊断确定社区主要问题，制定干预计划并组织实施，对干预效果进行监测评价，实施过程包括以下四个步骤。

1. 确定社区以及目标人群

首先要确定社区的范围，如某个街道办事处、乡、镇，目标人群可以是某个年龄段、有共同的危险因素、具有一样的健康问题的人群来划定，无论是就医者还是未就医者都是实施的对象。实施前进行广泛宣传，让居民主动配合达到预期的效果。COPC 的实施要确定一个主要负责的基层医疗单位，调动社区的各种资源广泛参与共同完成，如确定由社区卫生服务中心负责，社区的街道办事处、学校、社会团体协助完成。

2. 明确社区诊断

通过社区诊断评价社区的健康问题和危险因素，分析社区可利用资源，综合评价可解决问题的能力、社区需求，确定解决问题的优先顺序。

3. 制定（社区）干预计划并组织实施

社区卫生干预是解决社区需优先解决的健康问题的系列活动，是 COPC 要达到的目的。干预计划包括确定目标，以及实现目标的策略和方法。计划应明确需要做什么、何时做、做多长时间、怎么做、谁来做。措施围绕创造健康的社区环境，建立良好的

行为生活方式，降低健康危险因素水平，提供优化、合理、规范的基本的医疗、康复和护理，预防和控制疾病，延长生命，提高生活质量。

4. 监测和评价干预计划

干预计划的实施是一个综合化的过程，要进行过程评价和效果评价。过程评价就是在项目的各个阶段设立监控指标，及时了解进展情况，目的是调整和修正不符合实际的计划，并为终极评价收集资料。效果评价是在干预计划完成之后，根据预先目标，评价是否达到预期的效果和效益分析，提供有价值的反馈信息，以改进和调整项目的实施。

第四节　以预防为导向的健康照顾

传统的预防医学是以人群为对象，以生物学预防为主，由公共卫生人员为主体，卫生防疫部门组织实施的疾病控制。随着疾病谱的变化和医学模式的转变，预防医学观念也经历了革命性的转变，预防医学的工作重心也逐渐从以传染病的群体预防转变为以慢性非传染性疾病的个体预防与群体预防相结合；从单纯的病因预防发展到全方位的三级预防；从独立的预防服务转向预防、治疗、保健和康复一体化的综合性预防，在临床诊疗过程中执行预防服务的临床预防医学也应运而生，临床预防医学的知识与技能也成为全科医生在社区卫生服务中必备的技术素质和要求。

一、预防医学概念和方法

预防医学是医学的一个分支，与临床医学、基础医学共为现代医学的三大体系。预防医学应用流行病学、卫生统计学等方法，研究自然和社会对健康的影响及作用规律，制定公共卫生策略与措施，以预防疾病、增进健康、延长寿命为目标。人体疾病的发生发展经历着一个过程，按照疾病自然史的不同阶段制定的预防策略，划分为三级预防，预防措施可以从任何阶段介入。

（一）一级预防

一级预防又称初级预防、病因预防、发病前期预防。是在疾病尚未发生时针对致病因素采取的预防措施。是最积极、最根本、最主动、最理想的预防策略。社区卫生服务中的一级预防必须是个体预防和社区预防并重，普遍预防和高危人群预防结合。

个体预防以倡导自我保健为措施，改变不良的行为和生活方式，如戒烟限酒、保持良好的社会心态、合理营养与平衡膳食、适量运动和锻炼。社区预防以社区健康教育讲座、预防接种和计划免疫、妇女和儿童保健、高危人群预防性服药、改善社区环境卫生等为主要项目。

（二）二级预防

二级预防又称临床前期预防、发病期预防。即在疾病的临床前期作好早期发现、早期诊断、早期治疗的"三早"预防措施。早期发现的具体方法有普查、筛检、病例发现、定期健康检查、高危人群重点项目检查、专科门诊等。早期诊断是慢性病预防的关键环节。

（三）三级预防

三级预防又称临床预防、发病后期预防。是疾病已发展到一定程度而采取积极的对症治疗和康复措施，防止病情恶化，预防并发症和残疾。对丧失劳动力或残疾者，通过家庭护理指导、功能康复、心理康复、尽量恢复生活自理能力、提高生命质量并延长寿命。

三级预防措施的落实，可根据干预对象是群体或个体，分为社区预防服务和临床预防服务。社区预防是以群体为对象，实施的主体是公共卫生人员；临床预防是以个体为对象，实施主体是临床医务人员。在医疗服务过程中实施预防与治疗一体化的综合性保健服务已成为当今最佳的医学服务模式。全科医生作为基层卫生服务的骨干，应当强化预防为主的观念，全面提高各级预防的能力，将疾病控制与临床预防相结合，才能更好地为社区居民提供连续性、协调性、综合性的卫生服务。

二、临床预防医学的概念与方法

（一）临床预防概念

临床预防又称个体预防，是指在临床条件下，临床医务人员对健康者、无症状或处于疾病早期的患者提供预防和治疗相结合的卫生服务。临床预防是预防医学的重要组成部分。临床预防与公共卫生相比，对象更个体化；与临床医学相比，不仅为有病者，还为无病者提供预防照顾。临床预防通过对疾病发病和损伤危险因素的评价来实施预防干预，是一级预防和二级预防的结合。

（二）临床预防的内容和方法

临床预防的基本方法包括健康教育与咨询、疾病筛检、免疫接种、化学预防、周期性健康检查和临床营养指导。

1. 患者教育与咨询服务

通过有组织、有计划的教育活动，或个体咨询，帮助个体养成有利于健康的行为和生活方式，消除和控制健康危险因素，预防疾病。

2. 免疫接种（预防接种）

免疫接种又称预防接种，是将抗原或抗体等生物制品（疫苗），通过适当的途径和方法接种在健康人的身体内，使人在不发病的情况下产生抗体，获得预防某种传染病的能力。例如接种卡介苗预防肺结核、种痘预防天花等。免疫接种的种类包括人工主动免疫、人工被动免疫、被动主动免疫三种。

3. 化学预防

化学预防是指对无症状的人使用药物、营养素（包括无机盐）、生物制剂或其他天然物质作为一级、二级预防措施，提高人群抵抗疾病，防止某些疾病。常用的化学预防方法，如对育龄和妊娠妇女及幼儿补充含铁物质来降低缺铁性贫血的罹患率；绝经后妇女使用雌激素预防骨质疏松；用阿司匹林预防心脏病、脑卒中以及可能的心脏病；维生素类用于肿瘤的预防等。

4. 疾病筛查/筛检

筛检是运用快速简便的实验检查或其他方法，从表面健康的人群中早期发现那些未被识别的可疑患者或有缺陷者及高危个体。筛检不是诊断性试验，仅是一个初步检查，对筛检试验阳性和可疑阳性的人需要进一步确诊。有些后果比较严重的慢性病，早期并无症状或无明显症状，他们在人群中仅占少数，用简单的方法把他们筛查出来，再对可疑者进行详细诊查，排除非患者，做出诊断，如结核、胃癌等。筛检的途径有定期体格检查与周期性健康检查、病例发现。

（1）定期体格检查与周期性健康检查　通过健康检查许多疾病在尚未出现临床症状前被发现，若能施加有效的干预，可显著改善疾病的预后。定期体格检查是将体检项目预先设计在体检表上，常用于单位职工的年度体检；周期性健康检查是针对来诊的患者由医生根据其年龄、性别、职业等健康危险因素为个体设计的健康检查计划，针对性更强，问题处理及时。

（2）病例发现　又称机会性筛检，是对就诊患者实施的一种检查、测试或问卷式的调查，目的是发现患者就诊原因以外的其他疾病。如为感冒的老年人量血压以检测是否患有高血压病，为头痛就医的女患者做宫颈涂片以发现有无宫颈问题。其他如称量体重、大便隐血试验、胆固醇测定、乳腺癌筛检等都是可有效发现早期疾病的筛检项目。

三、中医治未病学说与疾病预防

（一）中医"治未病"理论的源流

中国古代医家把预防疾病称为"治未病"。中医学的治未病思想已有数千年历史，未病学的相关理论体系是伴随着中医学的起源和发展而逐渐丰富起来的。中医学根植于中国传统文化的沃土，纵观从周朝战国时代以后的儒道经典，记载了大量关于卫生防疫、养生保健方面的内容。《周易》"君子以思患而预防之"，是"预防"名词的最早出处现；《淮南子》"良医者常治无病之病，故无病；圣人者，常治无患之患，故无患也"。也就是说，中医的防病抗衰理念集中反映了中华民族固有的忧患意识，强调居安思危，注重防微杜渐，正如《周易·系辞下》云："安不忘危，存不忘亡。"这种辩证的哲学思想正是未病学产生的根源。以战国时代《黄帝内经》为标志，中医学理论体系已初步形成，未病学成为其核心理念之一，丰富和体现了中医药防治疾病的特色和精华。扁鹊、张仲景、葛洪、孙思邈、朱丹溪、张景岳、李时珍、叶天士等历代名医对未病的发展和实践都有做出了很大贡献。

"未病"一词的正式提出，最早见于《黄帝内经》的三篇论述，其中《素问·四时调神论》曰："是故圣人不治已病治未病，不治已乱治未乱，此之谓也。"将预防疾病作为医学的最高境界，体现了先人远见卓识的健康观，成为未病学思想的经典代表。

战国时代的名医扁鹊，十分重视疾病的预防。从《史记·扁鹊仓公列传》中扁鹊见齐桓侯多次劝说其及早治病的故事，可以看出他倡导防病于未然的思想，把疾病消灭在初起阶段。史书还记载了魏文王问扁鹊兄弟三人中谁的医术最好，扁鹊回答是大哥最好自己最差。以此告诫人们，医术最高明的医生并不是擅长治病的医生，而是能够预防疾病的人。

东汉医圣张仲景发展了《黄帝内经》以来的相关思想，从未病先防、既病防变等多侧面论述了"治未病"的原理和方法。以《伤寒杂病论》为标志，"治未病"已经形成了较为完整的学说。

唐代著名医学家孙思邈，所撰《千金要方》、《千金翼方》，从理论到实践提出了一整套切实可行的养生防病方法："上医医未病之病，中医医欲病之病，下医医已病之病。"治疗处于不同阶段的疾病，是区分医生水平高下的重要尺度，此与扁鹊之论所见略同。他论治未病还强调养生防病，堪称伟大的养生学家，孙氏能寿逾百岁高龄，就是他在积极倡导养生理念与其自身实践相结合的最好例证。

历代医家对未病的阐述，体现了防治结合、防重于治的思想。一方面是在人体未病之前应采取各种措施积极预防，另一方面是在人体一旦患病之后运用各种方法防止疾病发展、传变或复发。

（二）治未病的内容

医学模式的转变，进一步证明了中医整体观指导下的"治未病"理论，以先进和超前的理性思维，是中华文明奉献给人类的宝贵遗产。中医学所指的"未病"，实际包含三个阶段或状态：一是健康无病状态；二是健康与疾病之间的第三状态，即"欲病""潜病"状态；三是已病后尚未传变的病理状态。针对上三种状态，"治未病"的理念应该体现"养生健体、欲病先防，既病防变"的原则。

1. 养生健体

"养生"一词最早见于《庄子·内篇》，又称摄生、道生。中医学认为健康是人类和自然及社会之间的一种动态平衡，即"阴阳平衡"，一旦这种平衡状态出现偏离，人体就会出现各种趋向病理的征象。养生的意义在于增强体质，预防疾病，延缓衰老。《内经》曰"人与天地相参，与日月相应"。这里的"天地"、"日月"主要是指"环境"，即自然环境、生活环境和社会环境。人体始终处于各种致病因素的威胁之下，要通过养生保健增强抵御病邪和适应环境的能力。中医学"天人相应、形神统一"的养生保健思想，综合了儒、道、释三家修身养性的精华，逐步形成了一套完整的养生防病理论和方法。有精神养生、环境养生、饮食养生、运动养生、起居养生、房事养生、药物养生、针灸、按摩、气功、武术养生等不胜枚举的方法手段。

无论哪一种养生方法，都应遵循顺应自然、形神兼养、动静结合、药食结合、调养脾肾等原则。

2. 欲病先防

任何一种疾病在发作前都有一个长短不一的酝酿阶段，相对发病后的显证而言较为隐蔽，有学者将之称为"潜证"。潜证为"欲病"，显证即为"已病"。此时若能预测疾病或将疾病消灭在萌芽状态，可以阻止疾病的演变和发生。

欲病多以疾病与健康之间的第三状态表现，即亚健康状态。也即是说亚健康是"未病"的一种重要表现形式，可以向健康态转化，也可以向疾病态转化。国内外学者统计，人群中亚健康状态者占一半以上。此阶段症状轻，或不典型，时隐时现，生理改变及各种检查结果无明显异常，或处于临界状态尚不足以满足诊断疾病的依据，但机体已有潜在的病理信息，只是未显化，容易自我忽略。虽然像健康人一样生活工作、学习劳动，但易疲劳、精力不支、效率低下，若通过适当的中医调整可恢复正常状态，若放任忽略而由量变到质变，遇到某种诱因容易触发疾病。

阻断亚健康的发展是治未病要解决的重大问题。不同的人亚健康可以表现在机体的各个系统功能紊乱或衰退。如经常出现有以下症状很可能就是亚健康：头晕、头痛、记忆力减退、纳差、腹胀、消化不良、肥胖或偏瘦、易感冒、盗汗、潮热、妇女月经不调、心律不齐、失眠多梦、性功能减退、尿泡沫增多等。还有许多无症状者，在正常体检或他病检查时发现某项指标异常或在临界状态，如低血压、高血压、低血糖、高血糖、高血脂、高尿酸、心肌缺血、乙肝表面抗原携带者、恶性肿瘤等，都应引起注意。

对欲病进行预防治疗的方法因人因病而异，如平素加强锻炼，起居得当，饮食有节，调摄情志。在药物预防方面扶正固本和平衡阴阳是基本原则。

（1）扶正固本 是防治疾病的根本，增强对病邪的抵抗能力，即所谓"正气存内，邪不可干"。在疾病流行期间，避其毒气，对易感人群服药预防如 2009 年全球甲型H1N1 流感流行期间，北京及多个省市向社会推荐了针对成人、老年人、孕妇、儿童等不同人群的预防处方，显示出中医药在扶正祛邪预防疾病中的积极的作用。

（2）平衡阴阳 邪正斗争致机体阴阳偏盛偏衰导致疾病，《素问阴阳应象大论》指出"阴盛则阳病，阳盛则阴病。阳盛则热，阴盛则寒"。根据体质纠偏救弊，防微杜渐。运用"壮水之主，以制阳光"、"益火之源，以消阴翳"、"虚则补其母，实则泻其子"等法则，调整阴阳。对某些有明显季节性的疾病，可反季节先时防治，借自然之阴阳之气助药力的寒温之性，可起到事半功倍的效果，如慢性咳喘、冻疮等秋冬易发病，在夏季就积极预防，"冬病夏治"；对流感，过敏性鼻炎等春季多发病，"春病冬防"。可选贴敷疗法、膏方疗法等。

3. 既病防变

病轻未治，病重难治。治未病还体现在一旦患病之后应运用各种方法防止疾病发展、传变或复发。对疾病要早发现、早诊断，更要早治疗。《素问阴阳应象大论》："邪风之至，疾如风雨，故善治者治皮毛，其次治肌肤，其次治筋脉，其次治六腑，其次治五脏。治五脏者，半死半生也。"治疗既要对当前病证采取有效治疗，还要了解病情的发展趋势，注意其传变规律，掌握对治疗的主动权，对可能被累及之处及时给予相应的防治措施，以截断病邪蔓延的途径。如清代名医、温病学派创始人叶天士所言"先安未受邪之地"。中医学的整体观、体质学说、藏象学说（表里、相合关系）、经络理论、五行学说等，为分析疾病传变提供了理论依据。多数疾病的传变具有一定的规律，外邪致病有由表入里、由浅入深的发展趋势，传变常有六经传变、卫气营血传变、三焦传变等方式；内伤杂病的五脏生克传变、脏与腑的表里传变、阴阳互根互制等传变规律，只要把握了其间的内在的关系，就能预测和防止传变。如《金匮要略》的实脾法，"见肝之病，知肝传脾，当先实脾"，因肝木克脾土，在治肝病时配合健脾和胃之法，使脾气健旺而不致受邪。再如叶天士对于温病卫分证的预防传变主要体现在护阴保津上，因温为阳邪，劫阴伤正是其传变基础，阴虚体质者则更易传变，若液充正复，则无传变基础。所以邪在卫表之期即投清热生津之剂，而不囿于"到气才可清气"，防止疾病进入营血分阶段。二位大医堪称既病防变原则应用的典范。

变证包括中医的传变证候，也包括现代医学中的继发病、并发症。既病防变要注意"病"、"证"结合，在掌握疾病全过程变化发展的前提下，更好地辨清各阶段机体对疾病的反映，循着疾病发展的方向有效阻止，可减缓疾病向不良方面转化。如肠痈（阑尾炎）患者，病前多有口干、尿黄、便秘、少腹不适等热毒内聚潜证，发作后转化为显证，口渴、舌红苔黄、尿黄、大便不通加重、腹痛明显、甚至发热。若在欲病潜证阶段及时泄热通腑，则有阻断向显证发展的可能，至少能减轻发病的程度。

4. 病愈防复

病愈防复是指在病愈或病情稳定之后，要注意预防复发，时刻掌握健康的"主动权"。一般疾病初愈，机体大多虚弱，此时应调养正气，针对患者气血衰少，津液亏虚，脾肾不足，血瘀痰阻等病理特点，采取综合措施，促使脏腑组织功能尽快恢复正常，达到邪尽病愈，病不复发的目的。

（三）体质与未病防治

疾病的发生发展与内外因素有关，内因即为体质因素。因此，体质的辨识成为疾病预防和治疗的重要依据。

1. 体质与疾病的关系

体质是不同个体在形体组织、功能活动、心理情志上的特性。体质具有特异性、稳定性、多样性和可变性。体质的形成是先天和后天因素共同作用的结果。人体无病、欲病、已病与体质有重要关系。脏腑组织有坚脆刚柔之别，体质不同，决定了发病与否、病机从化转归、治疗的宜忌等方面的差异。

（1）体质决定发病与否 体质的强弱决定是否感受病邪。体质健壮，正气旺盛，则难以致病；体质衰弱，正气内虚，则易于发病。如脾阳素虚之人，稍进生冷之物，便会发生泄泻，而脾胃强盛者，虽食生冷，却不发病。

（2）体质决定对致病因素和某些疾病的易感性　体质的偏颇决定个体对某些致病因子的易感性和病理过程的倾向性。《灵枢·五变》中有这样的论述："五脏皆柔弱者，善病消瘅"、"小骨弱肉者，善病寒热"、"粗理而肉不坚者，善病痹"等。肥人多痰湿，善病中风；瘦人多虚火，易得痨嗽。

（3）体质决定病机的从化　中医学对当前病因、病性、病位、病势的概括称为"证"，"证"在整个疾病过程中不是固定不变的，它随病情的变化而时刻变化着，"证"常以体质为转变，体质是形成"证"的物质基础之一。注意患者的体质差异有利于确定证的变化趋向。随着疾病的发展，证候始终不会脱离体质这根轴线，终归受体质制约。因此在疾病的发展过程中，应时时注意到体质对证的制约与影响，从而掌握证的转变规律，更好地为治疗服务。

病情从体质而变化，称之为从化。人体感受邪气之后，由于体质的特殊性，病理性质往往发生不同的变化。如同为感受风寒之邪，阳热体质者往往从阳化热，而阴寒体质者则易从阴化寒。又如同为湿邪，阳热之体则湿易从阳化热，而为湿热之候；阴寒之体则湿易从阴化寒，而为寒湿之证。

（4）体质决定治疗的宜忌　中医治疗学的"因人制宜"，就是强调体质差异选择用药。由于体质有阴阳偏颇的差异，临证应视体质而用药。其一，注意药物性味，一般来说，阴虚体质者宜甘寒、酸寒、咸寒、清润，忌辛热温散、苦寒沉降，慎用温热伤阴之剂；阳虚体质者宜益火温补，忌苦寒泄火，慎用寒凉伤阳之药。气虚体质者宜补气培元，忌耗散克伐等。其二，注意用药剂量，一般说来，体长而壮实者剂量宜大，体瘦而弱者，剂量宜小。急躁者宜大剂取其速效，性多疑者宜平妥之剂缓求之。

观察疾病的发生、发展过程中，必须掌握患者的体质特点，注意患者在致病因素作用下，体内阴阳矛盾的运动情况，分清寒热虚实、阴阳表里。当然决不能因为强调了体质在发病过程中的作用而否定邪气的作用。

2. 体质的分类及调治

对于体质的分类，西方医学鼻祖希波克拉底著名的体液说将体质分为多血质、黏液质、胆汁质和抑郁质四种。中医体质学说深受《周易》八卦气质理论的影响，经历代发挥，不断丰富和发展，成为中医基础理论的重要组成部分。如《灵枢·阴阳二十五人》对人体的气质、体形、禀性、肤色、态度以五行归属方法分类，共分为二十五种体质类型。

北京中医药大学王琦教授研究组经过三十多年的研究，将国人的体质分为平和质、气虚质、阳虚质、阴虚质、痰湿质、湿热质、血瘀质、气郁质和特禀质9种体质，是当前学界普遍认同的分类法。所制定的《中医体质分类标准》已被中华中医药学会认定为学会标准，通过对被测试者进行量化评价，对不同体质的人进行健康管理和未病防治有重要的意义，每种体质都有不同的形体特征、常见表现、心理特征和对外界环境的适应能力，并有特定的发病倾向。其中气虚质与亚健康关系最为密切，因为元气是生命活动的原动力。研究同时发现：中老年人痰湿体质多见；年轻人阴虚体质、湿热体质、气郁体质多见；男性平和体质、痰湿体质、湿热体质明显多于女性；女性血瘀体质、阳虚体质、气郁体质、阴虚体质明显多于男性。

四、以预防为导向的健康照顾实施

慢性非传染性疾病（简称慢性病）是一类与不良行为和生活方式密切相关的疾病。在社区常见健康问题中，慢性病患者约占全科医疗就诊患者总数的1/3，在我国人群死因构成中，慢性非传染性疾病已上升至85%，而绝大部分疾病是由可预防的危险因素造成，加强慢性病防控刻不容缓。以下就位于死因前4位的慢病临床预防作简要介绍。

（一）心、脑血管疾病

心、脑血管疾病是心血管疾病和脑血管疾病的统称。心脑血管疾病居死亡原因的首位，具有"发病率高、致残率高、死亡率高、复发率高、并发症多"即"四高一多"的特点。常见的心血管疾病包括冠心病、高血压、脑血管疾病等。

常见的心、脑血管疾病危险因素有高血压、吸烟、血脂异常、高血糖、高体重、基础心脏病、其他因素（年龄大、遗传、缺乏体力活动、长期精神紧张、易激动、高盐饮食、高脂饮食、长期大量饮酒），其中最主要的三个因素是不健康饮食、不锻炼身体和使用烟草。绝大部分疾病是由可预防的危险因素造成。对于40岁以上的中老年人出现头晕目眩、心悸气短、记忆力衰退、四肢麻木、听力和视力下降等症状要引起高度关注。据研究报道，出现上述危险因素后，约83%以上的人群经历5～10年的时间确认患病，这说明虽然发病率高，但也为疾病的防控提供了机会和时间。

1. 定期监测血压、血脂、血糖

对危险因素的监控是防病的首要任务，尤其在有刺激因素时（如情绪的变化、运动量的变化），机体往往处于应激状态更应做详细检查。注意防止栓塞，老年人常有不同程度的动脉硬化、脂类糖类代谢紊乱、血液黏滞度增加、红细胞变形能力低，易使血栓形成。

2. 改变不良生活方式

（1）合理膳食 增加纤维膳食，多食海鱼和鱼油，减少脂肪和胆固醇和减少盐的摄入。

（2）戒烟限酒 吸烟者比不吸烟者发病率要高得多，烟碱可促使血浆中的肾上腺素含量增高，促使血小板聚集和内皮细胞收缩，引起血液黏滞因素的升高。

（3）控制情绪 情绪激动是心脑血管病的大忌，避免精神紧张、情绪激动、失眠、过度劳累、焦虑、抑郁，这些因素可使脂代谢紊乱。要保持心平气和，尽量少生气。

（4）适当运动 运动量减少也会造成血流缓慢，血脂升高。要合理安排运动时间和控制好运动量，冬季要避免晨炼，防止机体突然受到寒冷刺激而发病。

3. 药物预防 用阿司匹林预防心脏病、脑卒中。临床试验充分验证了无症状男性每日服阿司匹林可以降低未来发生冠心病的发病风险。已经确认的心血管疾病，如心肌梗死、短暂性心肌缺血和心绞痛等加服阿斯匹林可改善症状。一级及二级预防心肌梗死及脑卒中的最适当的剂量约为 160 mg/d。

全科医生在心脑血管疾病的诊疗过程中注意与专科医生密切合作，发现新问题和病情变化及时与专科医生联系，争取获得支持。

（二）恶性肿瘤

恶性肿瘤已成为威胁人类健康的严重杀手，我国的肿瘤防治水平低于世界平均水平，有资料表明，每年癌症全球死亡人数约为 700 万人，其中 24% 发生在中国。因此，采取有效的肿瘤防治措施，遏制恶性肿瘤的发展势头已经刻不容缓。

1. 癌症高危人群和常见危险因素

恶性肿瘤的病因至今尚未完全阐明，但癌症高危人群和致癌危险因素是肯定的。高危人群的范围主要有老年人群、经常接触致癌物质的人群，遗传因素造成的高危人群，治疗后的肿瘤患者，有癌前病变的患者，这些高危人群应定期做防癌健康体检。危险因素中不良饮食习惯、不良嗜好尤为突出，如长期摄入富含亚硝胺类的腌制食品而又缺少蛋白质与新鲜蔬菜者，易患食管癌与胃癌，经常饮酒和食用黄曲霉素污染的食物易患肝癌，不良嗜好中吸烟是最重要的致癌因素，吸烟者与不吸烟者肺癌、喉癌、食管癌、膀胱癌的发病率显著增高。因此，改变不良生活习惯是预防癌症最初级的自我管理。

2. 肿瘤早期检测筛查、遗传危险性评价

肿瘤早期检测筛查、遗传危险性评价是肿瘤二级预防的重要措施。针对全人群的肿瘤高危因素与风险评估，主要从肥胖、激素、病毒、环境污染、吸烟、饮酒、营养、工作环境、药物以及电离辐射危害等与人们生活工作息息相关的高危因素入手。建立恶性肿瘤人群风险综合评价模型，并结合社区健康档案，家族病史、生活方式、饮食习惯和疾病史等评估个体发生常见恶性肿瘤的风险度。进一步确定对肿瘤高风险个体进行肿瘤筛查，全科医生此时应与确定的受检者说明需要进一步检查的必要性和检查的项目，根据自身的流行病学因素和其他相关因素，选择特异性的筛查方法，如物理检查（触诊）、钼靶照片检查乳腺癌；低剂量螺旋 CT 筛查早期肺癌；大便隐血试验或免疫组化试验及乙状结肠镜检查对结直肠癌的筛查；针对宫颈癌的宫颈细胞学涂片检查和盆腔检查等。必要时应推荐或联系专科医生，如果一时不能确诊，全科医生应为患者制定随访检查的计划，并督促患者执行。

3. 癌症化学预防

早在 1976 年 Michael Sporn 提出了癌症化学预防的概念，即利用天然、合成或生物物质来阻止、减缓或者逆转癌症发生发展过程，从而降低癌症发生率和死亡率的方法策略。癌症的化学预防是近期能降低肿瘤发病率可行的重要手段，对癌前病变进行预防、抑制，切断肿瘤来源，因其在癌症预防中的主导地位而倍受关注。癌症化学预防主要针对具有致癌高危因子之健康受试者进行预防；癌前病变阶段进行逆转与预防；减少癌症治疗后复发以及次发性肿瘤发生。

目前已证实可应用于临床的化学防癌剂，如抗氧化剂类维生素 A 类、维生素 C 类、维生素 E 类能降低体内致癌物质形成；微量元素硒是人群预防肝癌癌前病变药物的重要组成部分，亚硒酸钠可抑制食管癌、胃癌、肝癌、口腔癌癌细胞的生长。另一类是癌变的抑制剂，如维生素 A 类、维生素 E 类、雌激素衍生物用于宫颈癌前病变；三苯氧胺、维甲酸类、COX－2 抑制剂、无环维甲酸，分别预防乳腺癌、头－颈肿瘤、结直肠癌及肝癌。目前经临床试验证实的有效化学预防药物还不多，探寻新的化学防癌药物已是各国攻克的重点。从中药当中筛选有效的肿瘤预防剂也将有广阔的应用前景。

（三）糖尿病

糖尿病的发病率呈逐年增高的趋势，并发症多，是慢性肾衰竭、失明的主要原因之一。糖尿病病因目前并不十分清楚，但危险因素很多，如家族史、肥胖、不良饮食习惯（高热量、高脂肪、高糖、高蛋白、缺乏纤维素饮食）、体力活动减少、患高血压、冠心病、大量饮酒、精神紧张等都与糖尿病的发生有关。

糖尿病是终身疾病，防治的关键是早期预防、早期诊断、早期治疗、严格控制病情，预防和延缓并发症。以下简要介绍糖尿病的三级预防。

1. 一级预防

是指针对糖尿病易感个体或整个人群进行的非选择预防，主要指通过向社区居民宣传糖尿病的相关知识，改变环境因素和不良生活方式；对老年人、妊娠妇女尤其是肥胖者及其他高危人群定期进行健康体检，指导限制能量摄入、避免肥胖、促进体重正常和鼓励进行较多的体力活动等。

2. 二级预防

是对高危人群为普查对象，通过测定血糖和尿糖含量及早发现隐性 2 型糖尿病及糖代谢紊乱的人群，及时进行早期干预治疗和管理，防止或减少糖尿病并发症的发生，以行为干预和药物干预相结合。行为干预是限制总热量摄入，降低饮食中脂肪、戒烟、戒酒，增加体力活动，加强有氧运动，降低或保持体重正常，干预成功越多，向糖尿病的转化率越低。由于饮食和运动干预患者常难以坚持，其长期干预的效果有限，近年来药物干预渐受重视，主要包括双胍类药物（二甲双胍）、α－葡萄糖苷酶抑制剂和噻唑烷二酮衍生物（胰岛素增敏剂）等。

3. 三级预防

即对已确诊的糖尿病患者，通过各种手段综合治疗以预防或延缓其并发症，主要针对的是慢性并发症的防控措施。（详见第十章第二节）

（四）慢性呼吸系统疾病

慢性呼吸系统疾病主要有慢性支气管炎、慢性阻塞性肺气肿、支气管哮喘、支气管扩张、支气管肺癌等，是一类常见病、多发病，具有患病时间长、病情反复发作、治疗费用高等特点。在城市的死亡率占第 3 位，在农村占到首位。

作为呼吸系统的健康环境，自然环境占的决定性比例更大。由于呼吸道与外界相通，吸入外界环境物质与发病关系密切，常见的危险因素有吸烟、空气污染、呼吸道细菌或病毒感染、过敏因素、遗传因素等，加之人口老龄化，发病率还有增高的趋势。

慢性呼吸系统疾病往往早期不被重视，发展致不可逆阶段以后治疗效果常常不佳。因此预防工作显得十分重要，预防主要应针对避免发病的高危因素、急性加重的诱发因素以及增强机体免疫力，有以下主要措施。

1. 戒烟

吸烟是慢性呼吸系统疾病的主要诱因，据权威调查数据显示，男性慢性阻塞性肺气肿检出率为女性的 3 倍，因吸烟而造成慢性阻塞性肺气肿者占到 91%。抽烟越多，肺癌发病的危险性越大。而长期吸"二手烟"者，患病的风险比吸"一手烟"者更高。另外，反复有呼吸道感染的人、长期有室内污染如农村地区烧柴火的人、从事的职业有粉尘环境的人等，都是患病的高危人群。无论是从预防的角度，还是从治疗的角度来说，立即戒烟都是惟一的选择。

2. 适当运动

加强体育锻炼，增强体质，提高机体免疫力，可帮助改善机体一般状况。呼吸系统疾病患者适合比较慢的运动，如太极拳、步行。控制职业和环境污染，减少有害气体吸入，可减轻气道和肺的异常炎症反应。

3. 饮食疗法

补充蛋白质、维生素 A、维生素 C，能增加机体免疫功能，减轻呼吸道感染症状。多饮水，饮食清淡、低钠饮食，过敏体质宜忌食腥味及肥腻食物，如海鱼、虾、蟹及油炸类食物，忌辛辣刺激性食物，如辣椒、咖喱、胡椒、白酒、咖啡等。

4. 婴幼儿期呼吸系统感染的防治

积极防治婴幼儿和儿童期的呼吸系统感染，有助于减少以后慢性呼吸系统疾病的发生。对抵抗力低下的人群适时接种流感疫苗、肺炎链球菌疫苗等对预防慢性呼吸系统疾病有益。

5. 冬病夏治

慢性呼吸系统疾病往往有冬季发病或加重的特点，根据中医学"春夏养阳"的理论，在三伏时节，全年气温最高、阳气最旺盛的时候，通过内服中药及穴位敷贴，膳食调理，以鼓舞正气，驱散体内阴寒，调节脏腑功能，恢复机体阴阳平衡，增加抗病能力，从而达到防治疾病的目的。因其安全有效，近年来已被越来越多的患者所接受。

6. 开展肺功能监测

针对高危人群，定期进行肺功能监测，以尽可能早期发现病变并及时予以干预。由于受社区医疗条件的限制，一些诊断不明或治疗效果不满意的患者，应及时向专科或上一级医院转诊。

五、周期性健康检查

（一）周期性健康检查产生与发展

早在 18 世纪，欧洲一些国家就有了每年做一次健康检查的理念。1921 年美国医学会建议美国公民每年做一次健康检查。二次世界大战后，各种健康检查中心和防癌检查机构纷纷建立，使健康检查在治疗工作中得到普及。然而，由于居民缺乏医学常识，不知该做何种检查，所以常常是全身检查，缺乏针对性，造成资源浪费。此外，当时的一些健康检查项目也不是针对一定年龄、性别和疾病的发展阶段，效果、效率不高。

1975 年，Frame 和 Carlson 注意到常规的健康检查缺乏充分的科学依据，在对 36 种疾病的患病率、发病率、危险因素、治疗进展和筛检的可行性研究基础上，提出根据患者的年龄和性别特点，采取选择性健康检查的方法。1976 年加拿大卫生福利部专家工作组对现行体格检查的利弊进行了严格的科学评价，以便提供有效的健康促进和疾病预防的服务，并于 1979 年正式提交了他们对 78 种疾病检测方法的系统性总结报告。在此报告中提出了以周期性健康检查为核心的"终身性预防医学计划"，依照不同年龄、性别进行健康检查。

1984 年，美国预防服务专家工作组采纳了加拿大临床预防服务的理论和方法，运用系统的方法评价临床预防服务措施的效果，提出定期体格检查和其他预防措施的临床预防服务方案。1989 年，该工作组出版了《临床服务指南》，对 60 种疾病的筛检等措施进行了系统的论述。此后，系统的全身体格检查逐渐为周期性健康检查所取代，目前周期性健康检查服务已经被世界各国广泛采用。

在我国，因受国家财力所限，尚未建立统一、规范的周期性健康检查项目。目前各地在根据当地实际情况尝试开展居民可接受的周期性健康检查项目。随着社区卫生服务的进一步开展和临床预防研究工作的不断拓展，会逐步形成适合我国国情的、经济而行之有效的周期性健康检查方案。

（二）周期性健康检查的概念

周期性健康检查（periodic health examination）是运用格式化的健康筛检表格，由医生根据就诊者不同的年龄、性别、职业等健康危险因素特点，为个人设计的健康检查计划。周期性健康检查是世界各国全科医生日常诊疗中的重要工作内容。它着眼于一、二级预防，以无症状的个体为对象，以早期发现疾病的危险因素、进而加以防治为目的。它对于发现人群中的某种特定健康问题更具科学性、系统性和针对性。

（三）周期性健康检查项目设计的原则

周期性健康检查项目设计的原则包括：①参考当地流行病学资料，如所检查的疾病或健康问题必须是社区的重大卫生问题。②接受检查的患者应属于该健康问题的高危人群。③所检查的疾病或健康问题目前有有效的治疗方法。目前尚无有效治疗方法的疾病，不宜列为周期性健康检查的项目。④该疾病有较长的潜伏期，以便增加被检查出疾病的机会。⑤该病在无症状期接受治疗比在有症状期开始治疗有更好的治疗效果。⑥所用的检测方法简便易行，且易于被居民所接受。⑦检查中所采用的手段和方法需要兼顾特异性和灵敏性，以确保检查的准确性。⑧整个检查、诊断、治疗过程符合成本效益，并应考虑社区的卫生经费开支。⑨根据患者个体的实际情况和相应的临床指南确定周期性检查的时间间隔。

（四）国外周期性健康检查的内容

加拿大周期性健康检查工作小组经过多年的循证研究制定了从产前检查、新生儿第一周开始，直到 75 岁以上人群的周期性健康检查计划，共分为 16 个年龄组，每个年龄组中都有建议采用的早期检测方法、间隔时间以及建议等。下面介绍其中的部分内容，虽然这些内容不一定都适合中国的国情，但其全面性和权威性应对我们开展疾病预防工作有很好的参考价值。

1. 出生前和围产期妇女的预防服务检查项目

（1）常规的产前 B 超检查。

（2）妊娠糖尿病筛查。

（3）低出生体重胎儿预防。

（4）胎儿神经系统缺陷的一、二级预防。

（5）出生前唐氏综合征筛查。

（6）胎儿生长发育检查。

2. 不同年龄阶段儿童的预防服务检查项目

（1）先天性高苯丙酮酸血症筛查。

（2）儿童先天性甲状腺功能低下筛查。

（3）婴儿贫血检查。

（4）铅暴露检查。

（5）学前视力和听力筛查。

（6）儿童虐待的一级预防。

（7）儿童肥胖筛查。

3. 成人的预防服务检查项目

（1）成人无症状的尿微量蛋白检查。

（2）心理和生活方式疾病预防。

（3）抑郁症筛查。

（4）自杀预防。

（5）糖尿病、高血压筛查。

（6）肥胖预防。

（7）癌症的筛检及预防。

（8）激素替代治疗妇女骨质疏松的预防。

（9）HIV 抗体筛查。

（10）淋病预防、结核病筛查和化学预防。

4. 老年人预防服务检查项目

（1）老年虐待二级预防。

（2）视力损伤筛查。

（3）老年高血压筛查。

（4）家庭和娱乐场所伤害预防。

（刘　虹）

第五章　全科医学的临床思维和诊疗模式

要点导航

1. 熟悉临床医生临床思维基本要素及思维推理方法。

2. 熟悉临床处理目标及全科医疗诊疗流程。

3. 掌握以人为中心、以问题为导向的诊疗模式。

4. 了解临床循证指南，熟悉循证医学方法在全科医疗活动中的应用。

临床思维是医生在进行临床诊断、制定防治决策过程中以辩证唯物主义认识论和方法论为指导，综合运用各种思维工具，论述疾病或健康问题的诊断与防治形式，反映疾病或健康问题本质与防治规律的辩证途径和逻辑思维方法。临床思维是将分析、综合、比较、概括、逻辑等多种思维方法相结合，最终做出符合实际的科学判断的思维方式。正确的临床思维是医生临床实践能力的核心，决定了医生的诊断和防治水平的高低。

全科医学的特点决定了临床诊疗思维与其他临床医学专科不同。其应体现的基本特征是：以患者为中心（patient centered）的全人照顾思维模式；以问题为导向（problem oriented）的临床诊疗模式，按照辩证思维、逻辑思维、系统思维方式全面、综合、整体认识问题及问题之间的相互关系，运用现代循证医学的基本原理和科学思维方法评价与决策临床问题。

第一节　全科医学的临床诊疗思维及流程

临床思维过程包括临床诊断思维和临床治疗思维。临床诊断是医生根据患者的具体情况（通过问诊、查体、辅助检查），结合自己的临床经验和当前最佳证据，并同时考虑患者及亲属的价值观，将这些信息资料进行全面分析、评价、整理及总结，对就诊者存在的健康问题提出的一种符合临床思维逻辑的判断；临床治疗是为解除患者病痛而实施的医疗行为，需要高尚的医德素养、精湛的医疗技术、丰富的临床经验、知识更新的学习能力和良好的临床思维能力。实践证明，正确的临床诊断和治疗方案的确立除了要掌握疾病或健康问题的诊疗基本理论、基本技能和丰富临床经验外，具备正确的临床思维方法非常重要。全科医生要自觉地、有意识地主动运用科学思维方法进行临床诊治工作，在掌握一般临床思维方法的同时，更应注意学习掌握全科医学自身的临床思维特点。

一、临床思维基本要素

临床思维包括临床实践和科学思维这两大基本要素。全科医生与其他临床专科医生一样，最重要的基本任务之一就是早期及时识别患者的疾患和健康问题，做出正确的诊断和处理。但全科医生因身处社区，其工作的独立性更强，涉及的疾病和健康问题范围比专科医生更广。此外，因缺少高新辅助诊疗技术和手段，就需要有更高的问诊能力和体格检查水平，更强的临床思维与综合判断能力。所以，全科医生在临床工作中应重视临床实践和科学思维的学习。

（一）临床实践

临床实践活动包括病史采集、体格检查、实验室和其他辅助检查的选择以及诊疗操作等。在诊疗过程中，通过搜集各种临床资料，深入细致地观察、发现问题、分析问题和解决问题。

1. 病史、查体、实验室和其他辅助检查

病史采集和体格检查是最基础的诊断步骤，是从患者那里获得第一手资料的关键，是医生进行临床思维的依据。详细的病史采集、系统全面的体格检查和规范的思维程序有助于提出正确的初步诊断。掌握采集病史和体格检查的思维要点就非常必要。

（1）病史采集思维要点

①创造宽松、和谐、愉快与关切的氛围，与患者交谈，询问病史。

②分清主次与轻重，及时亲切地插话，使病史的陈述能紧紧围绕有利于诊断的方向进行。

③不同疾病采取不同问诊方法。比如急性疾病（如突发肉眼血尿等）采用"逐步升级"的问诊方法，以获取从疾病发生发展到就诊的全过程的信息；而对慢性疾病（如老年患者已明确诊断的高血压病、糖尿病和冠心病等）可采用"马鞍型"的问诊方法，第一个侧重点是起病过程、诱因、时间、主要症状，第二个侧重点是本次就诊的原因和目的，通过明确这两个重点内容，再延伸询问以表达出疾病过程中的变化和衔接。病史是诊断的核心要素之一，在全科医疗工作中常会遇到比专科医生更复杂、难以鉴别的症状，但缺乏相应的体征，如果全科医生掌握了询问病史的技巧，将会使基层医疗服务质量、成本－效益得到很大改善。

（2）体格检查思维要点

①"查什么"，在全面查体的前提下，围绕病史提供的诊断方向重点查体，即"既要全面，又要重点突出"，这有助于全科医生在短时间内获取更有价值的信息，同时可避免漏诊。

②"怎么查"，即用正确的体格检查方法，检查时认真仔细。

③"为什么查"，即边查边想，边想边查，把查体和思维结合在一起，分析判断阳性和阴性体征的临床意义。

（3）实验室和其他辅助检查的选择　即在病史、查体所提供的线索基础上，围绕诊断和鉴别诊断，有针对性地完善一些必要的检查项目，先简后繁、先无创后有创，先选特异性强的检查，必要时辅助选择特异性不强的检查。切忌无目的性地"撒大网"。对检查结果无论阳性、阴性、支持或排除均要全面分析，才可能对诊断有帮助。

2. 心理、社会资料采集

在全科医疗的临床诊疗决策中，与患者健康相关的价值观和情感，常与生物资料同等甚至更加重要。采集提出与疾病相关的心理、社会问题假说时常采用以下两种方法：①BEEFS法：指通过询问了解患者的信念（beliefs，B）、经验/经历/阅历（experience，E）、情绪（emotion，E），功能（function，F）、支持（support，S）5个方面的情况。②BATHE法：指通过询问患者的就医背景（background，B）、情感（affect，A）、烦恼（trouble，T）、处理事物的能力（handling，H）、移情（empathy，E）5个方面的情况。采集心理、社会资料的重点内容主要包括：①患者对于疾病的期望；② 患者对疾患的感受；③与该疾患相伴随的恐惧。对患者心理、社会问题的收集和评价有利于扩大全科医生的临床诊疗思路，使之能在有各种复杂的临床问题的患者前应付自如。

（二）科学思维

科学思维贯穿于临床诊断和防治的整个过程，是任何仪器设备，包括当今医学高新尖的技术（如PET - CT）都不能替代的。从马克思主义认识论的角度看，诊断和防治决策的形成实质上是一个由物质到精神，再由精神到物质，即从实践（收集资料）到认识（初步诊断），再由认识（初步诊断）到实践（拟定防治方案）的辩证过程，两个步骤相互渗透交织。全科医生在临床实践中所获信息资料越详实，知识越广博、经验越丰富，临床思维的过程就越敏锐，更易切中要害，做出正确的临床诊断和防治决策。

二、临床辩证思维与逻辑推理思维

在疾病或健康问题的诊断过程中，医生要从纷繁复杂的临床征象中把众多的疾病问题区别开来，不仅要运用逻辑思维和非逻辑思维的形式、规则和方法，还需要引用辩证逻辑的思维形式和关系范畴等来反映疾病矛盾的特殊本质。

（一）疾病征象的辩证分析

1. 一般症状与特殊症状

一般症状是指那些对某一疾病没有多大特异性，且变异性较大的症状，如乏力、恶心、呕吐、头晕等。特殊症状是指那些在某疾病中发生率高，而在其他疾病中发生率较低，症状稳定性较强的疾病现象，如急性肺水肿时咳粉红色泡沫痰。大多数疾病都有一般症状和特殊症状两个方面，两者的区别是相对的。恰当地把握两者的关系，一是要通过一般症状去抓特殊症状；二是抓特殊症状的同时应结合一般症状进行鉴别。

2. 典型征象与非典型征象

典型征象是具有一定确定性和特异性的疾病现象，是从多种疾病现实原型中概括出来的标准模式，在起病方式、病变部位、病象组合及特征、持续时间及演变趋势等方面具有一定的特征性，如典型的心绞痛。而非典型征象则是不那么确定的、缺乏特异性的疾病现象。

3. 全身疾病与局部疾病

人体是个整体，各系统脏器具有相对独立性，但彼此之间又相互联系、相互影响。局部病变可以影响全身，全身病变又可突出地表现在某一局部。此时，整体观是思维的主导思想，因而一定要先遵循首先考虑全身疾病引起的原则，从局部变化的相互关系中认识整体地变化。

（二）诊断的辩证思维方式

1. 现象与本质

通常与疾病对应的临床表现均具有一定的临床意义，但许多时候现象与本质并不完全一致。例如，炎症反应常引起发热，但对于反应能力弱的老年人可以不出现发热。

2. 常见病与罕见病

临床常遇到的是常见病、多发病，但并不能排除罕见病的存在，在临床诊断思维中必须处理好这对范畴的关系。首先考虑常见多发病，较少误诊；后适当考虑罕见病，避免漏诊。

3. 一元病论与多元病论

一元病论是指用一种疾病来统一解释临床现象，多元病论是指用多种疾病来解释不同的临床现象。必须用辩证思维处理好两者的关系。一方面要尽可能用一种疾病解释临床所见，不能孤立地根据多种症状体征提出多个疾病的诊断，有利于指导治疗。即使同时共存多种疾病，如老年人常合并多种疾病，但医生诊断思维的主要方向也应指向一种主要疾病，抓主要矛盾。另一方面，又要从具体病情出发，是几种疾病就应该诊断为几种疾病，在治疗决策时，主次兼顾，避免把"单一诊断"绝对化，影响整个治疗效果。

4. 原发病与继发病

原发在甲处的病变转而反应于乙处的事实比较常见，在临床诊断思维中，这是一对值得注意的关系范畴。临床上的误诊，常常是因为颠倒了原发与继发的关系，如前列腺癌伴骨转移患者，可能患者首先表现的是腰背疼痛伴腰椎骨质破坏（继发病），而原发病前列腺癌的病象并不突出。正确区分原发病与及继发病，一是要重视病史的作用，依原发病、继发病及其并存关系的线索将临床资料连贯起来进行分析，有利于它们之间的区分。二是要注意区别症状表现，许多继发病早期症状和原发病症状相互重叠，必须仔细鉴别。

5. 器质性疾病与功能性疾病

器质性疾病是指组织结构上有病理变化的疾病，它是功能性疾病发展的结果。功能性疾病一般指在临床上表现出某一疾病所特有的症状，但是运用目前的检查技术一般查不出器官、组织结构上的变化。在处理这一对矛盾时，相对于功能性疾病，应优先考虑器质性疾病；在没有充分排除器质性疾病以前，不轻易下功能性疾病的诊断。如中年女性诉阵发性心悸、胸闷伴情绪、睡眠障碍，最后诊断可能是"焦虑抑郁状态"或"自主神经功能紊乱"，但首先要排除有无心脏、消化道、呼吸道等器质性疾病。但由于现代社会竞争压力增加，生活方式和节奏的改变，患者的不适表现也可能是器质性和功能性疾病共同所致，在治疗过程中，就要同时兼顾这两者，如上述中年女性胸闷，经冠状动脉造影检查诊断为冠心病，焦虑抑郁评估提示合并焦虑抑郁状态，治疗方案应包括治疗冠心病和抗焦虑抑郁，方能取得好的治疗效果。

6. 良性疾病与恶性疾病

一个临床病症的出现判定是良性还是恶性疾病，要遵循的原则应是首先按恶性疾病进行检查，按良性疾病进行治疗。如低热伴胸水的患者，首先考虑一般非特异性感染，进行规范抗感染治疗后，治疗效果不好，可能就要先按结核进行治疗，但尚需进一步排除恶性肿瘤的可能性，以避免误诊。

三、全科医生的临床推理与评估

全科医生在日常医疗实践工作中，要主动有意识地培养和建立科学的临床诊断逻辑思维推理和评估。临床推理与评估涉及到临床诊断的基本原则、临床诊断思维的基本流程、临床诊断逻辑思维方法和临床诊断的内容。

（一）临床诊断的基本原则

临床诊断的基本原则是指确立患者临床结论时应遵循的一些普遍性原则。

1. 早期诊断原则

医生要尽早做出初步诊断以便指导治疗，同时密切观察疾病的发展变化，抓住问题的关键要素，进一步明确和完善诊断。特别是危急重症。

2. 个体化诊断原则

是指诊断过程中要在一般理论指导下，着眼于疾病的个体差异，对发病情况作具体分析，针对其特点进行诊断。如突发血尿，发生在青年女性（尿路感染或尿路结石）、老年男性（泌尿系肿瘤），考虑常见多发的疾病就有所不同。

3. 辩证综合诊断原则

从病因、病理形态、病理生理等方面做出诊断，全面掌握疾病特征。

（二）临床诊断思维的基本程序

临床诊断思维是运用疾病的一般规律，通过对各种临床资料系统地分析、评价和整理，统筹和比较各种临床问题，推断不同个体所患疾病的思维过程。疾病诊断的基本程序包括四个步骤。

第一步：收集临床资料。包括采集病史、体格检查、实验室和其他辅助检查，以及心理、社会和环境问题资料的收集。这是临床诊断思维的第一步，也是非常关键的一步，如该步骤所获信息错误或不完整，接下来的分析、评价、整理资料必将不可能正确，甚至误导。

第二步：分析、评价、整理临床资料。根据收集到的各种临床资料（病史、体征、实验室及其辅助检查、心理、社会问题资料等），结合患者及其家庭、社区的情况，运用全科医学的知识和临床经验，遵循当前能获得的最佳临床证据，进行分析、评价、整理，提出病情的可能原因，缩小病因范围，列出问题清单和可能的假说，并逐一进行确认或排除。

第三步：提出初步诊断。经过分析、评价和整理各种临床资料，进行模型辨认形成几个可能的初步诊断假设，或对问题的性质形成一个初始概念，并沿着该思路进一步搜集资料以有助于最后一步确立和修正诊断。在进行初步诊断假设排序时，应按照疾病或临床问题的发生率、严重性和可治疗性来排列优先顺序，即首先考虑是否是常见、多发、严重、可治疗性疾病，在排除了前者的情况下，再考虑少发或罕见、病情轻和不可治疗性疾病的可能性。比如"慢性发热原因待查"，首先应该考虑"感染性疾病"的可能性，其次才考虑"非感染性疾病"（如风湿性疾病、血液系统疾病、恶性肿瘤等）的可能性，因为"感染性疾病"是导致发热常见多发的原因，并且大多数是可治疗性的。

第四步：确立及修正诊断。医生在对所获得的各种临床资料综合分析和思考，提出几个可能的初步诊断假设，并进行鉴别诊断，即不断的比较、排除，去伪存真，逐渐接近疾病的本质，从而得出正确的诊断。

（三）临床诊断逻辑思维推理模式

临床诊断逻辑思维与推理模式常包括以下几种类型：模型辨认、穷尽推理、假设－演绎法、流程图推导法。在全科医学临床实践中，应根据具体临床情况和问题进行选择，面对复杂的全科医疗临床问题时，常常需要综合运用各种逻辑思维推理模式。

1. 模型辨认（pattern recognition）

模型辨认是对于已知疾病的诊断标准、图像或模型相符合患者问题的即刻辨认。这类推理无疑对医生十分有用，但只有在患者临床表现典型、符合单一的疾病模型时才适用这种方法。如患者有下肢静脉血栓，突发胸痛、咳血、气紧伴低氧血症，采用模型辨认法，首诊全科医生即刻就应首先考虑"肺栓塞"的可能性。

2. 穷尽推理或归纳法（exhaustive reasoning）

这种方法意味着不管患者的主诉如何，医生都需要及其详细地全面询问病史和进行完整的查体，并进行常规实验室检查，对所有生理资料进行细致地、一成不变地系统回顾，然后收集所有的阳性发现，进行归纳推理，得出可能的诊断。这种方法多应用于医学生的教学过程中，但因其效率低下并往往流于形式，在日常临床诊疗中应用较少。

3. 假设－演绎方法（hypothetical－deductive approach）

这种方法包括两个基本环节。首先从有关患者的最初线索中快速形成一系列可能的诊断假设；然后从这些假设中推出应该进行的临床和实验室检查项目并实施，根据检查结果对系列假设加以鉴别，逐一进行排除，最后得出可能的诊断结果。医生运用假设引导病史采集和查体，使之能够深入、有目的地进行，以便能在短时间内达到较为集中而可靠的诊断，这种方法的有效性和高效率使其成为临床医生常用的诊断思维模式。

4. 流程图推导法（algorithmic method）

根据国家或行业学术组织开发的具有权威性的高质量临床诊疗指南中所推荐的临床诊疗流程图（如前列腺癌诊断流程图），一步一步地在流程路线的各个环节的分支点处利用尽可能客观、准确的数据进行临床推理的方法。此法简便易行，规律性强，但对复杂、多个临床问题共存时，就显得过于机械、生硬，难以概括全部临床问题，使用时注意不要一味地用平行的、重复的思维过程进行简单的临床判断。

（四）临床诊断的内容

全科医疗的临床诊断应是全面概括且重点突出的综合诊断，这不但有助于判断患者的近期和远期预后，同时对制定个体化的最佳干预策略意义深远。综合诊断的内容主要有下列几种形式：① 病因诊断。② 病理解剖学诊断。③ 病理生理学诊断。④ 疾病的分型与分期。⑤并发症诊断。⑥伴发疾病诊断。⑦临时诊断（临床印象），如血尿原因待查。⑧家庭诊断。⑨社会、心理问题诊断。⑩联合使用前面数种诊断的综合诊断。

四、临床处理目标与思维过程

（一）临床处理目标

全科医疗处于卫生服务系统的基础部分，处理的多为常见健康问题，其利用最多的是社区和家庭的卫生资源，以低廉的成本维护大多数居民的健康，并使那些无法被专科医疗治愈的慢性病病及其导致的功能性问题得到良好的、全方位的管理与照顾。所以全科医生的临床处理目标较广泛，主要包括以下几个方面。

（1）社区各种常见病、多发病的医疗以及适宜的会诊和转诊。

（2）急、危、重症患者的院前急救、转诊与出院后管理。

（3）社区健康人群与高危人群的健康管理，包括疾病预防、周期性健康检查与咨询。

（4）社区慢性患者的系统管理。

（5）根据需要提供居家照顾及其他家庭服务。

（6）社区重点人群保健（包括老人、妇女、儿童、残疾人等）。

（7）人群与个人健康教育。

（8）提供基本的精神心理卫生服务（包括初步的心理咨询与治疗）。

（9）医疗与伤残的社区康复。

（10）计划生育技术指导。

（11）社区卫生服务信息系统的建立与管理。

（12）通过团队合作执行家庭护理、卫生防疫、社区初级卫生保健任务等。

（二）临床处理思维过程

全科医生在明确了临床治疗和处理目标是什么方能做出正确的临床干预决策。辩证思维是反映客观普遍规律的思维，更是指导临床治疗的基本思维。临床治疗和处理的基本思维程序一般分为 3 个阶段。

第一阶段：治疗和处理方案的扩展阶段，该阶段要考虑到尽可能全的各种备选方案。

第二阶段：不适合方案的排除阶段。在判断某方案是否适合患者时，一般可从干预方案的以下特点进行权衡安全性、有效性、经济性、依从性、患者及家属的价值取向。

第三阶段：最佳治疗和处理方案的认定阶段。在临床治疗和处理方面，全科医疗中对患者的治疗是以问题为导向的，治疗是否成功的标准是以在患者身上产生的结果来衡量的，而不是治疗的过程指标与标准。制定临床决策处理方案时，一定要遵循循证治疗的理念，根据患者的具体病情，结合医生的临床经验，基于当前能获取的最佳证据，并同时考虑患者及亲属的价值观，一起讨论权衡各种处理方案的利弊关系，作为全科医生，帮助患者及亲属正确而全面地做出决策。在面对复杂而多个临床问题时，应首先处理对患者生命和健康影响最大的疾病和问题；在治疗过程中，全科医生既要了解疾病或健康问题，又要理解患者。

五、全科医疗的诊疗流程

在理想布局合理的卫生服务网络结构中，全科医疗与专科医疗是一种互补与互助的关系。全科医疗服务可以根据患者的需要，动员患者家庭、社区和医院资源为患者提供系统的服务。全科医疗和专科医疗之间通过"双向转诊"、"会诊"、"技术支持"以及信息共享，保证服务对象获得最有效、方便、及时与适当的服务。下面以急性腰痛为例来说明全科医疗的诊疗流程（图 5 - 1）。

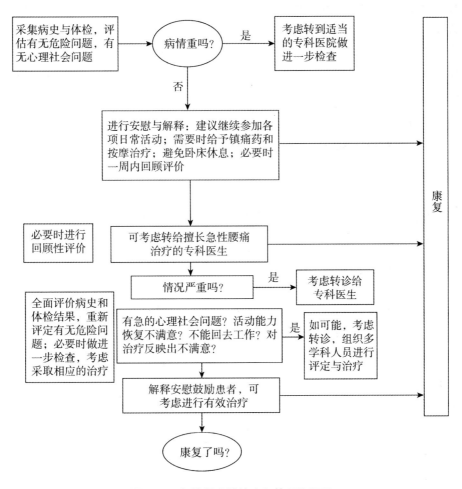

图 5-1　急性腰痛的诊疗和管理流程图

（吴锦晖　张绍敏　吴红梅）

第二节　以患者为中心，以问题为导向的诊疗模式

一、以患者为中心的诊疗模式

（一）以疾病为中心的诊疗模式特点

现代医学，自诞生以来，采用的多是以疾病为中心的临床思维。这种思维方式，在面对类似细菌性肺炎等病源单一明确的疾病时效率很高，解决了许多临床问题，一直被许多临床医生所沿用。但此种以疾病为中心的临床思维，过度地强调单一原因导致单一后果，并没有考虑到每位患者都是不同且具有较大差异的个体，很少"千人一面"，完全表现出一模一样的疾病进程（例如以牙痛为主诉的心绞痛，以虚弱乏力为表

现的心功能衰竭)。每一位患者的年龄、职业、生活地区、阅历不同,相同疾病可以有个体差异,发生特异变化甚至超常变化(如发作心肌梗死后患者四处走动、奔跑)。另外,随着慢性疾病发病率的升高和健康意识的提升,大部分患者会在身体出现隐性不适时便来就医,此时就医者还处于 illness(疾患)阶段,而非 disease(疾病)阶段,症状体征均不明显,使得临床诊断倍加困难。再者,非常多的患者在存在躯体疾病的同时合并心理疾患,给临床医生明确诊断,理清治疗思路制造了障碍。

(二)以患者为中心的诊疗模式特点

对于全科医生来说,所接触到的疾病和健康问题是多种多样的,而患者却是相对固定的,更好的策略是去研究患者或人,而非仅仅是疾病本身。全科医生作为高素质的医生,全面负责社区群众的健康,服务对象以个体为中心,以家庭为单位,以社区为范围,直接处理社区中 80%~90% 的健康问题;服务内容包括医疗、预防、保健、康复,体现全科性、全程性与全方位。全科医疗活动体现以人为本,运用整体医学观念,以生物-心理-社会医学模式,对待健康和疾病。全科医疗"以患者为中心"的服务模式确立了其在现代医学模式指导下的"全人照顾"的临床思维理念,是综合性、系统性的思维模式,要求医生必须首先站在维护患者最高利益的立场上来思考问题和进行临床决策,医患之间建立互动式、合作式的伙伴关系,共同参与诊疗。

传统医生以疾病为中心的服务模式已难以适应全科医疗的发展。现举例说明以患者为中心的全人照顾思维模式。病例资料:患者,女,49 岁,退休工人,因胸闷、气短、心慌乏力 1 月来就诊。经过一般体格检查未发现阳性体征。心电图显示心率 68 次/分,律齐,V_1、V_2、V_3 导联 ST 段压低。初步诊断:心肌缺血。在治疗前再次详细询问病史,患者退休 4 年,她说:"我全身都是毛病,从头到脚哪儿都不舒服,经常背痛,腰痛,感冒,我已经去了很多大医院都没查出什么病,花了很多钱,还吃了很多保健食品和药,我身上还带着某种护心卡,也没有用,很苦恼。"从这位患者的情况看,有 3 年大医院的各项检查和化验的病历,用过多种对症治疗的药物,患者自己也试用过多种保健品,但问题却还是没有得到根本解决。对于这个患者,应该提供以患者为中心的服务,不能采用"以疾病为中心"的服务模式。全科医生应该了解这个患者的家庭、生活背景,将她的背景和疾病有机地联系在一起,然后充分利用综合医院的资源,才能治疗这个患者。在全科医生这里就诊的患者多数是相对固定的,已经非常熟悉。全科医生是社区中个人和家庭的朋友,能了解到个人及其问题,这对于全面掌握患者的病情并给予全方位的照顾提供了很大的便利。这时按照以患者为中心的全人照顾思维模式,应该向患者说明心脏问题还不是主要的问题,而只是其他问题的一种表现而已。患者的问题是围绝经期症状和明显的精神抑郁,两者均可引起自主神经功能紊乱,饮食不规律,摄入食物脂肪含量过高,血液中胆固醇含量过高,活动量小,引起冠状动脉供血不足,导致心肌缺血,出现胸闷、乏力的症状。并告诉患者,要有健康的生活态度和自己能够战胜疾病的信心,应当多锻炼身体,规律饮食,多食蔬菜和水果等，适当多喝一些豆浆，豆浆中含有大量雌激素合成所需的物质，对缓和围绝经期症状有帮助。

因而，全科医生在临床实践中，除了在生物医学方面考虑疾病与全身及其他器官、系统的相互影响外，还应跨学科全面综合考虑，在询问了解疾病、诊断疾病和治疗疾病的同时，应从多维的层面入手，在症状、体征的背后揭示出潜在的心理、社会、文化问题，要联系家庭、社区诊断，更全面、更综合地做出判断和处理，既看病又看人，实现现代生物－心理－社会医学模式下的多维服务，体现全人照顾服务的基本要求。

在临床实践中以疾病为中心的思维方式更关注脏器、病理生理过程、客观证据。而以患者为中心的思维方式更关注功能、社会定位、主观感受等。他们是看待问题的两个不同角度，如同两只筷子，少了哪一个也无法圆满的解决临床问题。全科医生在临床实践中，应熟练掌握两种思维模式的运用技能，实行优势互补。

二、以问题为导向的诊疗模式

全科医疗实施的以问题为导向的诊疗模式，是以发现和诊断个人、家庭、社区的疾病与健康问题为出发点，以妥善处理各种问题及实现个体和群体的健康维护、健康促进目标为落脚点，综合运用临床医学、预防医学、心理学与社会学等学科的方法，了解问题产生的原因及影响因素，确定健康需求，制定和实施相应的诊疗和干预措施，实现对各种疾病与健康问题的有效治疗和照顾。可见，以问题为导向的诊疗模式要求全科医生不仅要懂得躯体问题的诊疗技术，还要懂得心理和社会问题的发现、解决方法，以及与个人、家庭、社区健康问题相关的预防、保健和康复服务的知识和技能。因此，加强培养全科医生对常见临床问题的识别与处理能力非常重要。

（一）全科医疗常见临床问题

全科医学涉及的内容中，常见病多于少见病及罕见病；健康问题多于疾病；整体重于细胞。为了能够做出敏感的诊断，我们必须掌握全科医疗中常见临床症状、临床问题和临床疾病的诱因、流行病学、自然过程和不同的临床表现方面的知识。要警惕任何症状均可能预示着一种严重的病症。在疾病发展过程中，还要警惕新的问题——合并症的发生。

1. 常见临床症状

一种疾病可产生多种不同的症状。一个症状可能反映多个器官、系统的疾病，继而涉及临床上多个专业科室。全科医生应该熟练地解决和处理最常见的 30 个症状（约占社区常见症状的 85%），其中前 20 个症状约占常见症状的 75%。全科医疗临床实践中较常见的 30 种症状如下。

（1）前 10 种症状　咳嗽或咳痰、流鼻涕、咽痛、发热、耳朵不适、疼痛、耳鸣、消化不良、腹痛、腹泻、便秘、肩部疼痛。

（2）中间 10 种症状　腿痛或痉挛、腰背痛、胸痛、皮疹、皮肤瘙痒、白带增多或瘙痒症、月经异常、眼部疼痛或不适、心悸、失眠。

（3）后 10 种症状　眩晕、头痛、便血、气短，视力降低或视物模糊、泌尿道症状、疲劳（乏力）、体重减轻、指（趾）甲问题、局部包块。

2. 常见临床问题

全科医疗临床实践中常见的临床问题，包括吸烟、酗酒、毒品、各种家庭暴力（虐待儿童、妇女、老人……）、文化低与健康知识贫乏、营养不良、记忆力减退、避孕、青少年怀孕、儿童早期智力开发、一般医疗检查、计划免疫、难对付患者、各种预防保健问题、各种健康教育等问题。

3. 常见疾病

全科医生所遇到的疾病种类和分布取决于其服务的人口特征和社区环境。以下是全科医疗中最常见的各个系统的一些疾病，覆盖了基层医疗保健中诊断的前 80% 的疾病。全科医生应熟练掌握这些常见疾病的规范化诊断和处理。

（1）呼吸和耳鼻喉系统　上呼吸道感染（病毒性或细菌性）、过敏性鼻炎、哮喘、慢性阻塞性肺病、耳道炎（急性、慢性、浆液性）、咽鼓管功能紊乱、鼻窦炎。

（2）心血管系统　高血压、冠心病、心力衰竭、脑血管意外。

（3）胃肠系统　胃肠炎（病毒性、细菌性、寄生性，急性、慢性）、便秘、应激性肠道综合征、消化不良、结肠炎（溃疡性或非溃疡性）、痔疮。

（4）泌尿生殖系统　尿道感染、阴道炎（真菌性、萎缩性阴道炎等）、功能性子宫出血、围绝经期综合征、良性前列腺增生。

（5）神经系统　头痛（偏头痛、紧张性头痛等）、头晕、压迫综合征（如腕管综合征）。

（6）眼　结膜炎（细菌性、病毒性、过敏性）、流泪问题（包括泪管阻塞）、眼睑问题（眼睑炎、睑板腺囊肿、睑内翻或睑外翻）、白内障、结膜下出血。

（7）皮肤　感染（细菌性、病毒性、真菌性、疥疮）、湿疹（遗传性过敏症、接触性湿疹）、过敏性（如风疹、药物反应等）、病毒性疹（如水痘、蔷薇疹）、痤疮。

（8）肌肉骨骼系统　肌肉及软组织扭伤和拉伤、关节炎（膝关节和髋关节的骨关节炎、风湿性关节炎、痛风）、脊柱退行性疾病（如颈椎关节强直、腰椎关节强直、椎间盘突出）、肩部综合征（如肩周炎、疼痛性弓形综合征）、腱鞘炎（如网球肘、扳机指）、足底筋膜炎。

（9）内分泌系统　糖尿病、甲状腺疾病、骨质疏松症。

（10）精神及心理问题　抑郁、焦虑（包括恐慌症）、心理失调、依赖（包括烟草依赖、酒精依赖、药物依赖、赌博依赖、互联网依赖等）。

（二）社区常见健康问题的临床特点

为了更好地实施以问题为导向的全科医疗诊疗模式，全科医生应熟悉和了解社区卫生服务工作中所面对的各种健康问题及其临床特点。

1. 社区多数健康问题尚处于疾病早期和未分化阶段

全科医生工作在社区，与居民关系密切，接触这些早期未分化的健康问题的机会要比专科医生多得多，应主动去发现这些问题。而对于问题的处理来说，这一时期是最好的时机，能以最小代价，取得最好的效果，预后也最理想。

2. 常伴随大量的心理、社会问题

躯体疾病可以伴随大量的心理、社会问题，精神疾患也可以伴随许多躯体症状，两者常互为因果关系。这就要求全科医生必须对这些问题保持高度的敏感性，识别或解决这类问题是全科医生要掌握的重要技能。

3. 急性问题、一过性或自限性疾患出现的比例较高

急性问题往往起病急、病程短，患者常常紧急求助于当地的全科医生，经适当处理后，要么好转，要么被转诊。许多急症是一过性的功能失调问题，未经明确诊断或未经任何处理便已缓解。还有一些疾病是自限性的，如感冒、一般腰痛，即便不加治疗，一两周内也多可痊愈。另有一些是急危重症疾病，需要即刻处理并转诊。

4. 慢性疾患多，持续时间长，对健康影响大

我国主要慢性非传染性疾病发病率和患病率一直在快速增长，已成为威胁居民健康最主要的卫生问题。慢性病患者需要长期连续性、综合性的医疗保健服务。中老年人是慢性病原体的患病主体，但防治工作要从儿童做起，慢性疾病的防治工作的重点在社区。

5. 社区人群的患病率与医院就诊人群的大不一样

社区卫生服务面对的人群近似于全人群，而医院所接待的患者是经过社区卫生机构筛选后，或患者疾病已发展到临床症状十分明显才到医院就诊。因此，家庭医疗和专科医疗中同样症状的疾病预测值可以十分不同。例如，对无其他症状的疲劳，家庭医生首先考虑抑郁症，而血液病医生首先考虑贫血。

6. 健康问题具有很大的变异性和隐蔽性

社区健康问题因人而异，具有很大的变异性和明显的隐蔽性。主动来就诊的患者约占所有患者的 1/4 ~ 1/3，还有更多的患者没有就诊。有时来看病的可能不是真正的患者，真正的患者可能是家庭的其他成员或整个家庭。患者提供的线索可能不是真正的原因，而与问题的性质有关的重要线索往往未被提及，关键性的问题可能隐藏在更深的层次之中。全科医生应学会透过现象看本质，善于在纷繁复杂的假象中辨别问题的性质和原因。

7. 处理社区常见健康问题的基本策略不同于专科医生

全科医生处理社区常见健康问题的目标已不仅仅是缓解症状或治愈疾病，而更着重于预防疾病、满足患者的需要；利用的资源也不仅是医疗资源，还包括广泛的社会资源；医患之间的交往已不再局限于患者就诊期间，而是一种不受时间、空间、疾患类型、患病与否、是否就诊等因素限制的、伙伴式的、连续性的频繁交流。

（杨　艾　刘怡欣　吴红梅）

第三节　循证医学方法在全科医疗中的应用

随着全球经济环境的改善，人类对健康的需求明显增强，随之而来的是对医学的发展及其从业人员的自身素质和技能水平提出了更高的要求。特别是全科医学，涉及内、外、妇产、儿科多个学科，所需要的知识量更大。在大量的医疗信息中，临床医师在个体化病例治疗中，究竟选择哪种药物效果更好，副作用最小？各种疗法孰优孰劣？如何充分利用信息资源寻找最新、最有价值、最可靠的证据来指导全科医疗工作？全科医生面对繁多的医学信息只有学会合理的利用相关研究结果，才能保证为社区居民提供最佳的诊断、治疗、预防、康复等医疗服务。而"最佳的医疗"判断的依据不是权威的教诲，也不是医生个人的经验，而是客观的、科学的、从临床研究中得出的最佳"证据"。因此近年来兴起的循证医学为全科医学的发展提出了新思路。

一、循证医学的概念、目的、意义和方法

（一）循证医学基本概念

循证医学的主要创始人、国际著名临床流行病学家 David Sackett 教授对于循证医学的最新定义为："慎重、准确和明智地应用目前可获取的最佳研究证据，同时结合临床医师个人的专业技能和长期临床经验，考虑患者的价值观和意愿，完美地将三者结合在一起，制定出具体的治疗方案。"这一定义充分体现了循证医学的核心思想，就是在医疗决策中将临床证据、个人经验与患者的实际状况和意愿三者相结合。这三方面的结合，强调了"以人为本"，提出了新世纪临床医学发展的新思路、新模式，是解决多因素疾病诊断、预后及有效治疗方案的有力指导。

循证医学不同于传统医学。传统医学是以经验医学为主，即根据非实验性的临床经验、临床资料和对疾病基础知识的理解来诊治患者。循证医学并非要取代临床技能、临床经验、临床资料和医学专业知识，它只是强调任何医疗决策应建立在最佳科学研究证据基础上。

（二）循证医学基本要素

循证医学包括四大基本要素。

1. 高素质的临床医生

临床医生是实践循证医学的主体，对疾病的诊治和任何处理都是通过医生去实施的。因此实践循证医学要求临床医生具有丰富的医学理论知识以及临床经验，并不断更新。

2. 最佳的研究证据

最佳临床研究证据是指对临床研究文献，应用临床流行病学的原则和方法以及有

关质量评价的标准，经过认真分析与评价所获得的新近、真实、可靠且有临床重要应用价值的成果。

3. 临床流行病学的基本方法和知识

临床流行病学的基本理论和临床研究的方法学是实践循证医学的学术基础。

4. 患者的参与

医生任何诊治决策的实施，都必须通过患者的接受和合作，才会取得相应的效果，因此患者平等友好的参与合作是实践循证医学的关键之一。

（三）循证医学的目的

循证医学实践具有很强的临床性，是为了解决临床问题，指导临床医疗实践，最有效地服务患者，促进临床医疗决策科学化与临床医学发展为其目的的。

（1）通过对发病与危险因素的认识而达到预防疾病的目的。疾病预防甚于治疗。我们可以找寻疾病的病因以及发病危险因素的证据，进一步指导我们预防疾病。

（2）通过疾病的早期诊断以及提高诊断的准确性来达到早诊断，早治疗。掌握和应用实验室诊断的证据，为有效的治疗决策提供可靠的证据。

（3）应用有疗效的措施对疾病进行正确合理治疗。另外还可以指导合理用药，减少药物的不良反应。

（4）通过分析疾病预后而改善预后，充分应用可以改善预后的有利因素，控制和消除不利于预后的有害因素，提高患者的生存质量。

（5）通过提供可靠的科学信息，将最佳证据应用于卫生管理，促进卫生管理及决策科学化。

（四）循证医学对全科医学的意义

1. 有利于科学指导临床实践，促进全科医生业务素质的提高

传统医学强调在临床诊治过程中个人经验的作用，因此从传统医学角度考虑与处理临床问题往往会根据自己的实践体会或者从上级医师传授中得到的经验进行医疗决策。而这些有可能是错误的经验继而导致错误的决策。有些已被证明无实际应用价值的诊疗方法得到广泛采用；相反，另一些真正具有临床推广应用价值的诊断治疗技术或方法往往被忽视。例如硝苯地平曾被广泛用于治疗高血压病，甚至毫无根据地被推广用于治疗急性心肌梗死、不稳定心绞痛和心力衰竭，直至20世纪90年代中期人们从临床随机对照试验（randomized controlled trial，RCT）研究和Meta分析中发现硝苯地平虽然有降低高血压的作用，但可能增加患者发生心肌梗死和死亡的危险，并且这种风险与药物剂量有关。循证医学观念的出现，提醒了医务工作者在重视个人经验同时，强调采用最新的最佳的临床科学研究证据，为患者提供有效而合理的建议，在此基础上做出科学的医疗方案，最大可能地避免决策过程中的随意性，提高了临床工作质量和人员素质。

2. 有利于卫生政策决策科学化，合理分配与应用社会医疗资源

由于我国目前经济处于转型期间，与世界发达国家相比较，我们的卫生保健事业发展水平还很落后，近年来城乡差别出现加大的趋势。由于我国的医疗保险体系建设尚处于起步与探索阶段，诸多制度还不完善，个人和社会难以提供足够的财力满足个人保健的需要，而且国家不可能在短期内投入巨额资金来改变这一现状。面对这些实际情况，更加迫切地要求临床医务工作者树立循证医学观念，在医疗实践中合理地有效地使用有限的经费，解决临床实际问题，最大化地追求费效比，为患者提供科学有效的决策。这也是循证医学首先在医疗体制比较健全的西方发达国家率先兴起与发展的社会原因之一，在发达国家尚且提倡节约医疗资源，作为发展中的国家我们更有理由遵循循证医学的原则，追求合理使用有限的社会医疗资源。

3. 有利于促进全科教学培训水平的提高，培训素质良好的人才

循证医学为全科医学研究提供了新的理论和方法，为促进全科医学的快速综合推进和现有医疗模式的尽快转变提供了可靠方法和理念，特别是在节省医疗资源的途径问题、促进医患关系的和谐问题、合理均衡医疗资源问题、提供人性化的服务问题、提供整体与全方位的综合性服务等方面。这些问题与循证医学的基础、目标和方法均有共性，并为上述问题的解决提供方法与手段。循证医学教育理念能使全科医生掌握良好的学习途径、学习方法及文献检索技能。全科医生必须具备系统陈述归纳问题、文献检索和批判性评价以及将文献报道的信息应用到处理患者问题中去的技能，以循证医学的理念为患者提供最佳的健康保健服务。

4. 有利于医患关系的改善

医学发展到今天，仍然受到时代发展的局限，在医学领域还存在着许多未知的问题，这难免造成我们在临床工作中的被动局面。这就有可能引起患者或家属的不理解，进而引发矛盾与冲突。目前由于获取医学信息手段的多样化与便利性，医患双方在查询与利用相关资料方面与以往相比是从来没有过的平等。如果面对确凿的科学证据，医务工作者不仅忽视证据，甚至采用无效或有危害性的方法，一旦情况明确，势必导致患方的不满，激化矛盾。循证医学的核心思想强调将证据、经验、患者意愿三者结合，是改善医患关系，减少医疗纠纷的有效手段。因此，从某种角度讲提倡推行循证医学是对患者与社会的负责，同时也是对医务工作者本身的一种保护。

（五）循证医学的方法

循证医学就是一门指导临床诊治决策的方法学。其归纳起来包括两个方面。

1. 提供证据

即是作为证据提供者，参与收集与评价文献，提供最佳证据。包括使用科学的方法进行原始研究（如随机对照试验）、制作系统评价、循证指南以及卫生技术评估等。

2. 使用证据

就是作为证据应用者，正确、客观、结合实际地应用证据。而作为全科医生，我们更多的时候是证据的使用者，因此这里我们将对如何进行循证临床实践方法与步骤做详细的介绍。

第一步：发现和提出临床问题。提出恰当的临床问题是循证实践的基本技能之一。临床医生只有在接触患者的过程中才能发现临床问题。随着医学科学的进展，新的研究结果不断否定过去我们一直认为正确的东西。因此，临床医生要学会对我们的实践行为经常质疑的思维模式，这才有利于发现问题。

通常根据所提出的通俗性临床问题，难以查找到证据。这需要我们去组织问题中的关键词，利用关键词才易于快速检索到证据。如何提取和组织关键词？可以遵循 PI-CO 原则：P（patient /population/ problem），即什么患者、何种疾病；I（intervention or prognostic factor or exposure），采用什么干预措施（对治疗问题）？或预后因素（预后问题），或暴露因素（不良反应问题）；C（comparison），干预措施与什么比较才显示有效（对预后或病因问题则此项缺如）；O（outcome），希望疾病有什么样的改变？

第二步：检索相关研究证据。首先明确临床问题的类型，该问题属于四种常见的临床问题（病因/不良反应、诊断、治疗/预防和预后）中的哪一类问题？并根据临床问题来确定应该检索哪一类研究的证据。例如，防治性问题就应该首先检索最高级别的系统评价/Meta - 分析，若缺乏这类研究，下一步则寻找 RCT，依次向下。其次根据不同研究类型选择不同的数据库、期刊或医学网站。最后制定检索策略，基于 PICO 所构建的临床问题来制定检索策略。

不同类型的临床研究证据其论证强度也不尽相同。按照证据的来源、科学性和可靠性，证据分级按照时间先后分别有老 5 级、新 5 级和新 9 级。表 5 - 1 为新 5 级。

需要注意的是，没有金标准的情况下其他非随机对照试验的临床研究及专家意见也可作为参考依据但可靠性降低。当以后出现更高级别的证据时就应尽快使用。非治疗性的研究依据（病因、诊断和预后等）则不一定强调随机对照试验。

表 5 - 1　临床研究证据的分级（新 5 级）

证据级别	研究类型
1a	同质 RCT 的系统评价
1b	单个 RCT（可信区间窄）
1c	全或无病案系列
2a	同质队列研究的系统评价
2b	单个队列研究（包括低质量 RCT，如随访率 <80%）
2c	结果研究，生态学研究
3a	同质病例对照研究的系统评价
3b	单个病例对照
4	病例系列研究（包括低质量队列和病例对照研究）
5	基于经验未经严格论证的专家意见

随着循证医学的兴起，许多循证网站也日趋完善，几乎囊括了循证医学的各个方面：系统综述数据库、临床实践指南数据库、循证医学期刊、Meta 分析软件、循证医学教学资源和导航等，其中许多资源可免费获取，一些已成为临床医生查阅循证医学资源的重要网站。在证据的查询时，我们要根据不同的需要在不同的数据库中查找。有时，临床医生还需要循证的推荐意见以指导诊治。目前国际上有许多循证指南，这

些指南会给出推荐意见强弱的等级。

有时，我们希望查询二次文献证据，常见的二次文献数据库有：①UpToDate（http://www.uptodate.com），这是一个非常适合临床医生使用的电子数据库，能快速回复医生所提出临床问题，协助医生进行诊疗上的判断和决策。②BMJ 出版集团出版的 Clinical Evidence（http://www.clinicalevidence.com），它涵盖了治疗和护理中所见到的最常见病症，设计 500 个主题以及超过 2000 种的治疗方法，并且每月都在不断的在线扩充更新资料和新主题。③Cochrane Library（www.thecochranelibrary.com），它全面集成了各种疾病的系统评价，是治疗研究证据的最好来源，也是目前得到广泛关注和重视的最全面、最好和最可靠的系统评价库。当然这些资源都是需要付费的，对于我们发展中国家而言，使用的障碍除了费用还包括语言障碍、根据西方国家可用资源量身定制的推荐意见以及针对西方国家的医疗实践等方面。因此，高质量证据本土化和开发适合国情的高质量中文循证医学数据库是我们面临的巨大挑战。

当找不到二次文献时，我们需要寻找原始研究。PubMed 是我们最常用的原始文献数据库。PubMed 由美国国立医学图书馆免费提供，主页列出了多种检索方式。目前推荐使用 Clinical Queries 检索模式，它将问题按照临床研究类型分为治疗、诊断、病因、不良反应、预后和预防等，这与我们循证临床实践中对问题的分类一致，并有较多类型的循证医学文献，例如临床试验、数据分析、实践指南、随机对照试验、综述等，为筛选证据提供了便利。

除外文数据库以外，常用查找中文文献的中文数据库有中文科技期刊文摘数据库（http://www.cqvip.com）；CHKD 期刊全文库（http://www.edu.cnki.net/index.htm）；CBM（http://www.Imicams.ac.cn/cbm/index.as）；中国生物医学文献数据库等。

第三步：对证据的真实性和重要性进行评价。由于存在研究设计的差异、文献发表性偏倚（publication bias）等问题，即便获取了证据，也可能存在质量问题。因而还应该对证据的真实性和临床适用性进行评价。对于不同类型的研究其评价方法和采用的工具不尽相同，所有研究证据的评价原则包括三方面：①证据的真实性。任何拟被采用的医学证据，首先必须是真实的，而不是虚假的，否则，将在临床实践中造成严重的不良后果。研究证据的真实程度与其研究设计关系极大，评价主要是了解研究的方法是否合理，纳入的受试者有无偏倚，资料收集是否真实，统计分析是否正确，结论是否可靠，研究结果是否支持作者的结论等。例如，评价治疗性研究，应考虑合格病例是否随机分配到不同的治疗组、随机化方法是否完全隐藏、统计分析是否按随机分配的组别将全部研究对象纳入分析，以及是否采用盲法等。②证据的重要性。即证据统计学意义和临床意义。如果证据真实可靠，还要分析有无统计学意义和临床应用价值。对于任何证据的临床意义或重要性都需要一系列客观效果指标加以考核。如前所述，不同类型研究所采用的统计学指标不同，其临床意义参考相关章节。③证据的适用性。证据一旦真实可靠，而且又有临床意义，就要评估研究结果对具体患者是否适用，即患者的相关特征与研究中受试者的特征一致吗？该患者对疾病的价值观如何？除此之外，还要考虑患者的经济状况、医疗保险范围、以及医生的技能水平等。

第四步：应用当前最佳证据指导具体患者的临床决策。临床实践总受社会经济、卫生政策、患者意愿、文化背景及可利用资源等等所制约。因此，即使获得了真实可靠、有临床应用价值的证据，还要结合临床经验及患者的意愿及价值观，进行综合性的临床决策。在临床决策中，我们需要不断地对证据、临床经验和患者需求、价值取向进行综合考虑（图5－2）。

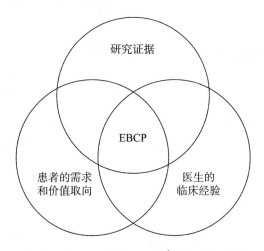

图5－2 证据、临床经验和患者价值取向的关系

注：EBCP（evidence based clinical practice，循证临床实践）

二、全科医疗中循证医学方法的应用

作为一门面向社区和家庭的综合性临床专业学科，全科医学的核心价值观是"以人为中心"。与专科医生相比，全科医生的临床决策内容更广泛，决策时考虑因素更多样。除了疾病的诊治以外，全科医生还要对健康咨询、疾病预防、康复保健等措施做临床决策；在决策时除考虑保健措施的有效性和安全性外，更要考虑患者的文化背景、价值观和对健康的期望值，也要考虑医疗服务的可及性、医疗技术的可获得性，医疗措施的成本效果性和患者的经济承受力。这一理念与循证医学的证据、临床经验和患者价值取向相结合的观念不谋而合。因此，在全科医疗中引入循证医学的方法，将有助于全科医生更深入地理解全科医学核心知识、态度和价值观。

1. 使用循证指南及循证教科书解决一般性的医疗问题

很多时候全科医生常常面对许多基本的医疗问题，如：高血压患者的血压应该控制在多少？随着医学技术的发展日新月异，这类问题的答案也在不停变化。以前世界卫生组织（WHO）制定的血压标准是正常血压为140/90 mmHg，并主张降压幅度不超过原血压的 20％为宜。而到了 2011 年，血压的控制标准变化了吗？通过查询循证指南或者循证教科书，我们就能很快的了解这一问题的答案。通过查询最新的中国高血压防治指南，我们知道：一般高血压患者的血压控制目标为 <140/90mmHg；65 岁以上老年人的血压控制目标为 <150/90mmHg；年轻人、一般糖尿病、一般冠心病、慢性肾脏病患者的血压控制目标为 <130/80mmHg；脑卒中患者的血压控制目标为 <140/90mmHg；对病程长的老年糖尿病、冠状动脉严重狭窄的冠心病、终末期肾脏病、双侧颈动脉严重狭窄患者，血压控制目标适当放宽为 <140/90mmHg；冠心病及高龄患者的舒张压 <60mmHg 时，应谨慎降压和密切观察病情。在全科医疗的过程中，我们会经常碰到这类的问题。通过循证医学的方法，可以使我们随时掌握最新的医学动态，并且掌握目前最权威的证据。

2. 通过循证临床实践来解决一些个体化的问题

在医疗活动中，我们经常还会碰到一些更具体的问题。这就要求我们将循证临床实践的知识应用到我们的工作中，通过查询相关的临床研究并且评价证据来解决问题。下面我们将通过一个案例来进行阐述如何在全科医疗中进行循证实践。该案例就是一名全科医生在临床中解决的实际问题，随后他撰写该文并发表在 2009 年《中国循证医学杂志》12 期上。

附：循证临床病案范例

患者，男，70 岁。因"左肺癌术后 1 月余"入院。2 月前患者因体检发现左肺包块，无咳嗽、咯痰、胸痛等不适。并在 1 月前在本院外科经胸腔镜行"左肺癌切除术"（并行附近淋巴结清扫术），术后病理报告示：左肺腺癌 ⅡB 期。患者既往有心房纤颤、前列腺增生症等病史。查体：T 36.2℃，P 90 次/分，R 18 次/分，BP 106/64mmHg，神清，精神可，查体合作，皮肤温暖，潮湿，球结膜无苍白，浅表淋巴结未几肿大，颈软，气管居中，左胸可见三个手术切口，伤口敷料清洁干燥无渗血，左上肺无呼吸音，左下肺及右肺呼吸音稍粗，未闻及干湿啰音，心（－），腹（－），双下肢无水肿。辅助检查：Hb 133g/L，N 0.81，Cr 79.8μmol/L 痰培养（－），肿瘤标志物：基本正常；胸部平片示：左下肺斑片状影（考虑炎症），左侧胸膜增厚及少量胸腔积液。心电图：正常心电图。腹部 B 超显示：前列腺长大，腹部内脏器未见异常，未见占位。

该患者及家属提出下一步治疗方案如何选择？患者有心房纤颤、前列腺增生症等基础疾病，目前一般情况好。放化疗对患者生存期是否能有明显延长？要回答这一问题，仅查询教科书是远远不够的，因此我们检索当前相关的临床研究证据，通过循证医学的方法来回答患者及家属提出的这一系列问题。

（1）提出问题 为了便于快捷、有效地检索到与临床问题密切相关的证据，根据PICO 原则，将最初的临床问题转换成可以回答的形式：P（患者）：非小细胞肺癌患者（ⅡB 期）；I（干预措施）：术后辅助化疗或/和术后辅助放疗；C（对照措施）：不做放化疗（姑息治疗）；C（结局指标）：肺癌复发率、死亡率。经 PICC 原则转换后的问题为：对于非小细胞肺癌的患者，术后辅助放化疗是否可以显著延长患者生存期？

（2）检索证据　按照循证临床实践的证据检索原则，我们首先检索了与临床问题密切相关的二次文献数据库，如不能查找到合适的相关证据，再检索原始文献数据库。检索关键词为：non‐small cell carcinoma，non‐small cell lung cancer，NSCL，chemotherapy，radiotherapy。采用 MESH 和自由词联合检索。我们先后检索了 Cochrane 图书馆，ACP Journal Club 以及 PubMed。检索结果见表 5‐2。

表 5‐2　检索策略和结果

资料来源	检索策略	结果
ACP Journal	（non-small cell carcinoma OR non-small cell	3 篇 RCT
Club	lung cancer OR NSCLC）AND（chemotherapy	30 篇 SR
PubMed	OR radiotherapy）	281 篇 RCT
Cochrane Library Database		5 篇 SR
		85 篇 RCT

（3）评价证据　所纳入的 9 篇文献中，Cochrane Library 的系统评价 1 篇，高质量的 Meta 分析 8 篇，均为 1 级证据。

结果提示：①手术治疗：Depierre A 的 Meta 分析提示，除非患者不能耐受，手术仍然是第 Ⅰ 期和第 Ⅱ 期的非小细胞肺癌患者的首选治疗策略。特别对于早期患者来说，手术可以获得更高的整体存活率。②术后辅助化疗：1 篇 Meta 分析比较了单纯手术与手术后辅助性化疗的效果，结果并未发现两组有统计学差异。另 1 篇纳入 10 项 RCT 的 Cochrane 系统评价提示，非小细胞肺癌，尤其是 Ⅰ 期、Ⅱ 期患者，术后化疗可能会相对增加患者的死亡风险，使患者 2 年生存率由 58% 降至 52%。术后化疗患者 5 年生存率受益不到 5%。③术后辅助放疗：1 篇 Meta 分析提示，可切除非小细胞肺癌患者手术后放疗（剂量为 30～60Gy）较单纯手术而言死亡率较高，但总体复发率更低。对于早期（Ⅰ 期、Ⅱ 期）可以切除的非小细胞肺癌患者，术后放疗对于患者的生存期和复发率无明显影响，但是会增加患者呼吸道的感染的几率（达 45%）。④术后辅助性放疗加化疗：Meta 分析提示：术后辅助性放疗、化疗并不能改善手术后非小细胞肺癌患者的生存率，特别对现阶段 Ⅰ B 期或 Ⅱ 期患者，生存率无显著差异。术后放化疗比较单纯化疗，患者的 3 年生存率无明显升高。另外 1 篇 Meta 分析结果相似：放化疗死亡率（3.3%）与单纯化疗死亡率（1.4%）相关性显著增加。⑤化疗的危害：最常见的与铂化疗有关的严重（Ⅲ级或Ⅳ级）毒性反应包括中性粒细胞减少症，恶心和呕吐等症状，化疗人群有 36%～73% 的人出现类似症状。辅助化疗的死亡率是 2%～4%，与化疗相关的患者死亡发生不到 2%。随后随机对照试验没有说明毒性反应，即使使用的化疗药物的毒性程度相对较低，坚持化疗方案患者也只有 50%～70%。

（4）应用证据　以上证据包括所有非小细胞肺癌的治疗策略及 Meta 分析，适用于该患者。经过和家属反复沟通，家属担心放化疗带来毒性作用及其他并发症，目前放化疗不能显著改善患者的中位生存期，因此不愿意行放化疗，向家属详细交待了目前有关治疗的循证证据，家属选择采用姑息治疗。

（5）后效评价　经过入院后积极抗感染、止咳、祛痰等对症处理，给予增强免疫等治疗，请中医科会诊予同步中药调理，患者咳嗽、咯痰及多汗等症状明显改善，家属及患者对目前采用的姑息、支持治疗满意，好转出院。

通过这个病案我们可以看出，在全科医疗工作中遇到问题，可以通过循证的方法来解决问题，由于循证医学强调将临床经验，证据和患者的意愿充分结合，患者更容易接受。

3. 在全科医疗实践中进行临床研究

许多全科医生认为搞科研是教学医院以及实验室的事情，在社区医疗活动中没法进行临床科研，其实这一观点是不正确的。在全科医疗实践中，我们把循证的观点应用起来，一样可以进行临床研究，并且发表高质量的论文。例如，通过循证临床实践中的证据评价，我们可以了解到什么样的研究才是高质量的研究？如何实施随机？如何实施盲法？这些知识都可以在我们的医疗活动中指导临床研究。以往，我们在观察某种治疗方案的效果时，往往不设对照组，单纯观察有百分之多少有效。而现在，我们可以使用随机对照的研究方法进行研究，而产生高质量的证据。另外，循证医学更侧重于远期疗效，终点指标（如死亡率，致残率）以及生活质量的评估。我们可以在社区建立健康档案，通过长期的追踪和随访，了解某种治疗的效果或者某种疾病的预后。这种大规模的数据库模型的建立，对临床科研工作起到重要的作用。最后，通过一些病案的临床实践，我们可以像上面提到的那个全科医生一样，撰写循证病案报道在相关杂志发表。

三、循证临床指南

（一）循证临床指南基本概念

临床医师们对临床指南已不再陌生，过去已有许多国家制定了各种不同的指南，中国也正在制定自己的实践指南。过去多数指南都是基于当地或国内专家的意见、教科书、标准治疗或传统医疗制定，"认为应该是这样"或（和）"我们一直在使用这种方法"，但现在对指南的认识已经发生了根本变化，由循证指南替代传统的基于专家共识的临床指南已成为国际趋势。循证指南是以系统评价为依据，经过专家讨论后由专家学会经过严格评价和筛选后制定，具有权威性和实践意义的临床指导意见。

临床实践指南的目的在于：①提高医疗保健质量、改善临床结局。②概述研究发现结果，并使临床决策透明化。③减少临床实践中的不恰当差异。④促进资源的有效利用。⑤识别知识差距、区分医学研究优先次序。作为循证医学资源的一部分，指南与原始研究证据和系统评价的区别在于：指南为临床医生提供具体的推荐意见指导医疗行为，是连接证据和临床实践的桥梁，更加贴近临床实践的需要。国外有报道将临床实践指南与电子病案整合建立临床决策支持系统，通过指南对收集来的患者资料做出整合性诊断，以供医生和其他专业人士参考，具有较强的医疗指导意义，可以预见这将是临床实践指南网络资源利用研究的一个重要发展方向。

（二）如何制定循证临床指南

循证临床指南的制定过程与以往撰写指南的过程有很大不同，它包括来自不同学科领域的专家及相关人员组成开发小组，提出相关临床问题，广泛收集临床证据，运用临床流行病学分析方法并结合他们的实践经验，对证据进行严格评价与综合分析开发出的一组临床指导意见。以此来帮助医生和患者针对特定的临床问题做出目前认识水平上最恰当的处理。它还包括了系统评估、推广普及、修订更新等多个指南推出后的工作计划。使指南能与时俱进，在尽可能广泛的领域内指导临床工作。

（三）如何评价循证临床指南

对指南进行评价，以判断指南是否值得推荐使用或者从众多的指南中选择质量最好的应用于临床，这是应用临床实践指南前重要的步骤。不同的国家和学术团体制定了许多专门的评价工具以便科学客观地评价循证指南。目前，国际上使用的基本工具是由 11 个欧洲国家及加拿大共同研制的指南研究与评价评测表（appraisal of guidelines for research and evaluation，AGREE）。该测评表可以从 www. agreecollaboration. org 获得。

（四）常用的临床实践指南网站

临床实践指南主要来源于各国建立的临床实践指南网站（表 5 - 3），有关的网站很多，其中比较大型及权威的有美国国家指南交换中心和加拿大临床实践指南网站等。其他比较有影响的国家指南网站还有德国指南交换中心（German guide clearinghouse）、英国临床指南网站 PRODIGY（clinical guideline）、英国国家临床示范研究所的 NICE（National Institute for Clinical Excellence）、芬兰的 EBM Guidelines 等。

表 5 - 3　各国临床实践指南网址

国家（机构）	网址
美国（NGC）	http：//www. guideline. gov
美国（AHRQ）	http：//www. ahrq. gov
加拿大（CMA Infobase）	http：//mdm. ca/cpgsnew/cpgs/index. asp
英国（NICE）	http：//www. nice. org. uk/
	http：//www. library. nhs. uk/guidelinesfinder/
	http：//www. eguidelines. co. uk/
	http：//www. nzgg. org. nz
	http：//www. ebm - guidelines. com/
	http：//www. mja. com. au/public/guides/guides. html
	http：//www. sign. ac. uk/

（岳冀蓉　吴红梅）

第六章　全科医疗中的医患关系与伦理问题

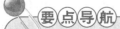要点导航

　　1. 熟悉医患关系基本类型及医患关系模式影响因素，掌握医患关系的特征。

　　2. 熟悉医生及患者的权利和义务。

　　3. 熟悉医学伦理学原则及全科医疗中常见的伦理学及法律问题。

第一节　全科医疗中的医患关系

　　医患关系是指医务人员与和患者之间的人际关系，是医疗服务活动中最重要、最基本的人际关系。良好的医患关系有利于解除病痛、维护和促进健康，改善生活质量。医疗的依从性及患者的满意度，绝大部分取决于医患关系。医患关系的主要矛盾应围绕着患者展开。医患关系的根本性质是需要的互补，绝不仅是患者需要医生，而是医生也需要患者，没有患者就不需要医生的存在。医患关系的好坏主要取决于医务人员的态度。医患关系应变医生权威驱使患者的关系为以患者为中心的适应、咨询、指导关系。

一、全科医疗中医患关系的本质特征

（一）医患关系的内涵

　　医患关系是医疗活动中最重要、最基本的人际关系。狭义的医患关系就是指医生与患者之间为维护和促进健康而形成的人际关系。广义的医患关系是指以医务人员为中心的群体（包括医生、护士、医技人员、卫生管理人员）与以患者为中心的群体（包括前来就诊的患者及其家属、亲戚、朋友、监护人、单位组织等）和虽然健康但为了预防疾病、促进健康而要求咨询、体检或采取多种预防措施的人之间为维护和促进健康而建立起来的人际关系。

　　医学目的不仅仅是治疗疾病，使某个机体康复；还包括使人调整后适应他所处的环境，成为一个有用的社会成员。每一种医学行动始终涉及医生和患者两类当事人，或者更广泛的医学团体和社会，医患关系无外是这两个群体之间多方面的关系。因此，医患关系从更高的层面来讲是指整个医疗卫生保健系统与社会之间的互动关系。

（二）医患关系的本质特征

医疗活动中医患交往产生的人际关系作为一个历史范畴是医疗活动本质的具体体现，取决于社会生产力和医学科学技术的发展水平，受社会、经济、文化、伦理道德等因素的制约，包含社会关系、经济关系、道德关系、文化关系等内容。因此，医患关系本质特征也随着社会的发展在发生着转变。

1. 早期的医患关系特征

医患双方在政治上不分高低，医患关系仅表现为一种平等的经济关系。医生以个体劳动者的身份从事行医活动获取相应的劳动报酬。在医疗活动过程医生和患者之间直接交往，其间没有医疗仪器或者其他人的介入。患者主动求医、自愿提供病史、参与疾病的治疗过程。医生主动接触、了解和关心患者，对患者全面负责。患者将自己的健康及生命托付给完全信任的某一个医生，而医生也只能独自担负维护患者健康的全部责任，这是一种连续稳定而密切的医患关系。因此，这一时期的医患关系具有平等、直接、主动和稳定的特征。

2. 近代医患关系特征

19 世纪末以后，随着医学科学技术的迅速发展，城市大型综合医院的出现，高新技术在医疗领域的广泛应用，使医生几乎成了一架看病的仪器，医患之间的直接接触越来越少，患者的需求和医患之间的情感交流被忽视。分科的细化，医技科室的增多，一个医生往往只负责医疗的某些方面，患者需要与多个医务人员接触才能解决所有的问题；而专科医生往往只对器官、系统的疾病感兴趣，更关心疾病而忽略有病的人，更注重治疗疾病而不治疗患病的人，忽视疾病与患者之间的有机联系，忽视患者作为一个整体的、社会的人的存在，医患关系变成医务工作者和疾病之间的关系。这种医疗服务模式破坏了医患关系的连续性、稳定性及医疗服务的整体性，使医患关系缺少人性化，关系多重化。

3. 现代医患关系特征

20 世纪 60 年代以来，随着社会经济的快速发展，医学模式的转变，医患关系的本质也在转变，一是从以医生为中心转向以患者为中心；二是从以疾病诊疗为中心转向以满足患者的需要为中心；三是从主动与被动的需求关系转向需要互补的积极互动关系；四是从缺乏感情色彩的"商业关系"转向朋友式的互助关系。

医患关系的这种转变在全科医疗中得到最充分的体现，我们可以从美国的一家家庭医疗中心专门对其职员或医学生制定的医患关系十大训令中窥视其本质特征。①在我们的家庭医疗诊断中，患者是最重要的人。②患者不依赖于我们，我们依赖于患者。③患者不是我们工作的障碍，而是我们工作的目标。④患者求助于我们时也有利于我们，不能认为我们通过为患者服务而使患者受益。⑤患者是我们事业的一部分，而不是局外人。⑥患者不是一组冷冰冰的统计数字，而是像我们一样有血、有肉、有思想、有感情的人。⑦患者不是与我们比智力或争论的人。⑧患者是把他们的需要告诉我们的人，而我们的工作就是满足这些需要。⑨我们应该以最礼貌、最关心的方式对待患者。⑩患者是我们家庭医疗诊断的生命源泉。

二、医患关系的模式及其影响因素

（一）医患关系的模式

医患关系模式是指在医疗实践活动中医患双方相互之间的行为方式。1956 年，美国学者萨斯和荷伦德根据医生和患者在医疗措施决定和执行中的主动性的大小，提出了医患关系模式的三种基本类型。

1. 主动－被动型

即家长式作风或权威式作风，在医疗过程中，医生是完全权威主动地按自我意志制定医疗决策，而患者则处于被动地接受医生的医疗决策地位，这种模式视医患关系为父母与子女式关系，故又称家长式模式。患者不能对医生的责任实行有效的监督，患者及其家庭毫无选择余地。这种模式是生物医学模式机械论的具体表现，其优点是能充分发挥医生纯技术的优势，缺点是彻底否定了患者的个人意志。一般仅适用于昏迷、休克、严重创伤、缺乏理智或判断力和不能主动表述意见的患者。

2. 指导－合作型

此类模式患者被看作是有思想、有权利的人，在医疗过程中有一定的主动性，可以对医生的决策提出疑问并寻求解释，但医生仍处于主导地位，医生仍具有权威性，医患之间的合作是以服从医生的意志为前提的，患者并未完全摆脱被动地位，其主观能动性仍得不到充分发挥。其优点是可较好地发挥医患双方的积极性，提高疗效，减少差错，有利于建立信任合作的医患关系。不足是仍存在医患双方权力的不平等性。一般适用于急性病或病情危重但意识清醒的患者。

3. 共同参与型

医患双方具有同等的主动性和权力，相互了解，共同协商，最终找寻到一种双方都满意的疾病防治方案。并在医生指导下由患者及其家庭主动去执行，维护健康的责任主要由患者自己来承担，而医生只扮演帮助者、咨询者或教育者的角色。它的特征是"帮助患者满足健康要求"。这种医患关系模式是医学各科，特别是临床医学学科应有的医患关系模式，也是比较适合全科医疗活动的医患关系模式，而实现此种医患关系模式的基础如下。

（1）医生将患者的利益放在首位，医师和医院除了为患者提供医疗服务外，可能还有其他目的，如教学或医学研究等，但这些绝不应高于患者的利益。我国卫生部提出"以患者为中心"便是这种观念的体现。

（2）医生应理解对患者人格的尊重是其职责之所然。互相尊重本是人际关系的基础，患者的身体、心理受到疾病的侵害时，医疗的过程可能带来风险时，患者更需要来自医生的呵护，来自医生的尊重。

（3）患者应该对医生信任，对纯技术性的问题应尊重医生的决策，并应该理解这样做并不影响自己的人格，从而主动地接受医生的建议。

医患关系的模式除按主动性大小进行上述分类外，还有以下分类方法：①企业模式：这种模式把医患关系看成医生和顾客的关系，医学是一种商品交换。一个好的医生必须提供"好的产品"，而患者也要有足够的知识技能明智的购买医疗服务。这种模式缩小了医患之间的伦理义务。仅在有限的情况下可用。②家长主义模式：家长主义模式视医患关系为父母与子女的关系，这种医学模式由医生全权决定患者的治疗。但是随着医学的发展，患者自我决定权利意识的增强以及市场经济对卫生领域的冲击，医学家长主义受到越来越多的批评，医患关系的家长主义模式越来越不能适应医疗实践。③契约模式：契约模式通过契约形式把对交易双方的要求明确起来，这种模式强调医患双方的平等关系，但忽视了一个需要帮助的、担忧焦虑的患者往往不可能与拥有知识和技能的医生处于完全平等地位这一事实。这个模式同企业模式一样弱化了医患双方的伦理要求，而只限于用法律来规定医患双方的义务，从而忽视了全科医疗活动中医患间的"信任"的重要作用。④医患关系的"信托"模式：理想的医患关系模式要求医患双方互相尊重。在医患双方自愿建立起来的某种类似契约的关系中尊重彼此拥有的权利，并且给予患者较多的决定权。患者"信任"医生，并把自己的健康和生命"托付"给了医生，医患之间的信托得到了最充分的体现。

（二）全科医疗中最佳医患关系模式

全科医疗是一种以人为本的照护。在全科医疗服务中，医生一方提供健康－疾病一体化管理，其特点是人性化、连续性、可及性、协调性的服务，因为责任重要、服务领域广而时间长，他必须寻求责任分担者，非如此不可能很好完成任务；而患者一方需要保持健康或治疗疾病，其特点是健康、亚健康、小病或慢性病，存在着"自我医疗"或"久病成医"的状态，他们是主动的、自控的，但若病情复杂或管理不见效，往往也需要向医生求助。这样，由于双方的共同需求，他们就有了长期合作的基础和动力，而"信托"关系则是这种长期合作的润滑剂，能调节医患双方的思路和行为。因此，全科医疗中理想的医患关系属于"信托"关系，该模式的特点是将医患关系的"行仁性"与"契约性"结合于一体。"行仁性"要求医生无条件地对患者行善，要高尚、宽容、对所有患者一视同仁——即"医高于患"；而"契约性"则表明医患双方还存在着平等的类似"甲方乙方"的契约的关系，具体表现为以下几个方面。

（1）赋予医生较多的义务　医患双方在医疗知识拥有上的不平等，使患者拥有了许多正面的权利，而赋予医生许多责任、义务。患者有权利得到适宜的医疗服务，医生则有义务提供必要的医疗服务。

（2）患者的就医行为隐含着对医生的信任　患者相信医生会把涉及他健康和生命的利益放在首位，因而把自己的健康和生命托付给了医生；为了有利于治疗和健康，他们常把自己一些隐秘私事告诉医生。这样所形成的医患关系是一种比较亲密的关系。

特别是在社区卫生服务中，医生与患者家庭的关系很密切，从中所引申出来的权利和义务是不同的，社会的期望也是不同的。

（3）医患关系具有类似契约的性质　患者和医生双方都是具有独立人格的人，但医疗决策能力有差异；双方可能具有不同的价值、信念、利益和目标；这种源于患者信托、由医患双方自愿建立起来的关系，可随双方的意愿而中断。

（三）影响医患关系的因素

1. 医务人员方面

（1）态度与道德　医患关系的好坏主要取决于医生人员的态度。医生的同情心、同理心，即"将心比心"，或"换位思考"，是建立良好医患关系的基础。

（2）人格与能力　医生的态度受到其本身人格特质，包括世界观、人生观、道德修养、医疗能力及职业生活满意度的影响，适度认同患者的态度，适当满足患者的要求有利于建立良好的医患关系。

2. 患者方面

（1）患者的人格及期望　医患关系受患者情绪、人格特质以及医生、患者间交流互动情况的影响。

（2）对健康与疾病的认知　患者对疾病的认知取决于其文化背景、经济基础、社会地位、保健咨询、个人经验及健康信念及采取行动的可行性等因素。

3. 医疗管理方面

从广义的医患关系角度来说，医患关系并非只是医生与患者之间一对一的关系，医生通常受雇于医疗机构，其与所在医疗机构之间存在着契约与薪金关系，因此必须为医疗机构的发展和利益承担相应的责任和义务，有时这会与其维护患者的利益产生矛盾，如过度医疗有利于医院而有损于患者，或患者无力支付救治费用。

4. 医疗保险制度

全科医生承担着医疗保险制度守门人的角色，医生充当着医疗保险规定执行者和医药费用控制者的角色，医生在为参保患者提供医疗服务时，不仅要考虑患者的利益和需求，同时也必须考虑不能违反医疗保险规定，这两者之间往往会产生矛盾和冲突，并且这种矛盾和冲突远非医患双方的力量所能控制，只有不断完善和理顺各种体制与机制，逐步调整和平衡各方的利益关系，才能促进医患关系健康地向前发展。

（四）良好的医患关系在全科医学中的重要性

全科医学的基本理念、全科医疗的基本特点，决定了全科医生与患者、包括他的家庭甚至社区的成员之间必须具有良好的医患关系。可以这么说，"没有良好的医患关系，全科医师将无法工作。"

（1）全科医疗实践中有大量的慢性疾病的患者及其家属需要得到医生长期的、稳定的、亲友式的照顾，有时这种照顾甚至需要伴随患者终生。这就要求全科医生对患者的医疗保健服务是不受时间、空间的限制的持续性负责任的照护，显然没有良好的医患关系是不可能做到的。

（2）全科医生对患者实行个体化的医疗保键服务，全科医学的理念是注重于人而不是病，全科医生应将患者看成是一个完整的、社会的人，而不仅仅是"一个"人，而且是一个家庭和社会的成员。因此患者不是一个需要修理的机器，而是一个需要得到治疗、关心、尊重和信任的人，全科医师除了关心他的生理方面的问题外，还需关注其心理、社会等方面的制约因素。而要做到这些，没有良好的医患关系是不可能的。

（3）全科医生给予患者的应该是可亲近性的医疗保键服务，即全科医生随时随地地为患者提供及时的和地域上可及的医疗保健服务。同时，还包括方法上、经济上的亲近，全科医生在提供医疗保健服务时，应尽可能地选用价廉质优、易于被患者接受的药物和非药物的自然疗法。更重要的是还要包括对患者心理和社会层面上的关怀，让患者和他的家庭觉得可亲。全科医生能这样做，患者能接受，也非有良好的医患关系不可。

（4）全科医生服务是综合性的保健服务，不但不分性别年龄，也不分预防治疗。医生为患者治疗固然需要有良好的医患关系，在疾病未发生之前的预防工作就更需要有良好的医患关系作基础。

（5）全科医学为患者提供协调性保健服务，即充分利用患者家庭的、社会的各个方面，能有利于患者治疗康复的医疗的、社会的、经济的资源为患者服务。如果没有良好的医患关系，全科医生事实无法动员这些资源来服务于患者。

在全科医学的服务中良好的医患关系对医疗质量有着至关重要的影响。因全科医疗活动中的情感的因素，相同的疾病、相同的治疗方案，如医患之间的信任度不同、关系密切的程度不同，治疗的效果也可以完全不同。

第二节 医患关系中医生和患者的基本权利和义务

一、医生权利与义务

（一）医生的权利

医务人员的权利是指医务人员为维护患者的健康，保证患者医疗权利的实现，独立行使医疗行为的权利。医生在行使自己的权利时，要做到公正、合理、真实，避免给社会造成危害。

1. 实现患者医疗权

维护和保证患者的健康，预防和诊治疾病是医务人员的天职，也是医务人员的权利。在整个的医疗实践过程中，医务人员必须以维护、保证患者恢复健康为前提，如滥用权力，拒绝患者求医问医，以医谋私，索取钱财，都是对权利的歪曲和滥用。

2. 医疗行为自主权

在医疗活动中，医务人员在保证患者康复或有利病情缓解情况下，医务人员具有医疗决策自主权利，决定患者是实行保守治疗或是手术治疗、住院治疗还是门诊治疗、采用中医还是西医及中西结合治疗。而患者及家属及有关部门都应尊重医生做出的科学诊疗决策。

3. 医疗情况保密权

为了维护患者和社会利益，医务人员有权对患者的某些病情和医情实施保密，包括为患者保密和对患者保密两个方面。如查得的癌症患者、某些传染病。

4. 医生特殊干涉权

是指医生在特定的情况下，限制患者的自主权，实现自己意志以达到对患者应尽责任的目的。特殊干涉权主要限于：①自杀未遂、精神病患者等拒绝治疗，医生可以强迫治疗或采取措施控制其行为。②人体试验性治疗时，虽然患者知情同意，但一些高难度、高风险的试验，医生也可以运用干涉权，不予进行。③当患者了解诊治情况及预后，有可能影响治疗过程或效果，造成不良影响时，医生隐瞒真相是一种道德的、正当的行为。

（二）医生的义务

1. 疾病诊治义务

医生根据四诊所掌握病理特征，做出最后的诊断，并根据病因制定相应的治疗方案，这些都是医生的职责，作为医生，你选择了这个职业，就必须承担为患者治病的义务。

2. 解除痛苦义务

患者的痛苦包括躯体的不适和精神性问题，躯体痛苦一般通过药物或手术的方法加以控制，但精神痛苦需医生进行心理疏导、精神安慰、理解同情患者才能奏效。无论躯体疾病还是心理障碍，均可由生理、心理、社会三方面因素所致，因此医生应全面了解，对症下药以解除患者的疾苦。

3. 解释说明义务

患者到医院看病，他们不仅希望医生能治疗疾病，并希望医生能为他们解释一系列与疾病相关的问题，如自己得的是"什么病"，这种病是"什么原因"，此病能否治愈，大约多长时间，中药或西药哪个效果好，需要花费多少钱等。对患者提出的这一系列问题，医生有义务给患者耐心的解释，以免使患者失望而影响治疗效果。

4. 维护隐私义务

医生对患者有保密的义务。患者在患某种特殊疾病或精神、心理处于某种特殊的状态，不宜或不能向外界透露，但患者为了治愈疾病而自愿透露给医生的隐私，这是出于患者对医生的信任，医生应当维护患者的隐私，对患者的隐私负有保密的义务。

二、患者的基本权利与义务

（一）患者的基本权利

1. 获取医疗服务权

在医患关系中患者所拥有的特定权力是获得为治疗其疾病所必需的、尊重人的、公正的、费用节省的医疗服务的权利。凡患者不分性别、国籍、民族、信仰、社会地位和病情轻重，都有权受到礼貌周到、耐心细致、合理连续、安全有效的医疗服务。

2. 诊治决策自主权

患者有为自己的治疗及各种特殊诊治手段做决定和拒绝治疗的权利。自主权是一个人就有关自己的问题做出自愿决定的权利。患者自主权不是绝对的。比如由于缺乏医学知识做出对其自身有害的决定，医生可以进行"家长主义"的干涉。当患者由于行使其自主权而与患者的其他权利或利益发生冲突的时候，经过权衡，可以不予优先考虑其自主权，甚至可以放弃患者的自主权。

3. 疾病知情同意权

患者有权了解有关诊断、治疗、处置及病情预后等确切内容和结果，并有权要求对此做出通俗易懂的解释。对患者知情同意权的承认，即是对医患关系的主要形式的认同，从"医生决定"的家长主义变为"医生建议，患者决定"的尊重患者自主性。征得患者同意的最好方式是根据医患之间的约定进行有效的私人沟通交流，不能仅用草率的签订同意书的办法。

4. 个人隐私保密权

患者在医疗过程中，对由于医疗需要而提供的个人的各种秘密或隐私，有要求保密的权利；如患者有权对接受检查要求具有合理的声、像方面的隐蔽性。由异性医务人员进行某些部位的体检治疗，有权要求第三者在场等。此外，患者的隐私还包括不宜或不能向外界透露，但为了治愈疾病而自愿透露给医生的隐私，患者有要求医生对其隐私给予保密的权利。

5. 医疗评估参与权

患者在接受治疗的过程中，对施治的单位或个人各个环节的工作有权做出客观、恰如其分的评价。无论由谁支付医疗费用，患者都有权审查他的账单，并有权要求解释各项支出的用途。

（二）医患关系中患者的义务

在医疗活动过程中，患者在享受一定权利的同时也应承担相应的道德义务。这样才有利于完成"治疗疾病"这一医生和患者的共同目标，患者的义务包括以下几个方面。

1. 真实信息提供

患者有义务提供完整、详实的疾病相关信息，不说谎话，不隐瞒有关信息，以免影响疾病的诊治，甚或贻误最佳时机，威胁自己生命。

2. 积极配合治疗

患者在就医诊疗过程中，（无论门诊、住院）应遵守医院为维护正常医疗秩序而制定的一系列规章制度；积极给予医务人员必要的配合，服从医务人员的诊疗，遵守医嘱，主动向医生、护士介绍在诊治中的病情变化和主观感受。有义务改变其不安全、不健康、危险的行为，比如不锻炼身体、吸烟、无保护的性行为等。

3. 预防疾病流行

传染病患者有义务采取行动防止进一步的传播。

4. 尊重医务人员

理解和尊重医务人员的劳动，尊重医务人员的人格，努力共同建立良好的医患关系，同时谴责那些不尊重医务人员、强索药物、强行要求某些特殊检查或治疗，甚至辱骂、殴打医务人员的行为。

5. 自觉交纳费用

以任何方式逃避、拖欠医疗费用都是不道德的。确实无力支付费用时应按有关规定办理减免手续。

6. 支持科研教学

医学的发展、医疗技术的提高离不开医学科学研究和医学人才的培养。现代诊疗为患者的康复带来的好处是建立在千千万万的前人为医学发展积累知识所作贡献的基础上，每个患者应在知情同意的基础上，积极配合医学科学研究和医学教育。

第三节　医学伦理学问题

伦理学是一门研究社会道德现象的本质、根源、特点、功能、作用及其发展规律的科学。医学伦理学是伦理学的一门分支学科，是在医疗实践、医学科学活动中，研究人们之间相互关系和医学与社会关系的准则和规范的科学。

一、医学伦理学的基本原则及全科医疗中常见的伦理学问题

（一）医学伦理学的基本原则

1. 有利患者原则

包括两个方面的内容，一是"确有助益"，二是"不伤害"。"确有助益"是指治愈或缓解患者的疾病，解除或减轻患者的痛苦；"不伤害"是指不给患者带来可以避免的痛苦、损害、残疾或死亡，包括不应该发生有意的伤害以及无意造成的伤害，例如由于疏忽大意造成的伤害。在医疗过程中，有时候会有一些不可避免的伤害，例如，由于恶性骨肿瘤不得不截肢而丧失了一条腿，这是为了保全生命所做的不可避免的伤害。医学伦理学用"双重效应"原则对这样的行为加以辩护，双重效应是指一个医疗行为可以产生两重效应，一个是为了达到治疗疾病或保全生命目的的有意的、直接的效

应，另一个是可以预料而无法避免的，并非有意的但有害的间接效应。

有利原则要求医生在选择治疗方案、做出医疗决定时要进行代价或效益分析，全面衡量厉害得失。根据这个原则，医生决不能做明知将会伤害患者健康和幸福的事情，只能做促进患者健康和幸福的事情，这是医学的"天理"。中国现在正在进行医疗卫生体制的改革，任何改革方案都不应该破坏"有利于患者"这一原则。

2. 尊重患者原则

尊重患者包括尊重他们在道德和法律上拥有的接受服务的权利和在医疗中的自主权。

（1）尊重患者的基本医疗护理权 《中华人民共和国宪法》第二章第45条规定"公民享有获得医疗保健服务的权利"，又如《民法通则》第五章里规定了"公民享有生命健康权"。《医疗机构管理条例》也规定"医疗机构对危重患者应当立即抢救，对限于设备或者技术条件不能诊治的患者，应当及时转诊"。

（2）尊重患者在医疗中的自主权 医学伦理学理论中自主权是一个人自愿的决定和行动，不是强迫、利诱或欺骗下的决定。当患者丧失行为能力（如昏迷患者）或不具备行为能力（如婴儿），则应该取得患者的家属或监护人的代理同意。在双方协商中要尊重患者自己决定的权利，但也不能放弃医生的责任。医生有责任告诉患者种种可行的治疗方案及其可能的结果，以及医生所认为的最佳方案和理由。

3. 知情同意原则

在诊疗上的知情同意，就是向患者讲明疾病或伤残的性质以及医生所建议的诊疗措施会有什么样的效果和风险等，从而征得患者的同意，然后方可实施诊疗。知情同意有以下几个关键要素：信息的告知、信息的理解、同意能力、自由表示同意。缺少其中任何一项，都不能称为真正的知情同意。在医疗实践活动中，患者有权知道所有有关自己疾病和健康的信息；至于医生必须向"这位"患者提供多少信息，则应该根据该患者的需要。例如对一个高血压患者，需要向其解释原发性高血压的性质、需用药物的名称、作用机制、益处（如高血压的控制，并导致疾病危险的降低）、风险（如该药物的副作用）、替代方法（如其他药物、饮食控制与锻炼，或不干预），以及药物的花费、是否属于报销范围等。在交流方面，首先要以能够使患者听懂的方式解释问题；其次要考虑患者的知识和教育程度、医疗经验、社会背景和人格特点。不同的人对信息的要求也有所区别，一个学究式的大学教授和一个文盲的家庭主妇都患了高血压病，对此二人解释问题的方式，无论在语言、重点或细节交代方面，都应该很不相同。

4. 坚持公正原则

公正的意义是指卫生资源应由患者、家人、社会大众等共同公平地使用，以达到社会性公平。患者根据需要得到应有的医疗卫生服务，而不需考虑其社会地位、经济状况和收入水平。包括"形式上的公正原则"和"实质上的公正原则"。形式上的公正原则是指，同样的情况应当同样地对待，类似体育比赛中的比赛规则，对任何人都一样。但由于资源有限，不可能对所有的需要做出同等分配，这就要求"实质性公正原则"来补充。比如目前并不是每个人都有可能享受到器官移植，对于这类非基本的医疗，实质性公正原则是根据支付能力的大小、医学标准和社会标准而确定的。

5. 讲真话和保密原则

讲真话原则是指医生有义务说出真相，不欺骗别人，体现了医务人员对患者自主性的尊重。但是讲真话义务与其他义务冲突时，如与有利原则冲突时，不说出真相甚或说谎也是伦理学上认可的。如当说出诊断和预后的真相不利于患者或可能对患者造成伤害的时候，如一个癌症患者知道他的诊断和预后会产生焦虑甚至导致自杀的时候，不告诉患者真相可以保护患者。为患者保密是医务工作中的最根本的原则，医生对其所了解到的患者的一切信息必须保密，不经患者允许不能泄露任何情况。除外法律要求这么做或者如果坚持保守秘密的话，对其他人引起的伤害大于医生对患者所负的责任。

（二）全科医疗中常见的伦理学问题

1. 隐私权和保密性的问题

维护患者的隐私是广泛被医疗界认可的最重要的原则。在诊疗过程中，医生不能泄露医疗服务中所看到及听到的有关患者的信息。有了隐私权的保证，患者才会真诚地与医生沟通并吐露真情，同时才能保证患者对医生的信任感，保守患者秘密可加强患者与医生之间良好的关系。

2. 医疗行为知情同意的问题

知情同意原则的基本要求是医生必须取得患者自主性的同意，如果患者本身缺乏自主能力，则需取得其代理人的同意，在此情况下，才能进行所有的医疗行为。需要提醒的是，知情同意并不仅仅适用于有创伤性的检查或手术，而是所有医疗过程均需要遵循该原则。其目的有二，一为临床检查，由医患双方所做出的医疗决定，能取得患者的信任，治疗过程中患者才能接受配合；另一方面患者有权来决定发生在自己身上的医疗行为，医生应尊重这些权利。但在两种情况需要讨论，一是急诊，为了拯救患者的健康及生命，必须进行紧急处理；二是治疗上的需要，如果将实情告诉患者，将给患者造成打击，甚至伤害。

3. 不遵医嘱患者的问题

当完全告知患者后，患者可自主性地选择不愿意接受医生的建议或处方，而医生应尊重患者拒绝的权利，这符合知情同意的原则，但需注意的是，医生不能马上接受患者的拒绝而放弃治疗，应该首先了解患者拒绝的具体原因。常见的主要原因是医患的沟通不良，对医生缺乏信任感及其他心理因素，或因价值观的不同，这都需要医生依据原因采取相应的处理方法。

4. 患者转诊问题

转诊常常使患者产生很多误会，一部分患者会产生严重的焦虑。转诊前，全科医生应充分考虑到全科医疗、医生本身和实际条件的潜力与限制，必要时应向患者说明。不管患者是否愿意转诊，都应该获得患者的书面证明。全科医生应该在适当的时候及时地做出转诊的决定，并取得患者的谅解和同意，而且对转诊过程一直负责，取得接受转诊医生的大力支持，直到患者又重新回到所在的社区，要让患者充分了解全科医生的工作特征，即全科医生的作用就是负责首诊和进行必须得转诊，适当的转诊是全科医生工作的一个重要部分，转诊不是推卸责任，全科医生对转诊后的患者仍然负责。

全科医生在转诊中需要遵守下列准则：①转诊必须以患者诊疗需要为前提，尽量避免违背职业道德轻易地做出转诊，或延迟转诊的现象。②全科医生要对转诊过程负责，保证患者在转诊过程中的安全。③转诊无论是医生还是患者及家属提出，不管患者是否愿意转诊，都应获得患者的知情同意。④全科医生应根据患者的实际情况，按节省费用、就近、方便、有效的原则，把患者转到相应的医院和医生那里。

二、全科医疗临床实践中的常见法律问题

全科医疗作为城镇卫生事业改革和发展的热点问题，经过近几年的实践，其服务网络已初具规模，各项改革逐渐完善，功能细化及作用发挥渐趋规范，其质优、价廉、方便的特点，已逐步得到社区居民的认可。但是由于我国全科医疗和社会卫生服务工作刚刚起步，在预防、治疗、保健、康复、健康教育和计划生育服务中，不可避免地会遇到一些医疗涉法问题。因此，社区卫生服务人员要学法、懂法、依法行医和开展卫生服务，积极预防全科医疗与社区卫生服务中的涉法问题。

（一）医疗事故与医疗纠纷

医疗事故是指医疗机构及其医务人员在医疗活动中，违反卫生服务管理法律、行政法律、部门规章和诊疗护理规范、常规，过失造成患者人身损害的事故。医疗纠纷是指发生医患之间的、针对医疗活动及其相关活动而产生的争执。医疗技术水平低下的医生往往在诊断、操作、治疗上易误诊、漏诊，其则在操作过程中失误、用药时没注意到药物的副作用，造成医疗技术事故。由于医务人员工作者责任心不强，疏忽大意，造成患者伤害，易造成医疗责任事故，不管什么原因造成的医疗事故都应该受到严肃的处理，但责任事故大于技术事故。

（二）销售假冒伪劣药品

随着社区卫生服务在基本医疗保健体系中所起的作用不断增强，药品管理工作日益成为确保社区居民吃上放心药的重点工作。一般来说，社区卫生机构有着规范的药品流通渠道，如药品的"三统一"（如统一招标，统一派送，统一价格）等，是比较合理合法的，但仍有极少医务人员在利益的驱动下，私自进购假药、劣药或使用过期失效等伪劣药品，造成患者的病情延误，甚至致残、致死。这种行为触犯《刑法》和

《药品管理法》，构成销售假劣药品罪。

（三）非法提供麻醉药品、精神药品

医疗机构及其医务人员作为依法从事管理、使用国家管制的麻醉药品、精神药品的单位和个人，要掌握本药的适应证及禁忌证，特别是对那些吸食、注射毒品的人，提供国家管制的能够使人成瘾的麻醉药品、精神药品，就构成非法提供麻醉药品罪。全科医生应严格按照卫生部关于《麻醉药品临床应用指导原则》的通知要求，避免药品的滥用，尤其要注意防范吸毒人员骗取麻醉药品。

（四）侵犯患者隐私权问题

隐私权是自然人享有的支配其与公共利益无关的私人信息、私人活动和私有领域的人格权。通常认为，隐私权包括隐私隐瞒权、隐私利用权、隐私维护权、隐私支配权四项权利。全科医生作为社区居民的健康代理人，在日常接诊和健康档案建立过程中，往往会接触和掌握患者及其家庭的大量隐私，患者有权要求给予保密，全科医生也有为患者保密的义务。《执业医师法》第二十二条第三项规定："医师在执业活动中应履行关心、爱护、尊重患者，保护患者的隐私的义务。"全科医生如果疏忽大意，泄露了患者的隐私，不仅会使自己工作陷入被动，严重时还要承担相应的法律责任。

（五）侵犯患者肖像权问题

肖像权是指公民对以自己肖像所体现的利益为内容的权利。从法律意义上讲，肖像权是指通过绘画、拍照、雕塑、录像、电影、电视等视觉艺术使公民外貌特征再现的作用。公民享有肖像专有权，不可随意侵犯。在医疗实践中有时为了搜集病例经常需要通过照相、录像等方式对患者进行记载，如果在报刊中公开发表或者为了医学教育而在公共场合张贴或播放就有可能侵犯患者的肖像权造成医患纠纷。作为医学工作者，收集典型的病例资料，必须具备法律常识，注意方式和技巧。比如在照片上将患者的头面部隐去，或者用黑枢将患者的双眼部遮盖；在播放录像时，可将患者头面部模糊化。如不能隐去头面，则必须征得患者的书面同意，告知患者肖像使用的目的、范围、性质等，并签订协议书取得当事人的许可后，才能使用。

（六）侵犯患者处分权问题

处分权是指患者有权处置自己身上的组织、器官的法定权利。如手术时，必须征得患者知情同意，签订手术同意书，即经治医生向患者告知拟施行手术的相关情况，包括术前诊断、手术名称、术中或术后可能出现的并发症、手术风险、患者签名、医生签名等。征得患者同意方能进行手术，切不可擅自对患者身上的组织、器官进行切除，即使是确因病情需要，且未对患者健康造成重大影响，但侵犯了患者对自己所有"物"的处分权。

（七）安乐死问题

我国《民法通则》第九十八条规定，公民享有生命健康权。生命健康就是"生命安全维护权"，即维护生命安全，禁止别人非法剥夺人的生命的权利，实施安乐死就是

侵犯了人的生命权。延长患者的生命，救死扶伤，是每个医务工作者的职责，当患者本人或家属有安乐死的意愿时，医务人员也无权中止治疗，更无权采取措施提前结束患者的生命或加速患者的死亡进程。全科医生应给予患者和家属充分的关怀和安慰，以唤起患者对生的欲望，最大限度地减轻其痛苦。

（田正良）

第七章　全科医学教育

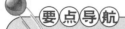

要点导航

1. 了解医学教育的最低要求及全科医生的能力要求。

2. 了解国外全科医学教育培训的模式及教育形式与内容，全科医师的认证。

3. 熟悉我国全科医学教育现状，教育培训形式与内容及全科医师注册。

第一节　全科医生的能力要求

随着医药卫生事业改革与发展的深入，医学教育应适应社会经济的发展和人民健康需求，全科医学教育逐渐地显示出其在高等教育中的重要性。当前，在我国以全科医师为骨干的社区卫生服务队伍正在逐步形成，全科医学教育体系和全科医师规范化培训制度正在建立。立足现实、面向未来，改革医学教育，多种方式培养从事社区卫生服务工作的全科医师，是建立适合我国国情的全科医学教育体系，造就一支高素质的社区卫生服务队伍，建设面向21世纪的社区卫生服务体系的重要保障。全科医学是临床二级学科，全科医学教育属于医学教育的一部分，应遵循医学教育的一般规律。因此，全科医学教育必须满足全球医学教育的最低基本要求，因其在课程设置和教学方法上有其特殊性，全科医学教育的理想模式是整合课程内容和以问题为基础的教学。

一、全球医学教育的最基本要求

在20世纪，遍及世界各地的医学院校其医学教育课程看似相似，但在内容上确有较大差别，在医学生知识、技能、职业态度、伦理和价值观等方面难以有统一的研究和比较。对所有医学生在完成医学院（本科）学业后和进入专业培训或毕业后培训之前应当具备的核心的最基本要求的能力也没有统一的权威的界定。直到20世纪末，国际医学教育组织指导制定了"全球医学教育最基本要求"，使各国的医学教育有了可参照的目标。

（一）基本要求的含义

1999年6月9日，受美国纽约中华医学基金会（China Medical Board of New York，CMB）资助，国际医学教育组织（Institute for International Medical Education，IIME）在

纽约成立，其主要任务是为制定"全球医学教育最基本要求"提供指导。通过"全球医学教育最基本要求"，使得不管在任何国家培养的医生都达到在医学知识、技能、职业态度、行为和价值观等方面的最基本要求。在制定所有医生必须具备的基本能力时，除了更多强调对敬业精神、社会科学、卫生经济、信息管理和卫生保健系统等方面的要求，同时还应考虑世界不同地区的社会和文化特征。也就是说，各个学校之间的教学模式和方法可以不一致，但基本能力要求必须是一致的。即"基本要求"的定义并不是指全球医学教育计划和教育过程的统一，而是指为达到"基本要求"的目标，各医学院校可以采用自己的课程设置和教学计划，但学生在毕业时必须具备"基本要求"所规定的核心能力。

（二）基本要求的内容

IIME组织将"全球医学教育最基本要求"归纳为7个领域和具体的60条标准，其主要内容如下。

1. 医学职业价值、态度、行为和伦理

敬业精神和伦理行为是医疗实践的核心，敬业精神不仅包括医学知识和技能，而且也包括对一组共同价值的承诺、自觉地建立和加强这些价值，以及维护这些价值的责任等。IIME组织将该领域列为整个标准体系之首，可见其特别重要，该领域共设11条具体标准。

2. 医学科学基础知识

毕业生必须具备坚实的医学科学基础知识，并且能够应用这些知识解决医疗实际问题，毕业生必须懂得医疗决定和行动的各种原则，并且能够因时、因事而宜地做出必要地反应，共有10条具体标准。

3. 交流与沟通技能

医生应当通过有效的沟通创造一个便于与患者、患者亲属、同事、卫生保健队伍其他成员和公众之间进行相互学习的环境。为了提高医疗方案的准确性和患者的满意度，有9条具体标准。

4. 临床技能

强调能及时、有效地诊断和处理患者。以有效果的、有效率的和合乎伦理的方法，对患者做出包括健康促进和疾病预防在内的处理；对患者的健康问题进行评价和分析，并指导患者重视生理、心理、社会和文化的各种影响健康的因素；懂得对人力资源和各种诊断干预，医疗设备和卫生保健设施的适宜使用；发展独立，自我引导学习的能力，以便在整个职业生涯中更好地获得新知识和技能，共10条具体标准。

5. 群体健康和医疗卫生系统

医学毕业生应当知道他们在保护和促进人类健康中应起的作用，并能够采取相应的行动，他们应当了解到卫生系统组织的原则及其经济和立法的基础，也应当对卫生保健系统的有效果和有效率的管理有基本的了解，设9条具体标准。

6. 信息管理

医疗实践和卫生系统的管理有赖于有效的源源不断的知识和信息，计算机和通讯技术的进步为教育和信息的分析和管理提供了有效的工具和手段，使用计算机系统有助于从文献中寻找信息，分析和联系患者的资料。因此，毕业生必须了解信息技术和知识的用途和局限性，并能够在解决医疗问题和决策中合理应用这些技术，本领域设5条具体标准。

7. 批判性思维和研究

对现有的知识、技术和信息进行批判性的评价，是解决问题所必须具备的能力，因为医生如果要保持行医的资格，他们就必须不断地获取新的科学知识和新的技能，进行良好的医疗实践，必须具有科学思维能力和使用科学的方法，设6条标准。

七个领域的能力（图7-1）价值等同，没有轻重之分。总之，在完成本科医学教育学习之后，毕业生应能显示出他们自身必备的专业能力。这些专业能力具体表现为：将确保其具备在所有环境中领会和关注患者的适应性，在卫生保健监控下提供最佳服务；具有对疾病和损伤处理的与健康促进和疾病预防相结合的能力；团队中协作共事和在需要时进行领导的能力；对患者和公众进行有关健康、疾病、危险因素的教育、建议和咨询的能力；能认识自身不足、满足自我评价和同行评估的需要，能进行自导学习和在职业生涯中不断自我完善的能力；在维护职业价值和伦理的最高准则的同时，适应变化中的疾病谱、医疗实践条件和需求，适应医学信息技术发展，科技进步，卫生保健组织体系变化的能力。

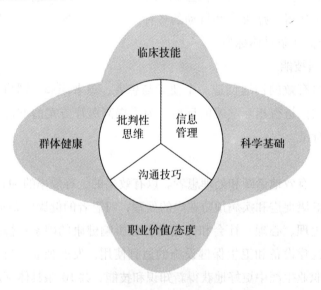

图7-1　全球最低基本要求领域示意图

二、全科医生的能力要求

全科医生是与患者首次接触的医生。他们以家庭、社区为场所，运用全科医学独特的原则和方法，注重解决社区中常见健康问题，为社区居民提供基层连续性、综合性和整体性的医疗服务；是患者及其家庭需要的所有医疗保健服务的协调者；是社区卫生服务的组织者和实施者。由此可见，全科医生所面临的任务决定了全科医生在满足全球医学教育最低基本要求外，还要接受全科医学的专门训练，掌握完成他们职责所需的相关知识，具备完成全科医疗服务的能力要求。

1. 娴熟的人际交往能力

与患者及其家庭成为朋友，是全科医生在社区中立足的重要基础。全科医生在社区中拥有的卫生资源十分有限，必须充分利用家庭资源、社区资源、社会资源和专科医院的资源，才能提供患者及其家庭需要的协调性、综合性、连续性的医疗保健服务，才能有效地解决社区中遇到的医疗卫生问题。因此，全科医生必须具备娴熟的人际交往技能。

2. 熟练的问诊与体检能力

通过问诊和查体获得对患者及其家庭充分的了解、详细的病史和体征、试验性治疗的结果和追踪观察得到的资料，诊断和评价健康问题。因而全科医生的基本功显得尤其重要。

3. 基本实验室检查或测验技术

具备三大常规、肝功能、心电图、X光检测技术，具有使用眼底镜、喉镜、B超、心理测验等能力，能熟练地判读各种检查报告。

4. 社区常见健康问题的综合处理能力

具有熟练地评估、确定和处理常见的社区健康问题的能力。能在了解完整背景的基础上，评估个人健康问题，能综合性地处理内、外、妇、儿等各临床专科的常见病，掌握基本的临床操作技能，如胸穿、腹穿、导尿、灌肠、肌内注射、心肺复苏、新生儿复苏等。能提供整体性服务，能在临床实践中整合各临床专科的知识和技术、健康教育、健康促进、心理咨询与治疗、预防、保健、药物治疗、康复、中医中药、护理等内容。

5. 为患者、家庭、社区提供良好服务的能力

具有为个人、家庭、社区提供综合性服务的责任感，并具有管理各类卫生服务相关资源的能力。能准确地判断出个人问题所在并正确处理这些问题，善于利用各方面的资源，实施系统化、个体化的预防保健计划和自我管理计划。具有评价家庭的结构、功能、资源状况和家庭生活周期及可能出现的相应家庭问题，并帮助家庭解决存在的问题。具备协调和利用社区内外的医疗和非医疗资源的能力，能组织必要的社区调查和社区筛查，做出社区诊断，提供社区处方，并制定和实施社区卫生计划，具有监测和控制流行病、传染病和慢性病的能力，能为社区提供初级卫生保健服务。

6. 一定的经营与管理能力

能分析市场需要，有能力参与市场竞争，善于经营与管理，提高服务的经济效益与社会效益，适应我国的经济体制改革和卫生体制改革。有能力完成社区卫生服务目标管理、质量管理、人事管理、财务管理和药品管理。熟悉相关的卫生法规，能正确处理医疗纠纷。

7. 健康档案管理和利用的能力

具有正确填写居民健康档案，并利用健康档案为个人及其家庭提供更全面的服务的能力。能对档案资料进行分类、整理、存放、统计、分析，能通过分析健康档案的资料，了解社区居民的健康状况和卫生服务要求，能把档案作为科研资料，开展有关的研究。

8. 终生学习与自我发展的能力

具有终生学习的能力，认识终生学习对业务发展的重要性，并通过参与科研、教学和继续教育不断提高自身的学术水平和医疗实践能力。能在实践中不断积累经验，并始终保持对全科医疗事业的兴趣和热情，能独立带教实习医生并主持专题讨论。

第二节　国外全科医学教育

1969 年，美国家庭医学委员会（American Board of Family Practice，ABFP）成立，表明了全科（家庭）医学专业学科的诞生。全科（家庭）医学作为一个专门学科进行教育在西方已存在 40 多年，这些国家已确立了较为明确的教学目标及规范化培训计划，严格的导师带教制度、人才标准与考核制度，已形成了较为完整的教育与培训体系。欧美国家的全科医师教育包括以英、美及澳大利亚为代表的终身教育模式（临床医学本科教育、毕业后全科医学住院医师培训和继续教育三个阶段）和以法国为代表的高等教育模式（医学基础教育阶段、医学理论和临床知识学习阶段、全科医学教育阶段），其教育培训计划在不同的国家和地区并不完全一致，但框架、课程内容和教学模式基本相同。

表 7-1　国外两种全科医学教育模式比较

模式		终身教育	高等教育
代表		美国、英国、澳大利亚	德国
生源		高中毕业生	高中毕业生
教育阶段	高 等 教 育阶段	时间：共 4～5 年（包括医学课程教育；6～8 周的社区医学课程；8 周的社区实习）	时间：共 9 年（其中医学基础教育阶段 2 年；医学理论和临床知识学习阶段 4 年；全科医学教育阶段 3 年合格被授予全科医师资格证书）
	毕业后教育阶段	时间：3 年 医院和社区诊所穿插培训阶段 2 年；社区诊所培训阶段 1 年；完成培训后，全国统一考试合格者获得/全科医师执业资格	无

续表

模式	终身教育	高等教育
继续教育阶段	具有执业资格的全科医师，每3～6年内，必须修满一定学分和通过全国统一的全科医师资格再认证考试	无

一、全科医学终身教育模式

英国、美国、加拿大及澳大利亚等国家建立了比较完善的全科医学终身教育体系，包括全科医学的高等医学院校教育（包括必修课与选修课）、毕业后全科医学住院医师培训和全科医学继续教育三个阶段终身的学习过程。高等医学院校阶段以教授全科医学基本概念、原则为主，适当强化物理诊断和全科临床思维、预防、社区健康研究和人际交流技能等，所有医学生都需要通过这方面的教育与考核，以期形成其整体性的医学观念和思维方式；本科毕业后进入规范化教育培训阶段，全科医师的培训涉及医院和社区两个部分，临床轮转一般在大学的教学医院完成，社区实习部分在教学医院家庭医学科、社区医院、全科医学诊所完成。社区培训机构要求有明确的教学目标和规范的教育培训计划，同时需要有能够承担培训任务的全科医生的导师，对受训医生实行一对一指导，才能承担带教任务。专业训练计划一般都有明确的要求，达到要求并通过考核者可以获得专科领域的行医资格。

（一）医学生的全科（家庭）医学学科教育

在英国、美国、加拿大、澳大利亚等国家，90% 的医学院校都设有全科（家庭）医学教学部门，负责为所有在校医学本科生开设全科（家庭）相关课程，并承担家庭医学住院医师训练项目的指导和教学工作。

1. 教育目的

在医学院为医学本科生开设全科医学学科教育，其目的不是培养一名合格的全科医生，而是让所有的医学生了解全科医学的思想、理念、原则及其核心知识与技能；培养他们对全科医学的兴趣，提高他们对全科医生工作的认同度，希望他们在大学毕业后能选择全科医学事业作为终生职业。另一方面，让毕业后选择其他专科的住院医师训练项目的医学生了解一定的全科知识，可提高其他专科医生的基本素质与服务水平。

2. 培训时间

各国开设的时间不等，一般在 4～10 周，在临床实习后期开设。

3. 培训内容与方式

医学本科生开设全科（家庭）医学课程教育的内容在不同的国家有所不同，但基本上都以全科（家庭）医学基本概念、基本理论、临床思维、沟通技巧、以问题为中心的照顾等课程为主要内容，一般都以必修课程和选修课程的方式，为让医学生体会全科医学学科的真正内涵，应为学生提供在城市家庭医疗诊所或农村医院见习的课程。

（二）全科（家庭）医学住院医师培训

全科医学毕业后教育（family medicine or general practice postgraduate training），即全科医学住院医师培训项目（family medicine or general practice residency training program）是医学生在高等本科医学教育后，接受的全科（家庭）医学专科培训。是全科医学教育的核心，也是全科医学人才培养的关键。包括理论学习、临床轮转、社区实习三部分。一般在高等医学院校附属医院或大型综合医院及社区医疗中心完成。

1. 培训目的

全科医学住院医生规范化培训的目的是培养合格的家庭（全科）医生。该项目以临床技能的训练为主，着重于培养家庭医生解决社区常见健康问题的能力，以满足社区居民医疗保健的需要。其特定教学目标由五个方面组成：①与应诊相关的目标（各种有关知识、技能、态度）；②与服务的具体情境相关的目标（个人的社区环境和卫生服务提供的习惯）；③与服务的组织相关的目标（连续性协调性医疗的组织、与其他医务人员的合作等）；④与职业价值观和性质相关的目标（态度、价值观、责任等）；⑤与业务发展相关的目标（形成终生学习的观念、自我评价和质量保证、适当的教学和研究、医学信息的批判性评价、把研究结果用于服务）。

2. 培训时间

各国培训时间有所差别，一般为 3~4 年，不同国家和地区的培训时间分配见表 7-2。

表 7-2 境外全科医学教育的培训内容及时间分配

		英国	美国	澳大利亚	中国香港	以色列
时间（年）		3	3	3	4	4
时间分配	医院临床轮转	2	2	1	24 个月	27 个月
	全科医学门诊	1	1	2	21 个月	21 个月
	自选科目		4 个月			
	理论学习				3 个月	
备注			自选科目在第三年临床轮转时安排	到农村医院工作的需要培训 4 年	临床轮转中约 1/2 时间为选修课程	21 个月全科门诊分 2 段实施，9 个月在项目开始前、12 个月在医院轮转后

3. 培训内容与方式

培训在教学医院和社区家庭医疗诊所进行。

主要方式为：①医院临床科室轮转，占总培训时间的 2/3 左右；②社区全科医疗门诊，一般在医院轮转后安排，也可与医院轮转同时交叉进行，为总的培训时间 1/3 年左右；③长期穿插性社区讨论或交流学习，贯穿整个培训项目期间，社区全科（家庭）医生为带教老师主持社区诊所的集中学习，每周至少一个半天。

培训内容包括：①与疾病的诊治和健康促进的患者照顾的知识、技能；②与疾病的诊治和健康促进的相关的人文社会科学、流行病学等的知识和技能；③与社区卫生服务有关的科学研究能力；④承担全科医学的专业责任、遵守道德信条、对不同背景的患者一视同仁的职业化态度；⑤有关与患者、患者家属及其他医疗工作者进行信息交流和协作方面的沟通和交流技巧；⑥以实践为基础的终身学习能力，自我评估能力；⑦了解卫生服务的体系并且可以对之作出反应，有效地应用系统资源提供最佳的医疗服务能力。

（三）家庭医生的继续医学教育

全科（家庭）医学继续教育（continuing medical education in general practice）在很多国家都作为全科医生终身教育的方式。其目的是以保持家庭医生的学术水平和先进性。全科医学继续教育通常由家庭医师学会的继续医学教育部门组织完成。教育的形式多种多样，包括由家庭医师学会的继续医学教育部门组织国内、外著名家庭医疗专家收集重要的医学信息，编写带有自测试题的专题文章，分发给登记注册的会员自学和自我评价，家庭医生最终必须把问题答案寄回继续医学教育部门，经评审后给予相应的学分。或在规定时间内完成学会出版的刊物上的继续医学教育课程和自测试题并将答案寄到杂志编辑部或继续医学教育部门，以此获得继续教育学分。被认可的学分项目还有参加国际、国内学术会议、发表论文、参加研修班、旁听医学院的课程、网络学习、参与住院医师带教和参加科研项目等。另外，还缴验 20 个常见疾病的完整病历，作为全科医疗服务内容考核的重要内容之一。

在全科医生继续教育培训中，家庭医师学会的继续医学教育部门更注重人文社会科学、行为科学的知识的培养，更强调流行病学观点及方法学的疾病预防知识，老年医学、临终医学、精神医学、运动医学、补充替代医学、急诊医学、康复医学等特定的专业因其在社区卫生服务中的作用突出而成为许多全科医生的选修科目。

（四）美国家庭医学教育简介

1. 美国家庭医生培训项目介绍

美国国家的大型综合性医院一般都设有家庭医学住院医师训练项目，经美国家庭医疗专科委员会（ABFP）组织评审合格后才能开始招收家庭住院医师。有资格接收住院医师进行家庭医疗专门训练的综合性医院都设有家庭医学专科和与之有合作关系的社区家庭医疗诊所（或中心），并有良好的教学条件。根据需求的不同，目前 ABFP 组织认可的主要培训项目有 475 个，不同医院的家庭医学住院医师训练项目有所不同，但课程设置及所开设的训练课程的内容大致相同（表 7-3）。分为所有家庭医学项目的基本必修课和根据具体的地区的需求而设置的培训科目。

表7-3 美国全科医学住院医师培训课程内容及时间分配

阶段	内容	课程	时间（月）
第一年	医院病房轮转	内科	4
		儿科	2
		产科	2
		外科	2
		急诊科	1
		社会医学	1
	家庭医疗门诊		每周1~2个半天或安排1~2个月在家庭医疗门诊实习
第二年	医院病房轮转	内科	4
		儿科	3
		妇科	2
		心脏科	1
		精神科	1
		重症护理（ICU/呼吸科）	1
	家庭医疗门诊		每周1~4个半天或有的安排2~3个月在家庭医疗诊所实习
第三年	医院病房轮转	内科亚科	4
		外科亚科	4
		自主选修课（风湿病学、肾病、传染病、心血管外科、麻醉学、循证医学等）	4

由此可见，第1年住院医师主要接受临床各专科住院患者照顾的训练和急症处理训练，每半天看3~6个病案，他们需要和带教老师讨论每个案例，每周参加一次社区会诊，用在社区家庭医疗服务的时间较少，一般仅要求负责照顾25个家庭。第2、3年他们的任务和责任逐渐增加，门诊服务的训练量逐渐加重，每半天看6~12个患者，用在社区家庭医疗服务的时间也逐渐增多，要求负责照顾100~150个家庭。家庭医生的临床专科训练注重将各专科的知识和技术与家庭医学的思想、原则、临床策略和方法相结合，而且训练内容也以社区常见健康问题为主，行为医学的训练贯穿整个项目的始终。家庭医学教师可以通过杂志的批判性阅读与复习、病例讨论会、专题研讨会、专家会诊，技能操作训练等进行教学，使住院医师逐渐体会到家庭医学的独特原则和价值。住院医师在社区家庭医疗诊所接受训练时，便将临床各专科的知识和技术整合在一起，具体实践家庭医学的理论，学习行为控制与沟通技巧以及家庭医疗的管理技艺。社区训练采取导师制，一位高年资的家庭医师指导1~2名住院医师，手把手地传授家庭医疗的重要技能。在美国，2/3以上的家庭医学教师具有10年以上的家庭医疗实践经验。另外，还分别聘任各科高年资的专科医生作为专职或兼职教师，协助教学，

如内科、儿科、妇产科及精神科的专科医生。

2. 家庭医学继续教育

美国提倡终身医学教育，把继续医学教育（continuing medical education，CME）同持续终生职业生涯统一起来，从开始的自愿参加已过渡到法制化的强制性参加。根据美国 ABFP 组织的规定，全科医师只是专科医师中的一种，没有任何特殊之处，全科医师每 6 年期间必须修满至少 300 个被认可的继续教育学分，并通过严格的笔试和病例审查，合格者方能再注册执业。才能继续保留全科专科医生资格。

3. 美国全科医师资格认定

学生在接受 12 年的基础教育后，进行 4 年大学教育，大学毕业后再报考医学院校，医学院校教育为期 4 年。全科医生的专科培训起点为医学院校的毕业生，培训分为基础培训和高级培训，基础培训 3 年。第 1、2 年主要在大医院临床轮转，第 3 年主要在社区诊所培训。高级培训为 1～2 年，可以选择与全科医学相关的专科作为培训项目，如老年医学、康复医学、妇幼保健、旅游医学等。受训全科医师在取得专科医师资格前，必须接受由行业学会组织的统一考试。在完成基础培训后，考试合格取得全科医学学会的会员资格。在完成高级专科培训后，考试合格取得全科医学学会的正式成员资格。

二、全科医学高等教育模式

以法国为代表的全科医师的培养是通过高等医学教育实现的，采用的是基础教育与专科教育连贯化的全科医学教育模式，基本特征是法制化、规范化的医学教育管理体制和基础教育不分专业、专科，教育后期分流强化的教育模式。法国现行教育法规定全科医学教育是高等医学教育的基本任务之一，同时还通过不断地改革使全科医学教育规范化。

1. 教育培养目标

是以医疗市场的需求和教育单位的培养能力为依据，定额为社区卫生服务单位培养有行医能力与行医资格的，能向基层医疗市场提供及时、综合、有效、经济的医疗、急救、康复服务的具有全科医师资格的全科医学国家医学博士。

2. 培养时间和内容

法国现行教育法规定全科医学教育时间为 9 年（包括不分专业的基础教育 6 年，全科医学教育 3 年），在高等医学院校内分三个阶段完成。第一阶段 2 年，所有法国的高中生，不论其为文科或理科，通过高中会考后，成绩合格者均可以进入这一阶段的学习。此阶段相当于我国医学院校中的基础课程教育阶段学习，第一年的课程包括物理、化学、生物学、解剖学、生理学等，以及一个月的护理见习；第二年的课程包括病理解剖、细菌学、寄生虫学、免疫学以及临床见习等。第二阶段 4 年，相当于我国医学院校医学专业课程教育阶段，课程内容包括肿瘤学、呼吸病、心脏病学、内分泌学、妇产科学、儿科学等课程，并且每科均需要实习 2～4 个月。第三阶段 3 年，全科医学教育阶段，课程内容包括公共卫生、全科医学和全科医学的工作范围、全科医学的管理技术、全科医学的现况、诊断与治疗、全科医学的流行病学数据收集等，并要求在大学医院实习至少一个学期。

3. 全科医师认定

法国教育法规定，医学生在顺利完成第一、二阶段课程学习，通过规定的考试后，授予"临床与治疗综合证书"。获得"临床与治疗综合证书"的学生，可根据考试成绩、个人兴趣及就业市场的行情，选择进入第三阶段的"全科住院医师职务"学习。注册为"全科住院医师职务"学习的医学生，接受全科医学的理论学习、大学医院和大学外医院的"全科住院医师职务"学习与训练，考试合格并通过博士论文答辩者，学校授予其"全科医学国家医学博士学位"和"全科医师资格证书"，成为合格的全科医师。

第三节　国内全科医学教育

一、我国全科医学教育的发展

（一）开展全科医学教育的重要意义

全科医学教育的目标是培养能应用生物－心理－社会医学模式，开展融预防、医疗、保健、康复、健康教育、计划生育技术服务为一体的卫生技术人才。在我国卫生改革与发展的新时期，发展全科医学教育，培养一支立足于社区，从事社区卫生服务工作的全科医师等有关专业卫生技术和管理人员队伍，是改革卫生服务体系，发展社区卫生服务的需要；是满足人民群众日益增长的卫生服务需求，提高人民健康水平的需要；是建立基本医疗保障制度的需要；是改革医学教育，适应卫生工作发展的必然趋势。

（二）全科医学教育的发展目标

2006年，人事部等五部委联合下发了《关于加强城市社区卫生人才队伍建设指导意见》，明确提出将全科医学纳入高教体系，加强全科医学教育和学科建设，有条件的医药院校要成立全科医学或家庭医学系并纳入学校重点建设学科整体规划中，将医学生的全科医学知识教育与技能培养做为一项基本任务，在向医学类专业开设全科医学概论必修课程的基础上，将全科医学基础理论教育和技能培养融入教学全过程中。积极探索相关配套政策和培养模式，稳妥地推进全科医学规范化培训，要求到2010年各省（区、市）都要开展全科医学规范化培训，逐步建立健全全科医学规范化培训制度。高等医学院校要创造条件积极探索全科医学研究生教育，有条件的高等学校要举办全科医学研究生学位教育，培养全科医学师资和学科带头人。

为确保全科医学教育目标的实现，将采用多种途径和手段，加强全科医学师资培养。加快社区卫生人才培养临床和社区基地建设，充分利用现有资源建设一批能体现全科医疗服务模式以及防治结合特点的示范性社区卫生人才培养临床和社区基地，加强教材建设，组织编制一批高质量的适合不同层次人才培养需要的全科医学教育培训教材。

2011 年，国务院颁发了《国务院关于建立全科医生制度的指导意见》提出，遵循医疗卫生事业发展和全科医生培养规律，逐步建立和完善中国特色全科医生培养、使用和激励制度，全面提高基层医疗卫生服务水平。到 2020 年，在我国初步建立起充满生机和活力的全科医生制度，基本形成统一规范的全科医生培养模式和"首诊在基层"的服务模式。

二、全科医学教育的基本原则

（1）坚持把全科医学教育纳入医学教育改革与发展和社区卫生服务发展规划中，统筹考虑，协调发展。

（2）坚持政府领导，各有关部门协调，医学院校和卫生服务机构积极参与，充分利用现有教育和卫生资源，促进全科医学教育健康发展。

（3）坚持以社区卫生服务需求为导向，制定适宜的培训目标、内容和方法，高标准、严要求，注重培训效果和效益评价，处理好质量与数量关系，把社会效益放在首位。

（4）坚持全科医学教育长远发展与当前实际需求相结合、借鉴国外先进经验与我国国情相结合的原则。

（5）坚持实事求是，分类指导，积极发展，逐步完善的原则。

三、中医全科医学教育

（一）中医全科医学教育的现状

随着全科医学教育在我国的兴起和发展，近年来，一些学者在理论层面上对中医学和全科医学社区层次上的整合并用进行了积极的探索，提出了"中医全科医学教育"、"中医全科医生"等概念，国家中医药管理局在修订中医类别医师执业范围时增设了"全科医学专业"，标志着中医学和全科医学理论上的嵌入完善已经发展到由理论到实践拓展阶段，中医这一本身具有全科医学特征的医学教育——中医类别全科医学逐渐兴起。目前，国内中医类别的全科医生岗位培训和继续教育两种模式各省已普遍开展，部分高等中医药院校正积极探索在中医本科专业开设全科医学课程教学和中医类别全科医师规范化培训方案。希望通过系统培训，培养出能够以全科医学基础理论和中医理论为指导，具有实施全科医疗服务技能的专门人才，服务于我国特色的社区卫生服务体系。

（二）中医类别全科医学教育探索

中医学与全科医学比较，其医学观、方法论及诊疗思想十分接近。中医学强调整体观念和辨证论治的思维及诊疗模式与全科医学的"生物 - 心理 - 社会"医学模式和"六位一体"的服务模式有许多相似之处，二者都承担着社区全体人群"从出生到死亡"的连续、综合服务。在中医类别全科医学教育模式的研究过程中,我们应重视对以下问题。

1. 努力诠译中医全科医学的内涵

积极开展对中医学与全科医学的比较研究,从教育理论上诠译"中医类别全科医学"的内涵和特点。阐述建立"中医类别全科医学"的目的、意义、方法、途径以及中医类别全科医学的内容。

2. 中医类别全科医师规范化培训

随着社区卫生服务的发展,需要有大批的全科医生来满足社区卫生服务的需求,也为中医药更广泛地为健康促进服务提供了机会。因此,我们应积极探索具有中国特色的中医类别全科医学教育模式,制订适宜的人才培养标准,建立一支高素质的师资队伍,探讨中医类别全科医师规范化培训的教学模式、方法、内容。培养适应我国新的健康服务需求人才的中医类别的全科医生,更好地为我国卫生改革服务。

3. 注重发挥高等中医院校作用

中医类别全科医学应是集中医学、临床医学、预防医学、康复医学、心理学以及其他人文社会科学为一体的综合性医学,是多学科整合的结晶。发挥高等中医药院校教学资源、人才培养、专业特色的优势,开展中医类别全科人才培养的理论和实践教育科学研究,逐步建立和完善中医类别全科医学教育体系框架,促进中医类别全科医学学科的发展。

四、我国全科医学教育项目

全科医学是临床二级学科,其教育在满足全球医学教育的最低要求的同时,应在课程设置和教学方法上有其特殊性以适应我国全科医学的发展。充分利用现有医学教育和卫生资源,整合课程内容、探讨以问题为中心的全科医学教育的教学模式。逐步完善我国的全科医学教育体系,构建以毕业后教育(全科医学住院医师规范化培训)为核心,医学本科生的全科医学课程教育、全科医学研究生教育、全科医师岗位培训的多种形式的适合中国国情的全科医学教育体系。

(一)高等医学院校全科医学知识教育

为适应现代医学发展的需要,目前国内50%左右的高等医学院校开设了全科医学课程,将全科医学有关的课程作为医学专业的必修课或选修课,传授全科医学的知识、态度和技能。让医学生了解全科医学的思想、内容及全科医师的工作任务和方式,培养医学生的全科医学思维模式、建立以人为中心的服务意识,启发医学生对全科医疗的职业兴趣,并为将来成为全科医师或专科医师与全科医师的沟通和协作打下基础。

1. 教学目标

对医学生进行全科医学知识教育的目的不在于将医学生培养为一名合格的全科医

师，而是通过全科医学教育，使学生掌握全科医学的基本概念、基本原则、职业特色；培养学生对全科医疗的职业兴趣，为毕业后接受规范化全科专科医师培训奠定基础；为从事其他专科的医师与全科医师良好的沟通，并在专科医疗实践活动中融入全科理念奠定基础。

2. 教学内容

包括全科医学基本概念、全科医疗服务实践的基本原则、全科医疗服务模式、全科医师的临床诊疗模式、全科医疗中的人际沟通与技巧、家庭及以家庭为导向的健康照顾、社区及以社区为导向的社区卫生服务、社区常见健康问题的处理等。

3. 教学方式

医学院校组织有一定全科医疗实践经验的全科医师开展"三位一体"的教学活动，即理论教学、临床实习基地（见习）社区实习基地（社区卫生服务中心）见习。

（二）毕业后全科医学教育

毕业后全科医学教育是全科医学教育体系的核心，以全科医师规范化培训为重点，将毕业后全科医生培养逐步规范为"5＋3"模式，即先接受5年的临床医学（含中医学）本科教育，再接受3年的全科医生规范化培养。毕业后全科医师规范化培训应在医学院校的附属医院、教学医院或大型综合性医院进行，医院应有一定规模的全科医学专科，并有临床经验丰富、全面掌握全科医学基本思想、原则和方法的师资承担带教工作。要有足够的门诊量和符合要求的社区教学基地。

现阶段，3年的全科医生规范化培养可以采取"毕业后规范化培训"和"临床医学研究生教育"两种方式。使高等院校医学专业本科学生毕业后，经过规范化的全科医学专科培训，取得全科医师规范化培训合格证书，获得全科医学主治医师任职资格，优秀者可按有关规定申请专业学位。从长远看，我国全科医师将主要通过毕业后全科医师规范化培训进行培养。

1. 培训目标

通过毕业后全科医师规范化培训，培养合格的全科医师，使他们具有高尚的职业道德，能以人为中心、以维护和促进健康为目标，向个人、家庭与社区提供医疗、预防、保健、康复、健康教育和计划生育技术指导六位一体的基层卫生服务，达到全科医师任职资格标准，成为社区卫生服务团队的学科骨干。

2. 培训对象

高等院校临床医学专业本科毕业后拟从事社区卫生服务工作的医师。

3. 培训内容和方法

包括全科医学相关理论、临床科室轮转、社区实习三部分，分为3个阶段（36个月）完成。①全科医学相关理论（3个月）：采用集中授课和自学的方式完成。②临床科室轮转（26个月）：学员参加"临床培训基地"中的主要临床三级科室和相关科室的医疗工作，进行临床基本技能训练，同时学习相关专业理论知识。相关管理工作依照临床实习管理制度要求执行。此外，在医院轮转期间，每周安排不少于半天的集中学习，学习以讲座、教学研讨会与案例讨论等方式进行，讨论全科医学相关问题和相关学科新进展。同时每月安排 1 天到社区基地参与社区卫生服务工作和安排的教学活动。③社区培训基地实习（7 个月）：要求学员在社区培训基地工作，并在指导教师的指导下开展全科医疗和社区卫生服务工作。社区培训基地安排经过师资培训合格的医师，实行一对一带教。

表 7-4　全科医学住院医师培训的内容及时间分配

阶段	内容	时间（月）	课程	时间分配
第一年	理论课学习	1	全科医学概论	88 学时
			医患关系与医学伦理学	24 学时
	临床科室轮转	11	内科	11 个月
第二年	理论课学习	1	社区预防保健	54 学时
			康复医学	40 学时
			临床心理咨询	24 学时
	临床科室轮转	11	内科	1 个月
			急诊科	2 个月
			儿科	2 个月
			外科	2 个月
			妇产科	1 个月
			传染科	1 个月
			精神科	1 个月
			康复科	1 个月
第三年	理论课学习	1	实用卫生统计与流行病学原理与方法	52 学时
			科研设计与论文撰写	16 学时
			社区卫生服务管理	40 学时
	临床科室轮转	2	眼科	0.5 个月
			耳鼻喉科	0.5 个月
			皮肤科	1 个月
	临床科室选修	2	影像科	每科室选修时间不低于 0.5 个月，最多为 1 个月
			口腔科	
			中医科	
			或自选其他科室	
	社区培训基地实习	7	完成细则要求	7 个月
			完成毕业论文	

注：每个月按 22 天计算；理论课学时按每天 6 学时计算。

（三）全科医师继续医学教育

继续医学教育是指在完成基础医学教育和毕业后医学教育之后进行的在职进修教育。它属于成人教育的范畴，是专业教育的继续、补充和完善。应加强对全科医生继续医学教育的考核，将参加继续医学教育情况作为全科医生岗位聘用、技术职务晋升和执业资格再注册的重要依据。

1. 教育目的

其目的旨在使在职卫生人员不断学习同本专业相关的新知识、新技术，跟上医学科学的发展，以提高业务技术水平和工作能力，适应医学科技、卫生事业的发展，更好地服务于卫生事业的发展。

2. 教育对象

具有中级及中级以上专业技术职务的全科医师。

3. 教育形式

采取学术讲座、学术会议、专题研讨、学习班、自学、进修学习、专著及论文撰写等多种形式。

（四）全科医师岗位培训

对已从事或即将从事社区卫生服务工作的执业医师，采取脱产或半脱产的方式进行全科医师岗位培训，经省（自治区、直辖市）统一组织考试合格，获得全科医师岗位培训合格证书。现阶段应把在职人员转型培训作为重点，以适应开展社区卫生服务工作的迫切需求。

1. 培养目标

以全科医学理论为基础，以基层医疗卫生服务需求为导向，以提高全科医生的综合服务能力为目标，通过较为系统的全科医学相关理论和实践技能培训，培养学员热爱、忠诚基层医疗卫生服务事业的精神，建立连续性医疗保健意识，掌握全科医疗的工作方式，全面提高城乡基层医生的基本医疗和公共卫生服务能力，达到全科医生岗位的基本要求。

2. 培训对象

基层医疗卫生机构中正在从事医疗工作、尚未达到全科医生转岗培训合格要求的临床执业（助理）医师。

3. 培训时间

不少于 12 个月。其中，理论培训不少于 1 个月（160 学时），临床培训不少于 10 个月，基层实践培训不少于 1 个月，全部培训内容在 1~2 年内完成。

4. 培训方式

采取按需分程、必修与选修相结合的方式，具体可采用集中（脱产）、分段（半脱产）或远程式理论培训、科室轮转、基层实践等形式。

五、全科医生的执业准入条件及执业方式

（一）全科医生执业准入条件

1. 规范化培训

5 年制临床医学本科生经过 3 年全科医生规范化培养取得合格证书，并通过国家医师资格考试取得医师资格，可注册为全科医师。

2. 转岗培训

对符合条件的基层在岗执业医师或执业助理医师，参加转岗培训，培训结束通过省级卫生行政部门组织的统一考试，获得全科医生转岗培训合格证书，可注册为全科医师或助理全科医师。

3. 医学专科 3 年制

对到经济欠发达的农村地区工作的 3 年制医学专科毕业生，可在国家认定的培养基地经 2 年临床技能和公共卫生培训合格并取得执业助理医师资格后，注册为助理全科医师，但各省（区、市）卫生行政部门要严格控制比例。

（二）全科医生执业方式

取得执业资格的全科医生一般注册 1 个执业地点，也可以根据需要多点注册执业。全科医生可以在基层医疗卫生机构（或医院）全职或兼职工作，也可以独立开办个体诊所或与他人联合开办合伙制诊所。鼓励组建由全科医生和社区护士、公共卫生医生或乡村医生等人员组成的全科医生团队，划片为居民提供服务。要健全基层医疗卫生机构对全科医生的人力资源管理办法，规范私人诊所雇佣人员的劳动关系管理。

（罗晓红）

第八章　全科医疗中的人际沟通与交流技巧

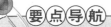**要点导航**

1. 了解人际沟通技巧、人际沟通影响因素及人际沟通障碍的处理方法。

2. 掌握全科医疗接诊过程中的沟通技巧及与特殊人群的沟通方法。

3. 掌握全科医疗团队合作与沟通技巧。

全科医疗是一种以人为中心，以维护和促进人的健康为目的的社会医学实践活动，其过程充满着大量的人际关系：如医患关系、全科医疗团队成员之间的关系、全科医疗机构与政府、卫生行政部门、其他医疗机构、社区以及相关部门和组织的关系。正确地把握和处理好这些人际关系，是开展全科医疗服务的重要保证。

第一节　人际沟通概述

一、人际沟通概念

人不是一个单纯的生物体，人有情感并且具有社会属性。人与人之间必须要进行交流，在交流过程中产生一定的心理联系，人际沟通是人际交流的形式。是人与人之间信息交流的互动过程。沟通是交流的起点，同时也是建立人际关系的基础。

（一）沟通的过程及要素

沟通是人与人之间信息交流的互动过程，是通过信息发送者将信息通过一定的渠道发送给信息接收者来完成。这是一种单向交流的沟通过程（图8-1）。而通常情况下，沟通呈现的是一种双向交流的互动过程。即信息接收者收到信息后会反馈，并将信息反馈发送给原信息传送者（图8-2）。

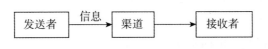

图8-1　单项交流沟通模式

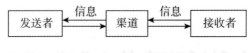

图 8 - 2 双项交流沟通模式

从上述沟通过程可以看出，沟通的要素由发送者、信息、渠道、接收者和信息反馈等环节所构成。这些要素中任何一个环节出现问题，就会影响沟通的效果。

（二）沟通的类型与方式

沟通的方式多种多样，分类也较繁杂。全科医学中的沟通类型主要有语言沟通和非语言沟通两大类型以及直接沟通与间接沟通、正式沟通与非正式沟通、单向沟通与双向沟通、上行沟通、下行沟通、平行沟通等多种方式。

1. 语言沟通

语言沟通是最常用的交流方式，是以语词符号为载体实现的沟通，主要包括口头沟通、书面沟通和电子沟通等。

（1）口头沟通　借助口头语言进行信息传递与交流的方式。口头沟通的形式多样，如对话、会谈、演讲、电话、广播等。

（2）书面沟通　借助文字进行的信息传递与交流。书面沟通的形式包括病历、处方、通知、文件、合同、报刊等。

（3）电子沟通　借助电子媒体进行的信息传递与交流。电子沟通的形式包括电话、电子邮件、电视、网上交谈等。

2. 非语言沟通

非语言沟通是相对语言沟通而言的，指通过肢体语言、空间距离、辅助语言等为载体实现的信息交流与沟通。主要包括肢体语言、空间距离、辅助语言等沟通方式。

（1）肢体语言沟通　包括目光接触、表情、体态、手势、仪表、服饰等。

（2）空间距离沟通　是通过个人空间位置和距离传递信息的体态语言。包括亲密距离、熟人（朋友）距离、社会距离、公共距离等。

（3）辅助语言沟通　也称副语言沟通，指通过发声系统的各个要素实现信息传递。包括音质、音量、声调、语速、节奏等。

3. 直接沟通与间接沟通

（1）直接沟通　是人类最本能的交流活动，无需借助媒介的人际沟通方式。如交谈、肢体语言交流等。

（2）间接沟通　是借助书面文字、电话、网络等媒介进行交流的人际沟通方式。在现代生活中，这种沟通方式扩大了人际交流的范围，在人际沟通中占有较大的比例。如书信往来、文件、报刊、电话交谈、上网等。

4. 正式沟通与非正式沟通

（1）正式沟通　是指通过一定的组织以明文规定的渠道进行交流的沟通方式。如召开会议、文件、报表等。

（2）非正式沟通　是指相对正式沟通而言，即不受组织约束，可以自由选择沟通渠道的沟通方式。如私下交谈、亲朋好友聚会、传播谣言和小道消息等。

5. 单向沟通与双向沟通

（1）单向沟通　指沟通过程中，发送者和接收者之间地位不变的一种单一方向的沟通方式。即发送者只发送信息，接收者只接收信息而不作信息反馈。如作报告、发命令等。这种沟通方式主要是为了传达某种思想、意图和要求，但因无信息反馈、无双向交流，所以沟通的效果和准确性无从保证。

（2）双向沟通　指沟通过程中，发送者和接收者之间地位不断转换、信息发送与反馈往返多次的沟通方式。是人际交流中最常用的沟通方式，如交谈、讨论、协商等。

6. 上行沟通

指自下而上的沟通方式。如下级以报告或建议等方式向上级的汇报、反映情况。

7. 下行沟通

指自上而下的沟通方式。如上级向下级传达政策、制度、工作计划、工作目标等。

8. 平行沟通

指各平行阶层交相交流的沟通方式。如单位之间、科室之间、员工之间在工作及生活、情感等方面的交流。

二、人际沟通的原则与方法

（一）人际沟通的原则

1. 以人为本、诚实守信

在沟通过程中，交流双方应体现真诚的态度。诚实守信是为人之本，是心灵美好的体现，言行一致、表里如一、实事求是才能保证信息交流的真实性和客观性，才能达到良好沟通的目的。在医患沟通中，全科医生应坚持以患者为中心的原则，首先从患者的角度考虑，既要关心患者的生物学疾病，也要关注他们的社会心理问题，用一颗真诚的心，去叩击患者的心扉，必然会获取患者的信任，医患之间的交流就会相互顺畅。

2. 思路清晰、方法正确

在沟通过程中，信息传递者应对所要沟通的信息内容、传递信息的方式及渠道、应达到的沟通目的、可能存在的沟通障碍等要有明确的认识，清晰的思路，才能保证沟通正常进行而获得沟通良好的效果。医生在与患者沟通时要事先想清楚要"说什么"、"如何说"，才能让患者听得懂，氛围才融洽，效果才最好。

3. 尊重双方、重视反馈

沟通是沟通者双方的事，一厢情愿、强加于人、形成不了沟通。因此作为信息传递一方要尊重双方，多从对方的角度考虑，同时对对方的信息反馈予与重视，并及时分析处理。全科医生应首先把患者看成是一个和自己平等的社会自然人，这样才能获取患者及家庭成员的信任，确保沟通程序不断循环往返，最大程度获得疾病的信息，以使患者得到更全面、优质的医疗照护。

4. 共同参与、注重保密

在医疗活动中与患者沟通时，通过共同参与可以使患者及家庭成员充分了解医疗决策，同时医生也可以从患者的参与中获得更多的与疾病有关的资料，让患者与医生一起共同战胜疾病，从而达到"事半功倍"的医疗效果。需要注意的是沟通交流中我们可能涉及到患者的隐私，作为全科医生有义务替患者保密，明白保护患者隐私是医生的重要职责，这样才能获得患者的信任和尊重，才能成为他们的朋友。

（二）人际沟通的方法

人际沟通是一门综合性的艺术，沟通的方法多种多样，常用的沟通方法有交谈、对话、演讲、会议、电话、电视、网络、文件等。要取得良好的沟通效果，达到沟通的目的，必须要有精心的准备，正确运用各种沟通方法，做到有的放矢、行之有效。正确运用各种沟通方法，应注意以下几个方面的问题。

1. 明确沟通目的

沟通的目的不同，所采用的沟通方法不尽相同。例如在医患沟通中，有的是为了找出患者就诊的原因，常用的沟通方法是交谈；有的是告之患者注意事项，常采用病历书写加以口头告之并解释的沟通方法；如果是需要广而告之的事宜，则可采用会议、公告、电话或网络的方法进行沟通。

2. 做好沟通准备

沟通前要有精心的准备，应先将沟通的目的、内容及有关知识搞清楚，并要了解沟通对象的背景，预测沟通内容对沟通对象的影响等。例如全科医生与患者交流其所患糖尿病的治疗方案时，医生事先要熟悉糖尿病的相关知识，要了解该患者的病情，同时还要了解患者的健康信念模式、生活方式、文化程度、家庭状况、经济收入等信息，在沟通中才能做到围绕患者的健康问题为核心、为患者提供针对性强、可操作性的预防保健方案，沟通的目的和效果才能得到保证。

3. 使用恰当语词

语词是沟通中常用的工具。无论是口头沟通、书面沟通还是其他形式的沟通，都离不开语词的使用。因此正确地判断和运用沟通中的语词方法，对于沟通十分重要。在医患沟通中医生的语词使用应把握言语清晰、措辞准确、深入浅出、通俗易懂的原则。要使用患者能够理解的用词用句，避免使用晦涩难懂的专业术语。同时在与患者交流时还应注意尽量不要有暗示性的提问，以免患者为附合医生而做出不真实的回答；应注意尽量使用一次一问、重点突出的提问，以免同时提出多过问题使患者感到紧张、难以回答；应注意善于使用支持和鼓励性的语词，可以使患者的诉说到位。另外，在我国医疗机构中普通使用的文明礼貌规范用语，对医患沟通有积极作用，值得推广和落实。

4. 利用非语词性语言

在医患沟通中，眼神、面部表情、肢体语言、距离与方位以及副语言等非语词性语言的使用非常普通而且占有很大的比例。正确地理解和运用这些沟通方法、有利于促进医患沟通。

（1）眼神　俗话说"眼睛是心灵的窗户"。交谈时双方的目光接触，均可反映出彼此难以用语言表达的情绪信号。医生一方面要善于捕捉患者目光所提示的信号，加以分析和判断，另一方面要将自己庄重、热情、同情、尊重等信息，通过眼神传递给对方，使患者感受到温暖、感觉受到尊重和支持、医生值得信任等，这对建立良好医患关系、促进沟通非常有利。

（2）面部表情　面部表情是人的内在情绪、情感的外在表现，人的七情（喜、怒、忧、思、悲、恐、惊）变化均可以在面部表情上反映出来。医生一方面要识别和分析的人的面部表情，掌握其情绪变化。另一方面要善于将适合于与患者沟通的面部表情显现出来，这同眼神的作用一样，也很重要。

（3）肢体语言　身体的姿势也能发出某些情绪信号，例如在交谈中点头表示肯定，摇头表示否定，双臂抱在胸前、身体往后靠在椅背则表示出消极、漠然的态度，握拳伸出拇指表示很好，等等。医生在与患者交谈中要善于识别和运用肢体语言。

（4）距离与方位　交流时双方应保持适合的距离和方位，可以使彼此感受到亲近、专注，有利于沟通。反之距离太近或太远，就会导致尴尬的局面，不利于沟通。

（5）副语言　在交谈中双方的声调或音调以及音质、语气、节奏和声音的变化均能反映出说话者的心情。如表示赞同会发出鼻音"嗯"，惊喜时会发出"哇"声，情绪激动对语速会加快等。医生在与患者交谈时应注意识别和判断患者的副语言，同时更要善于恰如其分地使用副语言表达对收到的信息的反馈。

三、影响人际沟通的因素

在各种人际沟通中，都不同程度存在着影响人际沟通的因素，归纳起来主要有以下几个方面。

（一）个人因素

个人因素是指沟通双方的自我因素。主要包括生理及情绪状况、表达能力和理解能力、个性心理特征、沟通方式不当等。

1. 生理及情绪状况

沟通者的年龄、性别、健康状况、情绪态度等均可能影响沟通。比如年龄太小或太大都可能构成沟通障碍；男性与女性之间，沟通风格也有很大的差异，男性较为直接、女性更委婉。患病，尤其是身患重病或绝症者，情绪往往易怒、低落、悲观，并可能影响到信息接收者的情绪，使双方失去理性、客观的正常思维，阻碍双方沟通。

2. 表达和理解能力

某些人群，由于自身的躯体状况、知识水平以及对事物的理解程度等原因，表达能力和理解能力有限，客观上构成沟通障碍。如聋哑疾人、智力障碍者、文化程度低等。

3. 个性心理特征

心理健康、性格开朗、热情大方、直爽、健谈、善解人意的人，沟通起来比较容易。反之，性格内向、固执、冷漠、孤僻的人，沟通就比较困难。

4. 沟通方式不当

在交谈过程中，打断对方讲话或插话、武断、装腔作势等都是不正确的沟通方式、会直接影响与对方的沟通。

5. 社会背景因素

不同种族、职业、民族、宗教信仰、民俗习俗等均可不同程度造成沟通障碍，使沟通双方产生误解而影响交流。

（二）环境因素

影响人际沟通的环境因素是指沟通时的外界因素。主要包括噪声干扰、隐密条件、氛围等。

1. 噪声干扰

在沟通时，任何与沟通无关的声响均可干扰沟通。如汽车喇叭声、叫卖声等。

2. 隐密条件

每个人都有自己的"隐私"，而且都不希望太多的人知道，因此在沟通时若有他人在场，便会干扰沟通。

3. 环境氛围

沟通的氛围主要指光线、温度、色调等。这些因素往往会分散或过度集中注意力，从而造成对沟通的影响。例如医生的诊室光线太暗或太强，都会影响患者乃至医生的情绪、必然会影响医患交流。

（三）信息、渠道因素

1. 信息本身

信息是沟通的要素之一。如果信息本身有问题，或不确切，或不可靠甚至是错误的，这种失真的信息沟通必然会出现沟通障碍。例如医生如果根据有错误的信息资料（如错误的化验结果）与患者沟通，其结果可想而知。

2. 渠道因素

沟通渠道也是沟通的要素之一。沟通渠道是否便捷、通畅，选择的信息传递渠道是否准确、是否符合沟通的需求，这些因素都会影响沟通的效果。例如一个需要广而告之的信息，发送者应选用电视、广播、报刊的渠道传递，而不能选择告知某人、再让其转传的渠道，否则一传十、十传百，信息就可能变味。如传递涉及个人隐私的信息，应该选择个别见面会谈、电话沟通的方式比较恰当，这样才符合沟通保密的原则。

四、人际沟通障碍处理方法

1. 提高能力、把握自我

沟通能力是保证人际沟通的基础和必备技能。沟通能力提高可以通过学习、培训和不断的实践来实现。只有通过不间断的学习和实践，提高自己的知识水平、工作能力、心理素质，才能在人际沟通中把握自己，减少自我因素造成的沟通失误。同时，必须正确理解沟通双方生理、心理、文化程度和社会背景等方面的差异影响沟通技能和态度的客观事实，尊重他人、求同存异，以达到良好的沟通效果。

2. 坦诚相待、增强互信

在人际沟通中，沟通双方彼此的信任度是沟通的重要保证，这在医患沟通中至关重要。医生视患者为自己的亲人，处处为患者着想，患者充分信任医生、敞开心扉，此时沟通就相对容易。而且信任度对沟通的影响是深远的，比如全科医师一旦与患者建立相互信赖的医患关系，就可能成为患者及其家庭永远的健康监护人。

3. 认真倾听、及时反馈

倾听的含义不仅仅是听别人说话，真正的倾听是全神贯注地听别人说话，同时尽量理解它。倾听是成功沟通的关键，倾听时如果心不在焉、注意力不集中、往往会给说话者造成你不尊重他、轻视他的感觉，会给沟通造成极大的影响。另外，由于倾听不足，往往会使信息的重要部分丢失，影响沟通。认真倾听的同时，还应重视倾听反馈，这是倾听者所表示出的应答信息，通常情况下是通过非语言信号表示出来。对沟通也有明显的影响，如赞许性的点头、恰当的面部表情和积极的目光接触等，均可向说话者表明你在认真听他说话，这对沟通有积极的影响。反之倾听时心不在焉、不停地看表、翻阅报纸、拨打接听手机等，就会给说话者感觉到你不在认真听他说话或已厌烦，这对沟通有负面影响。

4. 查找原因、及时调整

造成沟通障碍的原因是多方面的，要针对不同原因的沟通障碍采取相应的处理方法。如沟通的氛围是否适合、渠道是否通畅、信息主题是否明确、选择的方式是否恰当等。并根据找到的原因对原先的信息、渠道及方式方法作出及时的调整。全科医生只有在医患沟通中不断发现与患者间的沟通问题的原因并及时修正沟通方式和技巧，才能确保全科医生与患者及家庭保持良好持续性的沟通，实现对患者及家庭长期负责式的医疗照护的职责。

第二节 全科医学中的医患沟通技巧

一、全科医疗中接诊的沟通技巧

全科医生在接诊患者时就形成了一种特殊的人际沟通。这种特殊的医患沟通是建立在平等、关怀、同情、细致和安全的基础之上，沟通最主要的形式是交谈，通过询问、倾听、解释和讨论的过程来完成。在传统的医生权威型医患关系模式中，医生常常控制着交谈的主动权，控制着交流信息的流向和流量，患者被动地服从。随着医学模式的转换，全科医学体现的是以人为中心的医患关系模式，即医师及患者道德模式。这种理想的模式决定了全科医生接诊过程应为：患者向医生提供自己的健康问题、所担心的问题和需要解决的问题等信息，医生根据这些信息做出判断与解释、告之患者诊断结果及处理意见。患者对医生的处理决策有不清楚或有不同意见均可以再与医生交流。在这种理想和谐的医患关系模式下，全科医学掌握必要的应诊沟通技巧，对实现良好医患关系，完成工作任务非常重要。

1. 把握交谈的原则

交谈是全科医生接诊患者的主要方式，交谈时必须把握一个根本性的原则，即诚信、尊重、同情、耐心。要使患者感受到被重视、亲切、有信任感，才能保证接诊沟通顺利进行下去。

2. 营造合适的氛围

全科医生在接诊过程中要注意气氛的营造，尤其要注意医生的形象和态度。见面之初，医生应以整洁的仪表及热情、亲切而不失稳重的态度与患者打招呼。这种打招呼有所讲究，可以直呼其名或根据不同年龄、性别、职务及当地习俗等与其打呼，如李玉洁、小李、李老师等，然后招呼患者坐下、握手、寒暄等。注意切忌一见面就直奔主题询问病情，这样有助于消除患者紧张和不安的情绪、避免让患者感到医生关心的是疾病而不是患者本人。另外医生诊室安静、整洁、协调的环境可以使患者感到舒适、放松。

3. 注重使用倾听技巧

要给患者充足的时间诉说，并且对其诉说必须集中精力注意倾听，对患者诉说的内容和表达方式要有敏锐的观察力，并及时做出应答反馈，多使用支持、鼓励、引导的应答反馈让患者把问题说透说全。另外倾听时要与患者保持适当的目光接触，不宜一直盯着患者的双眼，避免只顾埋头记录或翻看检查报告而不顾患者的情绪反应。

4. 合理利用语言技巧

医生的话语，对于患者来说非常重要。西方医学之父希波克拉底有一句名言"医生有两种东西可以治病，一是药物、二是语言"。因此在医患沟通中，医生的语言，如用得恰当，就能产生像药物一样的功效。医生语言的使用必须简洁、明快、易懂，要让患者能够接受和理解，要根据不同患者的文化背景，健康理念和理解能力把握语言的遣词用句，把话说到患者的"心坎"上，要准确把握语言的幽默艺术、语速的快慢程度、抑扬顿挫等。

5. 引导交流的流向

在接诊沟通过程中，实际上交流的主动权仍然在医生一方。因此医生应把握交流的方向，在充分满足患者诉说的基础上要及时引导、把握方向。例如患者诉说到问题的实质而因文化程度的原因或其不愿深入诉说的时候，医生应当机立断，要求患者进一步说明，或患者的诉说离题太远，医生也应果断而有礼貌地提出其他问题而打断其诉说把话题引导到与疾病相关的问题上。

二、与特殊患者的沟通技巧

对于一些特殊人群，由于他们特定的生理、心理和行为，沟通时应分别采用特别的沟通技巧。

表 8 – 1　特殊人群的沟通技巧

特殊人群	生理、心理特征	沟通技巧
儿童	好奇、好动，害怕穿白大挂的医务人员、怕打针	诱导询问、使用其能懂的字眼，多安慰和赞扬
青少年	自立性强、有逆反心理、不愿父母代言	尊重其成人的感觉尽量让其发挥，注意隐秘保护
老年人	感官能力降低、思维不够敏捷、言语较啰嗦，多患有慢性病	要有足够的耐心和同情心，重点话题要合理化、多重复
预后不良者	病重、预后不良、失落悲观	应充分表达同情，交谈的目的为为其谋求最佳治疗。倾听其宣泄，不宜抑制其悲哀，不应用不实的保证，以免日后因失落而绝望，心理上多支持
疑病倾向者	有疑病的心理倾向，过度关心自己的身体状况，缺乏安全感，希望得到别人关心	适度的支持与关心，认真排除其是否真的生理疾病，指导如何调适，合理安排就诊，限制过度就诊行为
多重抱怨者	常有焦虑和不满的心理，有缺少家庭和社会关注的失落，抱怨身体，抱怨工作，抱怨社会	沟通时认真了解患者真正的问题所在，寻找和分析原因，采取有效的沟通策略
依赖性强者	在心理上过度依赖医生，有过度就医行为	应尽早告知患者医生的极限，鼓励其主动地解决自己的问题，协助其利用各种有效资源，减少对医生的依赖
骄傲自大者	自以为是，常对医生提过多要求，甚至要求医生按他的意见处置	应避免与患者争执，利用其自大的心态进行引导
临终者	心灵与肉体均承受着巨大的痛苦，面对死亡的恐惧，常伴有"总疼痛"的感受	应充满同情心和同理心，持尊重和支持的态度，加强对疾病认知控制，采用身心综合措施实施临终关怀

第三节　全科医疗中的团队合作与沟通

全科医疗服务开展的是以人为中心，以促进和维护人的健康为目标的连续、综合、协调的健康照顾。全科医疗的工作任务包括了预防、保健、医疗、康复、健康教育和计划生育指导等方面职能。全科医疗的上述特征决定了全科医疗服务不可能单纯由全科医生来承担，而必须依靠团队合作的工作方式才能顺利开展。团队合作的工作方式是全科医学的基本特征之一。

一、全科医疗团队组成及全科医生在团队中的作用

全科医疗团队的组成主要包括全科医疗机构内部成员、政府及相关职能部门、其他医疗机构以及社区。具体可划分为内、外两大系统。

（一）内部系统

全科医疗团队内部系统指全科医疗机构内部成员，包括全科医生、社区护士、公共卫生医师、中医师、其他专业医师、中西医药剂人员以及其他医技人员。

（二）外部系统

全科医疗团队外部系统主要包括政府及相关职能部门（卫生、财政、计划、民政、教育、劳动与社会保障、建设和计划生育等）、其他医疗机构（综合性医院、专科医院）、社区服务中心（原街道办事处、乡政府）等。

在全科医疗团队中，全科医生是核心和骨干。在全科医生的带领下，全科医疗团队中各位成员共同配合，一起为社区居民提供优质、高效的全科医疗和社区卫生服务。

二、与全科医疗团队中其他成员的沟通技巧

全科医疗团队内部系统成员之间，由于专业不同，有明确的分工，但工作目标一致，因此必须团结合作，才能共同完成全科医疗的预防、保健、医疗、康复、健康教育及计划生育指导等六位一体的工作任务，而有效的沟通，是团结合作的关键。

（一）加强多方面的联系

全科医疗团队成员之间必须加强联系，形成一个有机的整体，形成一种以全科医师为核心的合力。这种联系包含工作上、学习上以及情感上的交流。

（二）相互尊重、相互信任

信任是沟通的基础。成员之间相互尊重、获及彼此信任和理解，建立良好的友谊，是团队合作与沟通的重要保证。

（三）保持多样性沟通渠道

全科医疗团队成员之间的沟通应是多渠道的，可采用会议、讨论、交谈、案例分析、网络电视以及各种文体活动等多样性的沟通渠道加强成员之间的沟通。

（四）明确职责、分工合作

全科医疗六位一体的工作任务，要求成员之间必须要有明确的分工、明确各自的职责范围，否则工作上就会出现相互推诿。而团队成员在准确把握自己的工作职责的同时，必须有大局的观念，即共同的工作目标，积极地参与和配合其他成员的工作，否则就会出现各自为政、一盘散沙，形成不了工作的合力。

三、与其他服务机构的合作与沟通

（一）卫生行政部门

卫生行政部门是全科医疗机构的上级行政主管部位。社区卫生服务按照卫生行政部门制定的政策、计划、任务以及考核标准开展工作，接受其指导、帮助、监督、考核和其他管理，并且要定期主动向卫生行政部门汇报各项工作开展情况。

（二）其他医疗机构

全科医疗机构与上级医院（综合性医院、专科医院）之间存在着业务指导和培训的关系，同时还存在着双向转诊的联系。全科医生应经常地、主动地保持与上级医院及专科医师的联系，从而获得专业知识和技能上的支持和帮助，提升自己的能力。另外，在实施双向转诊时，全科医生应尽可能亲力亲为，向专科医师全面介绍转诊患者的信息资料，以便专科医师的处置更具有针对性。对从医院转回社区的患者要充分了解专科医师的处理情况以及对后续治疗和康复的意见。

另外，社区卫生服务机构之间也存在合作与沟通。目前，我国社区卫生服务有一定的区域性、城乡之间、社区与社区之间人口流动性较大，造成了按区域划分的社区卫生服务工作一定的难度。因此，社区卫生服务机构必须加强联系与沟通，以保证全科医疗服务的连续性和完整性；同时互相沟通，也便于相互学习和提高。

（三）疾病预防与控制中心及其他服务机构

社区卫生服务机构与当地各级疾病预防与控制中心、卫生监督部门、专业性保健部门之间也有着密切的联系。这些机构与部门为社区卫生服务机构提供相关的业务指导和培训、行业规范监督管理等。

四、与社区管理机构的合作与沟通

全科医疗面向个人与家庭，立足于社区的性质特征，使其与社区密不可分。而且政府组织与社区卫生服务中心的联系，一定程度上是通过社区这一平台得以实现。因而全科医疗与社区的合作与沟通，显得非常重要。

（一）组织与领导

目前在我国承担全科医疗服务的社区卫生服务机构受到政府和卫生行政部门的双重领导，这种领导主要体现在各级政府都相应地成立有社区卫生服务领导小组，由各级政府分管领导负责。政府相关职能部门（卫生、财政、计划、民政、教育、劳动与社会保障、建设和计划生育等）参与，负责辖区内社区卫生服务和健康促进工作的领导、组织、协调和考评，包括财政经费投入、收费标准制定、医疗保险支持、站点建设纳入公共建设配套建设等。

（二）建立有效机制

为了更好地推动社区健康促进工作，保证社区卫生服务工作顺利开展。社区成立有社区健康促进委员会等相关组织，均由社区服务中心（原街道办事处）领导任委员会主任，社区卫生服务中心主任任常务副主任，其他成员分别由社区相关职能部门人员组成，负责组织，协调社区范围内的社区卫生服务工作，解决包括社区卫生服务机构用房等具体困难和问题。

在我国部份省市，为保证社区与社区卫生服务的合作与沟通更为直接和有效，明文规定社区卫生服务中心主任由社区服务中心（街道办事处）分管主任直接兼任。

（三）加强与社区居民委员会及社区居民的合作与沟通

社区卫生服务的各项具体工作，离不开社区居民委员会和社区居民的支持和帮助。根据我国社区卫生服务实践经验证明：全科医疗服务中心的居民健康档案的建立与完善、健康教育工作的开展，慢性病系统管理、妇女儿童保健、计划生育指导等具体工作任务完成的好坏，与社区、居委会以及社区居民的合作与沟通是否良好密切相关。

（肖一明）

第九章 全科医疗健康档案及其管理

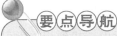

1. 熟悉健康档案定义，作用与记录方式。

2. 掌握以问题和以预防为导向的健康档案记录。

3. 了解健康在社区卫生服务中的应用与管理。

第一节 健康档案的概述

健康档案通常是指社区居民健康资料的系统化文件，是居民健康管理过程规范和科学的记录，也是医疗卫生保健服务中不可缺少的工具，健康档案的重要性不仅为医务界所认同，而且在社会上也受到各界人士的关注。包括居民正常的健康状况、亚健康的疾病预防、健康保护促进、非健康的疾病治疗等过程的规范、科学记录，涵盖了以居民个人健康为核心、贯穿整个生命过程的各种健康相关因素，实现信息多渠道动态收集，满足居民自身需要和健康管理的信息资源。健康档案主要包括个人健康档案、家庭健康档案及社区健康档案。

一、健康档案特点、作用与意义

（一）健康档案的特点

1. 内容的全面、系统、完整性

健康档案是居民关于健康和疾病的所有记录，有健康者周期性健康检查和免疫接种等资料，也有患病者每次患病的诊治记录和诸如卫生服务记录表单等多种信息媒介，而这些信息媒介是卫生管理部门依据国家法律法规、卫生制度和技术规范的要求而制成，不是简单地将纸质病历记载的各项内容输入电脑，还记载了居民平时生活中的点点滴滴健康相关信息。在任何时间、任何地点收集居民的健康信息，做好病史、病程、诊疗情况记录，不仅可以完成以居民健康为中心的信息集成，医生还可以随时随地提取有关信息，快速全面地了解情况。

2. 居民健康档案使用的广泛性

健康档案注重居民个体，以居民自身的健康为中心，以全体居民为对象，以满足居民需要和健康管理为重点。随着网络技术迅猛发展，卫生领域的电子商务、电子服务应运而生，电子健康档案和计算机信息系统的应用，将使医生会诊的时间大大缩短，质量大大提高。上下级医院的信息交流，更可以提高基层医疗机构医疗服务水平。居民健康档案能在广域网环境下实现信息传递和资源共享，可在任何时间、地点为任意一个授权者提供所需要的基本信息，无论到哪家医疗机构就诊或体检，都能提取到自己的以往健康档案。

3. 信息的检索及存储便捷性

使用纸质的信息资料时，要想查询必须先通过查找索引，找到相关索引后一层层进入才能进行翻阅，当查询多个不同区域的健康档案时，不仅速度慢，劳动强度大，而且纸质病历的保存，必须有足够空间，规定保存期限，同时还要解决纸张的磨损、老化以及防潮、防火、防蛀等问题，要消耗大量人力物力。目前健康档案多采用电子记录方式，与纸质档案相比较，电子档案的信息全面集中，而且健康档案特有的数据格式和集中的存储，有利于快捷输入，迅速检索查询、调用处理各种诊疗信息，为临床、教学、科研提供大量集成资料，有利于信息资源共享和交流，同时也是统计分析、卫生管理的全面可靠的资料，大大提高了档案的利用效率。因此，健康档案有效的存储体系和备份方案，能实现大量存储和实时存取的统一，占用空间小，保存容量大，能永久保存。

4. 疾病防治的实用指导性

居民健康档案可以直接、快速、准确地为突发性、传染性、多发性疾病提供资料。如 SARS 期间，可以从健康档案中获得非典型肺炎所具有的病症特点，从这些症状中得到提示，寻找到挽救患者生命的治疗方案与防止疾病扩散的有效办法。

（二）健康档案的作用与意义

全科医疗的主要任务就是为居民提供连续性、综合性、协调性和完整的医疗保健服务，居民健康档案的建立对整个医疗服务过程具有重要意义。对于全科医生而言，建立完整的健康档案之后，可以掌握居民及家庭的健康信息资料，以便有条不紊开展工作；同时对于全科医疗的教学和科研来说，居民健康档案也是理想的资料来源。因此，建立居民健康档案，是全科医生的重要工作内容，也是全科医生不可缺少的基本工具之一。

1. 满足居民预防保健的需要

健康档案的建立过程，本身就是一个疾病筛查与预防的过程，可以及早发现很多疾病。居民可以通过健康档案信息卡查阅自己的健康档案，了解自己不同阶段的健康状况，以便更好地接受医护人员的健康咨询和指导，提高自我预防保健意识和主动识别健康危险因素的能力，做到防患于未然。例如一些高血压、糖尿病等慢性疾病，很多患者自己都不知道，长期忽视必会加重病情，增加医疗费用。通过建立健康档案，可以做到未病先防，可以普及健康知识，从而改变人们不良的行为和生活习惯，提高健康水平及卫生健康质量。

2. 满足社区健康管理的需要

随着我国健康档案工作的深入开展，健康档案资料不仅要记录个人健康信息，还需记录卫生机构和卫生人力资源的相关信息，并且要不断的积累和适时更新，为全科医生系统地提供居民健康信息，为诊疗提供依据，最大限度地为患者提供健康照顾。健康档案还为社区诊断、社区卫生政策的制定提供依据。因此，有了完整、真实的健康档案，社区卫生服务工作者就能了解居民对社区卫生服务的需求，满足社区居民的健康水平提高的需求，改善社区卫生状况，更好地为社区居民提供预防保健服务。

3. 满足全科医疗实践的需要

全科医生的临床策略和治疗方法是由全科医疗中问题的性质、全科医生的职责、服务方式、服务场所及拥有的资源状况等所决定的，是全科医疗在特定环境中不同于专科治疗的综合策略。全科医生是患者及其家庭的朋友，首先要充分了解患者生活的背景，才能正确理解和分析患者所提出的问题。患者的许多背景资料在健康档案中均有详细记录，完整的健康档案，是全科医生了解患者的基本工具，也是作出正确临床决策的重要基础。

4. 满足医疗质量评价的需要

以问题为中心、以社区为范畴的健康档案记录，其完整性、准确性、科学性及客观性在一定程度上反应了社区卫生服务机构的管理水平和全科医生的工作质量和技术水平。因此，健康档案可用于考核社区卫生服务中心的服务质量和评价全科医生的技术水平，有时还有可能作为处理医疗纠纷的法律依据。

5. 满足全科医学发展的需要

随着我国医疗卫生事业的不断改革和深化，大力发展基层卫生服务，满足社区居民日益增长的健康和防治疾病的需求，全科医学事业需要不断丰富和完善适用于我国国情的全科医学理论和实践体系，健康档案既是关于健康的信息载体，也是培养全科医生的客观教学资源和实践参考，为不断发展的全科医学事业提供重要的研究依据。

二、健康档案的记录方式

在医疗服务高度专科化的趋势下，诊疗活动中医疗记录的方式主要以疾病为导向，医生在进行医疗活动过程中也主要是以疾病为中心收集病史，较少考虑患者的个人文化背景，医疗服务需求等因素。这种记录方式被称作以医生为导向的记录方式（disease or doctor oriented system，DOS）。这种方式仅仅考虑了疾病发生的生物学因素，而忽略了心理、社会等其他致病因素，势必导致收集的信息资料不全，无法满足患者的就医需求。同时，记录的格式与内容因各专科的具体要求不同而难以统一规范，可能会在治疗过程中给医师带来许多障碍。

随着人们生活水平的提高，对健康的关注度日渐加大，对医疗保健的需求也日益增加，医学模式由"生物医学模式"向"生物－心理－社会医学模式"的转变，病症更趋于复杂化，以疾病为导向的记录方式已经不能适应社会和医学的发展需要，逐渐暴露出自身的缺陷，因此，以问题或患者为中心的记录方式得到广泛应用。现在世界各国的全科医疗活动中多强调使用以问题为导向的记录方式。

第二节　全科医疗活动中个人健康档案

个人健康档案是指自然人从出生到死亡的整个过程中，其健康状况的发展变化情况以及所接受的各项卫生服务记录的总和。建立完整系统的个人健康档案是全科医生开展疾病防治与卫生管理的重要基础。基本内容主要包括以问题为导向的档案记录和以预防为导向的健康档案记录。

一、以问题为导向的档案记录

以问题为导向的健康档案记录方式（problem oriented medical record，POMR）由美国的 Weed 等于 1968 年首先提出来，到 1970 年 Bjorn 添加了暂时性问题表，1977 年 Grace 等添加了家庭问题项目。这种记录方式的优点在于：使个体的健康问题简明、重点突出、条理清楚、便于计算机数据处理和管理等。目前已成为世界上许多国家和地区建立居民健康档案的基本方法。

POMR 记录方法主要包括个体及其家庭基本资料、健康问题目录及问题的描述、问题进展、病情流程表等内容，社区卫生服务人员应认真如实地填写。

（一）患者个人的基本资料（data base）

1. 人口学资料

包括年龄、性别、文化程度、职业、婚姻、种族、社会经济状况、身份证号码等。

2. 健康行为资料

包括饮食习惯、生活习惯如吸烟、饮酒、运动行为、就医行为等。

3. 临床基本资料

包括既往史、家族史、生物学基础资料、预防医学资料（免疫接种及周期性健康检查记录）、心理评估、行为等资料。

表 9-1 个人健康档案的基本资料

档案号：_____

人口学资料	姓名：_____ 宗教信仰：□无 □有 性别：□男□女；出生地：_____ 家庭地址：_____ 出生年月：____年____月 电话：_____ 民族：□汉□其他_____；籍贯：_____ 身份证号_____ 婚姻：□未 □已 □离 □再 □丧 医保卡号_____ 医疗付费：□医疗保险 □合作医疗 所属社区：_____ 　　　　　□公费 □自费 □其他 建档医师：_____ 职业：_____；文化程度：_____ 建档日期：____年____月____日

健康行为资料	吸烟：□无 □已戒 □有：数量_____支/天；烟龄_____年 饮酒：□无 □已戒 □有：种类_____酒；_____毫升/天；酒龄_____年 饮食：口味：□偏咸 □适中 □偏淡； 　　　结构：□荤为主 □荤素搭配 □素为主； 　　　规律：□较规律 □一般 □不规律； 　　　嗜好：□甜 □辣 □油 □熏 □腌 体育锻炼（每次持续20分钟以上）：□无 □有：_____次/周 药物依赖：□无 □有：名称：_____；剂量：_____/天 两便情况：□正常 □异常：描述_____ 睡眠情况：时间_____小时/天；质量：□好 □一般 □差 气质类型：□外向稳定 □外向不稳定 □中间型 □内向稳定 □内向不稳定 就医行为：定期全面体检（每1~2年1次）：□无 □有 　　　　　患病及时就诊（包括慢性病定期随访） □经常 □有时 □很少

临床基本资料	生物学基础资料： 个人史、既往史 家族史 血压_____mmHg 药物过敏史： 家族性或遗传性问题 心率_____次/分 □无 □有_____ 家庭成员有重要疾患 身高_____cm 住院/外科手术史 家庭生活重要事件 体重_____kg 主要疾病及检查指标 腰围_____cm 主要生活压力事件 体质指数_____ 心理评估资料 血型_____型

（二）健康问题目录（health problem list）

健康问题目录是健康档案的主要内容，多排列在健康档案的首页，以使全科医生对患者的总体情况一目了然。所记录的内容为过去曾经影响，现在正在影响或将来还会影响个体健康的异常情况，可以是诊断明确的或不明确的，既可以是无法解释的症状、体征或实验室检查结果，也可以是社会、经济、心理、行为问题（如失业、丧偶、偏离行为等）。问题目录常以表格形式记录，将确认后的问题按发生年代顺序记录。如果时间不允许，可只列出主要健康问题目录，而把暂时性问题记录放在"SOAP"日常医疗记录中，并要求医生定期进行小结。

健康问题分主要问题记录（master problem list）（表9-2）、暂时性问题记录（temporary problem list）（表9-3）和长期用药清单（list of long term medications）（表9-4）。主要问题目录多为慢性问题及尚未解决的问题；暂时性问题目录则多罗列的是急性问题；长期用药清单是全科医疗以问题为导向的病历记录中的一部分，记录患者长期使用的药物。任何药物使用1个月以上，应进行登记。最好以表格形式记录药物的名称，用量、起止时间等，以利于提醒医生进行药物不良反应的随访和监测。医生可以根据患者的情况，适当进行药物调整（随时增减，以使服药的总数最好不超过5种以上）。另外，一些症状可能是由于服用一些药物引起的。从药物明细表基本可以判断，而不需要进行其他筛网似的检查（如心痛定类引起腿肿、ACEI引起咳嗽、他巴唑引起黄疸、消心痛引起头痛和眼压增高、黄连素引起便秘等）。

表9-2　主要问题目录范例

序号	发生日期	记录日期	问题名称	处理状况	问题转归	ICPC 编码
1	2003/09/11	2006/11/3	高血压	药物治疗		R95
2	1999/050/6	2006/11/3	丧偶	心理调适		Z15
3						
...	...					

（注：ICPC 编码为社区主要健康问题编码）

表9-3　暂时性问题目录范例

序号	问题名称	发生日期	就诊日期	处理经过	转归	ICPC 编码
1	急性咽炎	1996/07/15	1996/7/16	抗炎、休息	3天后痊愈	R83
2	上呼吸道感染	2004/05/06	2004/05/07	对症、休息	7天后痊愈	R74
3						
...	...					

表9-4　长期用药清单范例

序号	开始用药日期	药物名称	剂量	停止/变更日期	备注
1	2010/07/15	硝苯地平缓释片	10mg, tid		
2	2010/07/15	地西泮	10mg, qd		
3					
...	...				

（三）问题描述（problem statements）

这部分是 POMR 的核心部分，是患者每次就诊情况的详细记录，又称为接诊记录。先将个体主要健康问题列写成主要问题目录，再根据问题的编号将目录表中的每一问题按 SOAP（表9-5）的形式进行描述，"SOAP"中四个字母分别代表不同含义。

S：患者的主观资料（subjective data）是就医时由患者或其陪伴者提供的主诉、症状、患者对不适的主观感觉、疾病史、家族史和社会生活史等。医生对以上情况的描述要求尽量使用（或贴近）患者的语言，尽量按患者的陈述来记录。这个部分就是以往门诊病历和住院病历中体检以前的内容，包括主述、现病史、既往史、个人史、家族史、药物过敏史6个部分。

O：客观资料（objective data）记录诊疗过程中医务人员用各种方法所观察到的数据，包括体征、生理学方面的资料、实验室检查、X 线诊断以及患者的心理、行为测试结果，以及医生观察到的患者的态度、行为等。这个部分就是以往门诊病历和住院病历中体检和辅助检查2个部分。

A：对健康问题的评估（assessment）是问题描述的关键部分，完整的评估应包括诊断、鉴别诊断、与其他问题的关系、问题的轻重程度及预后等。这种评估不同于以疾病为中心的诊断结果，其内容可以是躯体、心理问题或社会问题，也可以是不明原因的症状或主诉。如果该问题是由多个症状、不适或相关检查资料的综合而得到的，则可能会因症状或不适的消失而不能做出最后的生物学诊断。所评价问题的名称也不同以往门诊病历和住院病历按统一使用的疾病分类系统来命名，而是按统一使用的症状分类系统来命名。比如便秘在疾病分类系统里没有，但是在症状分类系统里有。这部分目前在我国基本没有使用，如果按此执行，需另外进行系统培训。

P：对问题的处理计划（plan）是针对每一问题提出的诊断、治疗、预防、保健、康复和健康教育计划。体现以患者为中心、预防为导向，以及生物-心理-社会医学模式的全方位考虑，而不仅限于开出药物。计划内容一般应包括诊断计划、治疗策略（包括用药和治疗方式）、对患者的教育等。相当于以专科医院的门诊病历和住院病历的实施计划，与专科病历不同的是它增加了对患者的健康教育和个性化的指导，这点正是社区卫生服务体现个性化服务和连续化管理特色的部分。但往往由于时间关系或者认识不到位等原因，很多社区医生都口头指导患者或亚健康居民，不愿意或不知道要记录在健康档案中。

表 9-5　问题描述 SOAP 书写范例

记录时间	序号	问题名称	问题描述（S-O-A-P）
2006/11/03	1	肺心病（慢性肺源性心脏病）	S：近 10 年来，经常咳嗽、咳痰，感冒时咳黄痰，冬天重、夏天轻。4 年前经常出现心慌、气急，活动后加重，双下肢出现水肿，被确诊为慢性肺源性心脏病。近日搬家劳累，夜间睡眠差，心慌、气急、咳痰进一步加重。平时吸烟 1 包/天，约 40 年；饮黄酒 400 ml/d，约 40 年；喜欢吃红烧肉、咸菜等食物；晚饭后经常打麻将至深夜 O：体胖、急躁、气促，体温 37℃，血压 130/80mmHg，呼吸 26 次/分，心率 100 次/分、律不齐、期前收缩 8 次/分。口唇末梢微发绀，颈静脉怒张、呼气性呼吸困难、桶状胸、双肺呼吸音弱、可闻及散在的湿啰音；肝肋下 2cm 可触及、脾未及，双下肢凹陷性水肿。心电图：肺性 P 波，频发房性期前收缩 A：根据患者主诉及病史、体格检查、辅助检查，诊断为慢性支气管炎、慢性阻塞性肺气肿、慢性肺源性心脏病、心功能 Ⅱ 级。该病如不加以控制，可加重心、肺负担，甚至引起心力衰竭、呼吸衰竭危及生命的严重后果 P：1. 诊断计划 ①胸部正、侧位 X 片 ②肺功能检查（肺活量等） ③查肝、肾功能及电解质 2. 治疗计划 ①低流量吸氧（可在家氧疗） ②间断小剂量应用利尿剂，减轻右心负荷，补充钾离子 ③应用血管扩张剂，减轻肺小动脉痉挛 ④必要时应用抗心律失常的药物，转诊至上级医院，或请上级医生会诊，以指导用药 ⑤保持呼吸道通畅，促进排痰，如有黄脓痰等感染现象，可考虑应用抗生素 ⑥限制盐、脂和酒类的摄入；建议积极戒烟和停止搓麻将；避免重力体力劳动 3. 患者指导 ①讲明戒烟、限酒、低盐、低脂等对减轻心、肺等器官负荷的意义 ②告知家庭氧疗是目前改善气促的重要手段。详细指导吸氧的方法和流量观察；通过缩唇呼吸训练方法的指导，改善患者呼气性困难 ③提示应用利尿剂可能出现的情况，指导如何观察尿量、口服补钾等事宜 ④按医嘱服药，病情变化、及时就诊 ⑤放松心情、避免急躁，拒绝麻将！可通过阅读、下棋等活动来培养耐心、控制情绪 ⑥加强对患者家属的教育，家人应多关心患者，减轻其身心负担 医师签名：某某某
2011/01/10	2		继续以"SOAP"的形式进行记录

（四）病情流程表（flow sheet）

病情流程表是针对某一主要问题在某一段时间内的进展情况进行跟踪随访的动态观察记录，它概括地反映了与该问题有关的一些重要指标的动态变化过程，如主诉、症状、体征、生理生化指标和一些特殊检查结果、用药方法、药物副作用、饮食治疗、行为与生活方式改变，以及心理测验结果等。病情流程表主要应用于患有慢性病和某些特殊疾病的观察和处理记录，是事先设定好，并非全部健康问题所必备，可以根据医生的意愿个性化设计，对不同病种的流程表，所记录的项目也可不同。通过病情流程表（表9-6），医生可以掌握所跟踪问题的变化和处理过程，系统观察病情变化，掌握进展情况，随时修订治疗和处理计划。

表9-6　高血压患者随访监测流程表范例

	随访日期	年　月　日	年　月　日	年　月　日	年　月　日
症状	无症状				
	头痛头晕				
	眼花耳鸣				
	心悸胸闷				
	四肢发麻				
	下肢水肿				
	其　他				
体征	血压（mmHg）				
	体重（kg）				
	体重指数				
	心　率				
	其　他				
生活方式	日吸烟量（支）				
	日饮酒量（两）				
	运　动（次/周）				
	摄盐情况（g/天）				
服药依从性 （规律、间断、不服药）					
药物不良反应（有、无）					
用药情况	药物名称1/用法				
	药物名称2/用法				
	药物名称3/用法				
转诊	原　因				
	机构及科别				
下次随访日期					
随访医生签名					

（五）转会诊记录

　　转诊和会诊都是全科医疗工作的重要任务，也是家庭医生与其同行交流、利用各种必要的医疗和社会资源为患者进行服务的途径之一。转诊由医生根据患者的具体情况并且征得患者同意后而定。患者转诊的去向不尽相同，可以是其他基层医生、专科医生、护士、康复医师、心理医师、社会工作者等。全科医师做出转诊的决定后，仍然应该对患者的就诊情况进行追踪。全科医疗中的转诊记录是双向的，包括由原医疗机构发出的转诊请求和相关信息，接受转诊的医疗机构处理的反馈信息两方面，都应记录在健康档案中。

（六）实验室检查及辅助检查记录

具体内容可根据患者的健康状况而定。也可以设计成表格，对检查结果随时填写，以免档案太厚。目前已成为世界上许多国家和地区建立居民健康档案的基本方法。

二、以预防为导向的健康档案记录

以预防为导向的周期性健康检查记录（prevention – oriented periodic health examination record），以这种方式记录的档案能够比较全面地反映患者的生理、心理、行为和社会各方面的情况，以及未分化疾病和慢性疾病的进展情况，从而为全科医生进行综合性、连续性、协调性服务提供记录的空间和备查的依据。全科医疗中的预防医学服务项目包括周期性健康检查、预防接种、健康教育、危险因素筛查等，以早期发现病患及危险因素，并加以干预为目的。其中，周期性健康检查在国外基层医疗中是体现预防服务的重要措施。在我国，目前只有儿童计划免疫接种项目及部分儿童保健、妇女保健项目是规范的，其他服务内容还未达到统一。全科医生可以根据本社区患者的具体情况，尝试设置适合于本社区居民需求的预防医学服务项目。

在记录形式上，一般以表格的形式进行。包括周期性健康检查、预防接种、儿童生长与发育评价、患者教育、危险因素筛查及评价等。还需特别记录激素替代疗法或一些需要仔细监测的药物。全科医疗中以预防为导向的周期性健康检查记录最常见的是周期性健康检查和免疫接种。

（一）周期性健康检查

运用格式化的健康检查表（表9－7），针对个体不同年龄、性别的对象而设计的早期发现、早期诊断健康检查项目。周期性健康检查计划是全科医师的工作任务之一，也是进一步开展疾病防治与健康咨询的重要基础。周期性健康检查应定期检查并将检查结果记录在检查表上。

表9－7　成人周期性健康检查记录

项目名称 检查周期	① ②	①检查日期（年月日） ②检查结果：正常○，临界值△，异常× （转追踪管理）	追踪管理	
			异常问题 描述	打 √
血压 每年1次				
心电图 每年1次				
肺部X线片 每年1次				

续表

项目名称 检查周期	① ②	①检查日期（年月日） ②检查结果：正常○，临界值△，异常× （转追踪管理）	追踪管理	
			异常问题 描述	打 √
腹部B超 每年1次				
甲状腺 每年1次				
血常规 每年1次				
尿常规 每年1次				
胆固醇 每3年1次				
大便隐血试验 ≥45岁每2年1次				
乳房（女） ≥35岁每年1次				
宫颈涂片（女） 每1~2年1次				
前列腺特异抗原（男） ≥35岁每年1次				
视力 ≥40岁每2年1次				
肿瘤（AFP/CEA） 每年1次				

（二）免疫接种记录

是利用生物制品进行预防接种，以提高人群的免疫水平，达到控制或最终消灭相应的传染病的目的。全科医生应建立所在社区居民的免疫接种档案，尤其是儿童。

第三节 全科医疗活动中家庭健康档案

家庭健康档案是指以家庭为单位，记录其家庭成员和家庭整体在医疗保健活动中产生的有关健康基本状况、疾病动态、预防保健服务利用情况等的文件材料。家庭健康档案是居民健康档案的重要组成部分，反映出全科医疗以家庭为单位服务的重要特点。主要内容包括家庭的基本资料、家系图、家庭评估资料、家庭主要问题目录及问题描述和家庭各成员的健康档案及家庭健康指导。

一、家庭基本资料

是家庭健康档案的首要内容，在健康档案的第一、二页，反映某一家庭的基本情况。包括家庭成员基本资料和家庭主要问题目录两部分。家庭成员基本资料包括家庭住址、人数、每个成员的基本情况，医师、护士的签名，建档日期等（表9-8）。家庭健康档案能够让全科医生拿到健康档案时就知道这个家庭的结构和这个家庭目前存在着什么影响健康的问题，提示全科医生应当如何进行健康管理。

表9-8　家庭的基本资料

家庭一般情况　　　　　　家庭档案号

户主＿＿＿＿＿＿＿＿＿

住址＿＿＿＿＿＿＿＿＿　　　　　　　　　　建档医师＿＿＿＿＿＿＿

邮编＿＿＿＿＿＿＿＿＿　　　　　　　　　　建档护士＿＿＿＿＿＿＿

电话＿＿＿＿＿＿＿＿＿　　　　　　　　　　建档日期＿＿＿＿＿＿＿

居住面积＿＿＿＿＿（㎡），人均＿＿＿＿＿（㎡）；

饮用水：□自来水　□经净化器过滤水　□纯水/桶装水　□井水　□河水　□其他＿＿＿

采光：□好　□一般　□差；通风：□好　□一般　□差；空调或供暖设施：□有　□无

宗教信仰：□无　□有＿＿＿＿＿；家庭经济状况：□好　□一般　□差

家庭成员基本资料								
姓名	性别	关系	出生年月	学历	婚姻状况	职业	主要健康问题	联系电话

二、家系图

家系图的目的是要对家庭背景和潜在的健康问题做出一个实际的总结。是以绘图的形式来描述家庭结构、家庭遗传问题、家庭成员间的相互关系及家庭重要事件等情况。所用的技术和符号应是医生认为在医疗中最有意义、最方便使用的。家系图应简明扼要，代表各种问题的符号应尽可能无需解释。标准的家系图有3代或3代以上的家人，包括夫妇双方的所有家族成员。每代中年龄最大的人位于最左侧，其余人按年龄大小向右排列。同一代人应位于同一水平线上，符号应大小相等。第1代人中，习惯上将丈夫置于左侧；他们的子女放在第2条水平线上。以后各代，也将最先出生者放在左侧。每个家庭成员应标记姓名和年龄/出生日期。若标记的患者的年龄，则应注意制图日期，以便随时间推算年龄。家系图包括：①3或3代以上的成员。②所有家庭成员的姓名。③所有家庭成员的年龄或出生日期。④任何死亡，包括死亡年龄或日期及死因。⑤家庭成员的主要疾病或问题。⑥标出在同一处居住的成员。⑦结婚和离婚日期。⑧将子女由左至右按年龄大小依次列出。⑨说明所使用的所有符号的图例。⑩简明扼要的符号（如第四章图4－1家系图示例）。

三、家庭评估资料

家庭评估资料是全科医师了解家庭结构和状态的依据，分析家庭和个人健康的相互作用，解决家庭与个人健康问题。主要内容包括家庭类型、家庭生活周期、家庭功能等（相关内容参见第四章第二节）。

家庭功能与疾病的预后有密切关系，家庭功能的评估是家庭评估的最重要内容。目前家庭功能的评估工具有家庭圈、家庭关怀指数（PAGAR表）等。家庭功能评估表，是用来检测家庭功能的问卷，是自我报告法中比较简便的一种，反映了个别家庭成员对家庭功能的主观满意度。共五个题目，每个题目代表一项家庭功能，包括适应度（adaptation）、合作度（partnership）、成熟度（growth）、情感度（affection）、亲密度（resolve），简称PAGAR问卷。由于回答的问题少，评分容易，可以粗略、快速地评价家庭功能，适宜在基层工作中使用。0～3分为家庭功能严重障碍，4～6分为家庭功能中度障碍，7～10分家庭功能良好。

四、家庭问题目录

指针对这个家庭而言，过去影响了、现在正在影响或将来还会影响家庭成员健康的异常情况。家庭主要问题涉及生理、心理和社会三方面的内容，包括家庭成员内某人患慢性生理或心理疾患、某人的行为问题、家庭的经济问题、家庭内或周围存在的危险因素，或虽常见但医师认为是较为重要的问题等。家庭主要问题目录中所列出的问题仍使用POMR中的SOAP方式进行描述。

五、家庭成员的健康资料

有意识地将家庭成员的医疗保健资料整理归档，建立健康档案，日后可以提供准确的资料，帮助医生诊断和合理用药选择。应在家庭成员健康档案袋内保存好完整的病历、X线照片或报告、心电图、B超、化验单、体检表等各种病历原始单据，逐次收集，防止丢失。食物过敏史、接触过敏史、药物过敏史，也要收入档案，对于儿童，还应保存生长发育方面的资料和预防接种卡。

六、家庭健康指导

在收集上述各项家庭健康档案的信息基础上，分析家庭存在的主要健康问题，制定出全面、具体的家庭干预与指导计划，包括解决问题的方案、措施和建议等。

第四节　全科医疗活动中社区健康档案

社区健康档案指记录社区自身特征和居民健康状况的资料库。以社区为单位，通过入户居民卫生调查、现场调查和现有资料搜集等方法，收集和记录的社区信息。社区健康档案是居民健康档案的主要内容之一。内容包括社区基本资料、卫生服务资源和状况及社区居民的健康状况等。其主要来源于政府有关部门的统计资料，医疗保健登记资料，医师的日常工作记录和家庭健康档案记录，及社区调查获得的资料等。

一、社区基本资料

包括社区的自然环境状况，如社区的地理位置、自然气候特点及环境状况、卫生设施和卫生条件等；社区的人口学特征，如社区的总人数、年龄性别构成（人口金字塔）、出生率、死亡率、人口自然增长率、种族特征、生育观念等；社区的人文和社会环境状况，如社区居民的教育水平、宗教及传统习俗、消费水平及意识、社会团体的发展情况及作用、家庭结构、婚姻状况、家庭功能、公共秩序等；社区的经济水平，如社区产业及经济状况，重要产业对社区经济的影响，社区的经济收入与居民的生活水平；社区组织状况，如与全科医疗服务相关的街道办事处、居委会、健康促进会等，了解这些状况，可以动员和利用社区的人力、物力、财力，为居民的健康服务。

二、社区卫生服务资源及现状

社区卫生资源包括社区的卫生服务机构和卫生人力资源状况。其中社区卫生服务机构是指社区内现存、直接或间接服务于社区居民的专业卫生机构，如医院、社区卫生服务中心、门诊部、私人诊所、护理院、防疫站、妇幼保健院或站等医疗保健机构，健康教育机构，以及福利机构等。以上各机构的服务范围、服务项目、具体地点、与全科医疗站的距离及交通方便程度均应记录在社区健康档案中。全科医生对这些资料的掌握，有利于患者的转会诊，也利于全科医生向同行进行业务咨询，充分利用社区内资源。而社区卫生人力资源，是指社区中各类医务人员及卫生相关人员的数量、年龄结构、职称结构和专业结构等。社区卫生服务状况包括一定时期内的门诊量统计、门诊服务量、门诊服务内容、患者的就诊原因分类、常见健康问题的分类及构成、卫生服务利用情况、转会诊病种及转会诊率及适宜程度分析等。

三、社区居民的健康状况

包括社区的人口学资料，如社区总人口，年龄性别构成、职业、教育程度、种族、婚姻和家庭类型构成，出生率、死亡率、人口自然增长率、人均期望寿命等；健康问题的分布及严重程度，如社区人群的发病率、患病率及疾病构成、病死率及残疾率；社区居民健康危险因素评估，如饮食习惯、缺乏锻炼、紧张的工作环境、生活压力事件、人际关系紧张、就医行为、获得卫生服务的障碍等；社区疾病谱、疾病年龄性别职业分布、死因谱等。

第五节 全科医疗健康档案的管理

健康档案是居民的个人健康资料，一份份完整的健康档案，是整个社区宝贵的健康信息。全科医疗的连续性、综合性、协调性服务的特点，决定了其健康档案是对患者一生中所有医疗资料的记录，只有管理好健康档案，才能更好地为居民健康服务。因此，全科医疗健康档案的管理具有非常重要的价值。

一、个人健康档案的管理

（一）档案建立

（1）全科医生书写健康档案时，必须做到书写规范、适当、准确、真实，所有的记录资料任何使用者都能看清读懂，不会产生疑惑。

（2）居民健康档案的数据信息应该采用卫生行政部门统一编制的健康档案格式和社区卫生服务信息管理系统，以实现对区域居民健康档案信息的动态管理和在辖区范围内的信息交换和共享，为社区卫生服务的进一步完善和提高奠定基础。

（3）为了保证健康档案中检查结果的准确性，应该在健康档案中增加检查结果粘贴页，将日常各种检查结果粘贴在上面。

（4）针对慢性病的管理，应根据慢性病管理规范，将慢性病管理与个人健康档案相结合。将参与慢性病管理的居民健康档案标识出来，放入慢性病年检表和随访表，按照慢性病管理规范定时完成年检表和随访表。

（5）健康档案应参考住院病历的建立模式，准备一个独立的档案柜，并按照健康档案中所涉及的内容进行分格，每个格子中放入一种内容。当居民建档时，根据需要抽取格中的档案纸，建立健康档案。当居民有更多方面的健康需要时只要添加相关内容到原档案中即可。由于居民的迁出和死亡，健康档案设计时要考虑到档案的存档，在档案纸的边缘预留装订孔。

（6）对健康档案中一些内容进行定期的总结和整理，如转会诊、住院、手术、首次诊断的慢性病、意外事故、孩子出生、重要的生活事件（如丧偶和婚姻破裂）、重要的家庭医疗史等。通过阶段性总结，梳理健康问题管理的临床思路，并做出今后一段时间的管理计划。

（7）由于健康档案中还有一些预约性服务项目和慢性病管理中要求定期随访，因此全科医生除在健康档案中详细记录下次服务时间外，还要单独制定一份预约服务登记表（簿），记录为居民预约服务的时间和项目，以免遗忘，保证为社区居民提供及时的卫生服务。

（8）任何医疗记录必须保证具有法律效力，既往法律中的诉讼案件对严谨规范的医疗记录起了很大的促进作用。因此在建立全科医疗健康档案时，要考虑法律对记录内容严谨程度的期望。

（二）档案存放

个人健康档案的排列顺序一般为：个人一般情况、长期性健康问题目录、暂时性健康问题目录、周期性检查记录、接诊记录或重点管理人群的随访记录、会诊和转诊记录、辅助检查资料等。

应强调健康档案保管的可靠性，档案使用完毕后要保留在全科医疗诊所里。设有专门的档案柜，个人健康档案按照编号放置；可以按先来就诊成员为家庭建立档案号，为以后成员加入和查找提供方便。患者的个人健康档案，一般规定不准照顾者以外的人阅览或拿取，以确保患者的隐私权不受侵害。社区健康档案一般需要每年添补或更新一次，整理分析的结果应予公布。档案袋正面右上角的顶边和右侧边可分别标上档案编号或印上不同的颜色标志，以便查找。中间部分应写上姓名、住址等。档案应按编号顺序排放。每次使用完毕，要准确地放回原处，并定时进行整理，保持档案摆放的整齐有序。

（三）档案利用

1. 用以评估健康问题

健康档案对于患者个体是实现双向转诊的必备资料，也是评价居民个体健康水平并针对个体进行医疗、预防、保健和康复的重要依据；对于社会群体是识辨高危人群、有效组织诊疗服务、合理配置卫生资源、及时调整服务项目的重要依据。

2. 提供处理健康问题的依据

为处理健康问题提供资料。对某些健康问题的处理，还需要详细了解患者的家庭及其成员的状况，健康档案的系统性资料可以满足这方面的需求。

3. 促进预防保健

根据个人周期性健康检查表和家庭生活周期健康维护表，针对居民及其家庭制定预防性计划。

4. 有利于科研与教学

居民健康档案可以为课题研究和教学提供良好素材。

二、社区健康档案的管理

社区健康档案可以帮助社区医生了解服务对象，挖掘潜在需求，创造更高价值。社区健康档案的管理应注意以下几点。

第一，健康档案所记录的内容涉及患者的隐私，因此管理上应安全可靠，档案使用完毕之后要保留在全科医疗诊所里，放在诊所安全可靠的地方，由全科医生或护士保管，一般规定不准其照顾者以外的人员阅览或拿取，以维护患者的权益。

第二，将个人健康档案按照编号放置，如果一个家庭中有两人或两人以上在本诊所就诊，则可以在个人健康档案前面使用家庭健康档案号，将一个家庭里的成员的健康档案放置在一起，查找方便。

第三，应按照当地居民的实际就医情况为居民建立个人和家庭健康档案。由于我国的医疗付费制度直接影响城市居民的就医地点选择，使得一些家庭中的成员不能在社区得到医疗照顾。

第四，社区健康档案一般需要每年添补或更新一次，整理分析的结果应予以公布，并展示在诊所的墙壁上。持续保存每一年的社区健康档案，以便作逐年评价及研究。定期对辖区内居民健康档案资料进行有关统计和分析，做出社区诊断，及时发现居民的卫生需求，有针对性地开展社区卫生服务工作。

第五，建立居民健康档案是开展社区卫生服务的一项基础性工作，不断将工作产生的信息充实到居民健康档案中，实行动态维护，按照卫生行政部门和疾控、预防保健机构的要求，定期上报相关工作的统计报表及数据。

三、电子健康档案的管理

在信息技术迅猛发展的今天，借助计算机和网络等先进技术来建立电子健康档案，可以实现高效、快捷、便利地使用健康档案，在信息的检索查找、数据的统计分析、远程传递、不占用物理空间等方面更加显示出优越性，会逐步替代纸质档案。目前建立电子档案可以购买成熟的管理系统或根据需要委托开发。采用计算机管理健康档案的社区卫生服务机构，居民健康档案的数据信息要实行专人管理和维护、专机录入，以保证健康档案的完整性。定期做好数据备份，保证数据信息的安全。进入电子档案管理系统，必须设置使用者身份认证，只有许可的使用者才能进入系统查看档案，防止无关人员获取信息。

第六节　基层医疗国际分类及其在健康档案中的应用

一、基层医疗国际分类概述

基层医疗国际分类（international classification of primary care，ICPC）是一个针对基层医疗服务进行分类的系统。在 20 世纪 70 年代以前，基层医疗科研收集的发病率资料，都是按照"国际疾病分类（international classification of disease，ICD）"系统来进行分类的。ICD 的结构是以疾病为基础的，适用于专科医疗，但对于基层医疗中出现的许多症状和非疾病状态，却难于用其编码。1972 年在世界全科/家庭医生学会（WONCA）分类委员会成立后，即开始研究基层医疗分类的问题。1978 年"阿拉木图宣言"发表之后，世界卫生组织成立了工作组，与 WONCA 分类委员会的成员一起，专门来研究和发展适合于基层医疗的国际分类系统。随后，在 1987 年 ICPC 第一版出版，经过在多个国家的实际应用，在 1997 年经过修订后出版 ICPC 第二版。从 1998 年起，世界各国开始尝试使用基层医疗国际分类第二版。

二、ICPC 的基本结构

ICPC 是根据身体系统分类的一个二轴结构。横坐标表示各章节，如消化、呼吸等章节；纵坐标为每一章所包含的单元。它共由 17 章组成，每章又由 7 个单元组成。17 章分别为：全身性的（以字母 A 表示）；血液，血液形成（B）；消化（D）；眼（F）；耳（H）；循环（K）；神经（N）；肌肉骨骼（L）；精神（心理）（P）；呼吸（R）；皮肤（S）；代谢、内分泌、营养（T）；泌尿（U）；妊娠，计划生育（W）；女性生殖（X）；男性生殖（Y）；社会的（Z）。除"社会"一章外，其他章均由以下七个单元组成：① 症状和主诉单元；② 诊断，筛查，预防；③ 治疗，过程，药物；④ 化验结果；⑤ 行政管理；⑥ 其他就诊和转诊过程；⑦ 诊断，疾病。

三、基层医疗国际分类在健康档案中的应用

全科医生不同于在专科医院里工作的其他专科医生，他们在基层医疗环境中管理患者的过程，会涉及患者健康问题的诸多方面，如家庭问题、社会和心理问题等，而且他们所接诊的患者通常不具有明显的症状与体征，对于这类问题，全科医生难于在很短的时间内明确诊断。如果沿用传统的 ICD 分类系统，则难以收集这些资料。

ICPC 作为标准化的分类工具，主要应用在全科医疗个人健康档案中。在以问题为导向的全科医疗个人健康档案记录中，ICPC 能够对健康档案中 SOAP 四个记录要素中的三个要素进行分类，即对健康档案中的患者的就诊原因（S）、健康问题（A）和干预过程/措施（P）进行分类。ICPC 在健康档案中的应用，可以人工手动编码，也可以由计算机系统自动编码。

ICPC 分类系统的创建，为基层医生和基层医疗管理者提供了一个适宜且简单的分类系统。该系统使得全科医生在日常工作中记录的资料达到随时统计分类的效果，从而为全科医生和全科医疗管理者提供社区患者就诊原因、健康问题及健康问题干预内容的分类资料。

ICPC 详细条目和编码原则见《基层医疗国际分类》一书。

（江　玉）

第十章　全科医疗中常见健康问题的中西医临床处理范例

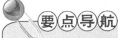

要点导航

1. 了解社区常见健康问题的临床诊断和临床处理原则。
2. 熟悉社区常见健康问题诊疗模式。

第一节　社区常见健康问题诊断及处理原则

一、社区常见健康问题的临床诊断

在临床上，绝大多数患者不是因疾病就诊而是以症状就诊，而绝大多数的症状都是由自限性病患引起，往往无需也不可能做出病理和病因学的诊断，况且有些症状不是因疾病引起，而是由于心理社会因素引起的。

在社区，全科医生最重要的作用就是对患者症状产生的病因做出诊断，做出相应的初步处理。在诊断时，可根据病史做出诊断。肢体语言也可以为我们提供重要的信息，如有肌肉骨骼疼痛的患者按摩疼痛部位，或者有痛苦表情。体检应该根据诊断假设和病史有选择性地进行，全科医生在接诊患者时，挑选及鉴别有价值的病史及体格检查显得尤为重要，以下几点是在临床工作应该特别注意的事宜。

（1）细心倾听患者陈述病史及症状，不要过早打断。

（2）了解症状的性质（特点、部位、持续时间、程度、加重和缓解的因素）和病程特点（急性、慢性或反复发作）。

（3）判断患者的症状是否危及生命，如重度呼吸困难、休克，是否需要急救或适时转诊。

（4）根据患者的症状和个人健康危险因素，如年龄、性别、既往病史和家庭背景等，列出可能会导致该种类型症状的2～5个鉴别诊断，鉴别诊断的清单应包括：①考虑每种疾病引起该症状的可能性和几率而筛出的最有可能的诊断；②一定不可漏诊的严重疾病，如癌症、心肌梗死、肺炎、脑膜炎等；③有多种表现而易漏诊的疾病，如贫血、抑郁症、甲状腺疾病等；④找寻常见症状所掩盖的隐形问题。

（5）根据对所列举的鉴别诊断的特定的症状和体征，收集病史，进行适当的身体检查，以做出可能性最大的诊断和排除其他诊断。

（6）当诊断不清、需要证实或排除潜在的严重疾病时，需要进一步做的辅助检查。应注意所有的检查和化验都会有假阳性结果，而这在全科医疗中很常见，因为严重疾病的患病率一般较低。

（7）每次接诊后得出的诊断，用于指导对患者初步的治疗。有时不一定能做出精确的病理学或病因学的诊断，但应能确定患者是否可能有紧急的或严重的疾病。

（8）随着时间推移和复诊获得更多的信息，可以对诊断进行修订以及考虑新的鉴别诊断，因此若症状持续或出现了新的症状应重新对患者做出评估。

二、社区常见健康问题的临床处理

全科医疗中对患者的治疗除了考虑疾病的情况外，还要考虑患者、家庭和社会情况。所选用的治疗方案必须与患者的背景相适合。患者的体质，家庭、文化、环境、社会和教育的背景，可用的资源，医生的知识和技能，医患关系的好坏以及医疗体制等，都会影响治疗的决策。患者每次就诊时，医生常常会用到包括解释、安慰患者、改变患者的信念和行为（如饮食、锻炼、生活习惯等）、协商、开处方、物理治疗、手术、转诊、健康教育、社区服务以及"等待观望"等数种方法对现患问题做出处理。

（一）以人为本的处理原则

全科医生不仅要关注疾病，更需要关注患病的人。只治病不治人不是治疗的最佳治疗。患者需要认同诊断，能够接受并执行医生的治疗方案，否则即使是最好的治疗方案也不一定有效。对患者的就诊原因、想法、忧虑和期望应加以认真对待。对患者的处理要因人而异，使其能接受。当患者对病患的原因不清楚时，解释最为重要；对患者痛苦的症状应予以治疗使其缓解；对感到恐惧和忧虑的患者，应使其放心；涉及患者所抱的期望和行政方面的需求，应有针对性的解释和协商；若患者的痛苦不可避免，则应向患者提供支持。

（二）以问题为导向的处理决策

以问题为导向的处理决策是全科医疗中对病患的治疗策略，治疗是否成功的标准是以在患者身上产生的结果来衡量，而不是治疗的过程。所要处理的问题可以是症状、焦虑、严重的疾病或并发症、功能紊乱，治疗的副作用以及与医疗体制有关的行政方面的问题及社会问题。治疗应以尽可能可靠的临床证据和研究证据为基础。总的来说，应尽可能治疗潜在的疾病或病理原因；需要的话，应减轻患者的症状；预防复发或恶化。

（三）应用健康教育于处理中

全科医疗中对所有患者的处理都应包括健康教育。解释疾病涉及到的病因、病理、预期的病程、康复机会、可能的并发症及治疗的副作用等。要让患者放心，就必须认真对待患者的具体想法和恐惧。告知患者有关疗效及副作用方面的信息，能很好地增加患者的遵医行为。告诉患者其他许多人也有类似的问题而将生病看成一件普通的事情，能使患者更好地接受自己患病的事实。

（四）合理的药物治疗

药物治疗是非常有力的治疗手段，所有的药物都有副作用，我们需要在其治疗效果和副作用之间权衡利弊。不能为了满足患者的要求而过度用药，医生的责任是纠正患者不恰当的期望，而不是强化某些不恰当的信念。

1. 药物治疗原则

（1）从知道得比较清楚的药品中选择药物；在向患者确认症状的严重性后对症给药，没有需要，就不要开药，病因治疗优于对症治疗。

（2）用药越少越安全；有几种治疗方法时，选择毒性最小者；疗效相同时，选择价格最便宜者。

（3）应告知患者所有药物有关治疗效果、预期结果和可能的副作用的一切信息；患者出现任何新的症状时，都应考虑是否为药物的副作用。

（4）新增用药之前，都应仔细审查患者正在使用的药物；要依据定期审查的结果，再调整长期用药的处方。

（5）经常查阅文献，随时准备向政府和医院的药品信息机构咨询。

（6）批判性地评价新药的信息，特别是当资料是由医药公司提供或赞助的时候。

（7）对老人和儿童尤其要注意，特别是药物的剂量调节和副作用。

2. 特殊人群的药物用量

（1）儿童用药量 通常 2~6 岁的儿童用 1/4 的成人量；7~12 岁儿童用 1/2 的成人量；12 岁以上的儿童可以用成人量。有些药物的剂量要依照体重调整。

（2）老年人用药 老年人用药存在用药种类多、治疗矛盾多、药物不良反应多等特点。用药应从"最小剂量"开始，并根据疗效和副作用调整剂量。

（五）重视非药物治疗

非药物治疗包括饮食调节、运动疗法、物理疗法和职业疗法等。社区护理、家庭照顾、经济或住房资助等社区服务能大大地改善因病致残的患者的生活质量。每一个全科医生都应有辅助医疗及社区资源的服务网络，以便为居民提供所需的多种服务。

（六）适时的转诊服务

适时转诊患者到上级医院或其他专科医院是全科医学的一门重要学问。以下情况应考虑转诊：①当需要请专科医生对患者的病情做评估或需要做特殊检查时。②当对疾病的处理超出了基层医疗的能力和范畴时。③在极少的情况下，当患者只有听专家的意见才能感到放心时。好的"守门人"意味着为需要专科诊治的患者提供及时的转诊服务，为能在基层医疗范畴内处理的患者提供全科医疗服务。在转诊患者之前应当考虑什么服务是专科医生能做到而基层医生不能做到的。

（七）处理好医患关系

患者依从性不良行为（不遵从医嘱）在门诊患者中较为常见。医生不应忽视，而应找出其原因，并对患者所处的情况表示理解。将责任和权力赋予患者，对患者强调他对治疗结果的控制能力。医生应尊重患者的抉择，包括其拒绝治疗的决定。当医生和患者对诊断和治疗的结论有意见分歧时，则需要协商。医生应倾听和尊重患者的想法和期望，其做出的诊断和治疗的决定应有证据支持（如检查结果、研究资料等）。为患者提供其愿意接受的治疗方案，对其他疗法的支持和反对的理由应给予解释。

（八）强调心理、行为辅导

心理和行为辅导常用于帮助患者了解心理躯体化的症状，解决或应对心理社会压力，接受所患的疾病，做出治疗决定，改变信念和生活方式。医生应首先表示理解患者的信念和行为，引导患者了解而不是仅告诉患者所患的疾病。医生为患者建立可达到的目标、对患者应采取的行动给予具体的指导。

应该记住每一种治疗都是有成本的并有副作用，因此对患者的干预或治疗应保持在患者需要的基线水平为度。

第二节　社区常见健康问题中西医临床处理范例

一、高血压

（一）概述

高血压（hypertension）是指以体循环动脉血压持续增高为主要特点的临床综合征。依据其病因不同分为原发性高血压和继发性高血压。原发性高血压指由多种原因导致的动脉压升高，收缩压 ≥ 140mmHg 和（或）舒张压 ≥ 90mmHg 为特点，不断进展最终导致心脏、血管的功能和结构改变，心、脑、肾等重要器官功能损害，甚至发生功能衰竭的心血管综合征，占高血压的95%以上，又称为高血压病（hypertensive disease）。继发性高血压又称为症状性高血压，多由原发病引起，多见于肾小球疾病、内分泌疾病等。

目前欧美高血压患病率10%～20%，亚洲10%～15%，非洲3%～10%。据估计我国约有2亿高血压患者，每10个成年人中就有2人患有高血压。发病有明显的地域性，在我国原发性高血压呈现北方高于南方，城市高于农村的特点。青年期男性发病率略高于女性，中年后女性稍高于男性。高血压病因及发病机制尚未阐明，普遍观点是在一定遗传背景下多因素共同作用的结果。遗传因素约占40%，环境因素占60%。环境因素中主要与体重、饮食、吸烟、饮酒、社会精神心理因素有关。

本病属中医学"眩晕"、"头痛"等范畴。病因与情志失调、饮食内伤、体虚年高等方面有关。基本病理变化，不外虚实两端。虚者为髓海不足，或气血亏虚，清窍失养；实者为风、火、痰、瘀扰乱清空或阻滞清窍。病位在于清窍，其病变脏腑与肝、脾、肾三脏相关。若中年以上，阴虚阳亢，风阳上扰，往往有中风晕厥的可能。

（二）评估

1. 评估高血压的临床表现并进行相应的辅助检查

早期常见症状表现为中枢神经系统功能紊乱，出现头痛、头晕、健忘、耳鸣、乏力、失眠、注意力不集中、心悸、四肢麻木等，部分患者可有鼻出血、眼结膜下出血、月经量过多等。随着病程延续，血压持续性升高，最终可出现一系列重要脏器的损害。

（1）脑部表现　可表现为高血压脑病、短暂性脑缺血发作、脑血栓形成、脑出血等。

（2）心脏表现　左心室肥大、心力衰竭、心律失常、冠心病等。

（3）肾脏表现　蛋白尿、肾功能不全，最终可出现尿毒症。

另外，应进行血常规、尿常规、血液生化检查、肾功能检查，血液流变学监测，胸部 X 线、心电图、超声心动图、眼底等相应的辅助检查，必要时可进行动态血压检测。

2. 诊断

（1）确定诊断　非同日 3 次规范测量血压，结果 SBP≥140mmHg 或（和）DBP≥90mmHg，排除继发性因素，可确定诊断。

（2）分级诊断　依据中国高血压防治指南（2010 年修订版）的高血压诊断标准及分级（表 10 - 1）。

表 10 - 1　高血压诊断标准及分级

分级	收缩压（mmHg）		舒张压（mmHg）
正常血压	<120	和	<80
正常高值	120～139	和（或）	80～89
高血压	≥140	和（或）	≥90
1 级高血压（轻度）	140～159	和（或）	90～99
2 级高血压（中度）	160～179	和（或）	100～109
3 级高血压（重度）	≥180	和（或）	≥110
单纯收缩期高血压	≥140	和	<90

3. 评估是否有影响预后的心血管危险因素（表 10 - 2）

4. 评估是否存在靶器官损害和相关临床状况（表 10 - 2）

表 10-2　影响高血压患者心血管预后的重要因素

心血管危险因素	靶器官损害	伴临床疾患
①高血压（1～3级） ②男性 >55 岁；女性 >65 岁 ③吸烟 ④糖耐量受损（2 小时血糖 7.8～11.0mmol/L）和/或空腹血糖异常（空腹血糖 6.1～6.9mmol/L） ⑤血脂异常：TC ≥ 5.7mmol/L（220mg/dL）或 LDL-C > 3.3mmol/L（130mg/dL）或 HDL-C < 1.0mmol/L（40mg/dL） ⑥早发心血管病家族史（一级亲属发病年龄 <50 岁） ⑦腹型肥胖（腰围：男 ≥ 90cm，女 ≥ 85cm）或肥胖（BMI ≥ 28kg/m^2）	①左心室肥厚 心电图：Sokolow-Lyons > 38mV 或 Cornell > 2440mm. mms 超声心动图 LVMI：男 ≥ 125g/m^2，女 ≥ 120g/m^2 ②颈动脉超声 IMT > 0.9mm，或动脉粥样斑块 ③颈-股动脉脉搏波速度 ≥ 12m/s（选择使用） ④踝-臂血压指数 < 0.9（选择使用） ⑤估算的肾小球滤过率降低（eGFR < 60ml/min/1.73m^2）或血清肌酐轻度升高： 男性 115～133μmol/L（1.3～1.5mg/dL） 女性 107～124μmol/L（1.2～1.4mg/dL） ⑥微量白蛋白尿 30～300mg/24h 或白蛋白/肌酐比：≥ 30mg/g（3.5mg/mmol）	①脑血管疾病 脑出血 缺血性脑卒中 短暂性脑缺血发作（TLA） ②心脏疾病 心肌梗死史 心绞痛 冠状动脉血运重建史 充血性心力衰竭 ③肾脏疾病 糖尿病肾病 肾功能受损 血肌酐： 男 >133μmol/L（1.5mg/dL） 女 124μmol/L（1.4mg/dL） 蛋白尿（ >300mg/24h） ④外周血管疾病 ⑤视网膜病变 出血或渗出 视乳头水肿 ●糖尿病 空腹血糖：≥ 7.0mmol/L（126mg/dL） 餐后血糖：≥ 11.0mmol/L（200mg/dL） 糖化血红蛋白（HbA1c）：≥ 6.5%

TC：总胆固醇；LDL-C：低密度脂蛋白胆固醇；HDL-C：高密度脂蛋白胆固醇；
LVMI：左心室质量指数；IMT：颈动脉内膜中层厚度；BMI：体质量指数。

5. 评价心血管风险水平（表 10-3）

表 10-3　高血压患者心血管风险水平分层

其他危险因素和病史	血压（mmHg）		
	1 级高血压 SBP140～159 或 DBP90～99	2 级高血压 SBP160～179 或 DBP100～109	3 级高血压 SBP >180 或 DBP ≥ 110
无其他危险因素	低危	中危	高危
1～2 个其他危险因素	中危	中危	很高危
≥3 个其他危险因素，或靶器官损害	高危	高危	很高危
临床并发症或合并糖尿病	很高危	很高危	很高危

6. 评估是否存在引起高血压的其他疾病（表 10-4）

表 10-4　引超高血压的其他常见原因

①睡眠呼吸暂停综合征 ②药物相关性 ③慢性肾脏疾病和肾血管病 ④原发性醛固酮增多症 ⑤先天性肾上腺皮质增生症 ⑥长期糖皮质激素治疗和库欣综合征 ⑦嗜铬细胞瘤	⑧甲状腺或甲状旁腺疾病 ⑨肾素瘤、生长激素瘤或泌乳素瘤 ⑩糖尿病 ⑪女性避孕药性高血压 ⑫代谢综合征 ⑬主动脉缩窄

(三) 中西医处理方案

1. 高血压病治疗的目的、原则和目标

(1) 目的 高血压治疗的最终目的是通过有效地控制血压, 最大限度地降低由高血压病引起的病残率及病死率。

(2) 原则 ①长期性: 坚持长期治疗是治疗高血压的基本原则。②综合性药物治疗和改善生活方式相结合。③低剂量开始: 尽量不要开始就用较大的剂量或多种药物同时合用, 以免血压降得过快、过低。④联合用药: 可增加降压的效果, 减少药物的副作用。⑤适时换药: 某一药物的疗效差、耐受性差或增加到中等剂量时尚无效果, 应及时换用其他药物。⑥尽可能使用长效制剂: 可提高患者治疗的顺从性, 减少血压的波动, 保护靶器官, 减少发生心血管疾病事件的危险性。⑦个体化: 根据患者具体情况和耐受性及个人意愿或长期承受能力, 选择适合患者的降压药物。

(3) 血压控制的目标值 一般高血压患者应将血压降至 140/90mmHg 以下; 65 岁及以上老年人的收缩压应控制在 150mmHg 以下, 如能耐受还可进一步降低; 伴有慢性肾脏疾病、糖尿病或病情稳定的冠心病或脑血管病的高血压病患者治好更宜个体化, 一般可将血压降至 130/80mmHg 以下。伴有严重肾脏疾病或糖尿病, 或处于急性期的冠心病或脑血管病患者, 应按照相关指南进行血压管理。舒张压低于 60mmHg 的冠心病患者, 应在密切监测血压的情况下逐渐实现降压达标。

2. 非药物性治疗

非药物疗法 (如限盐、减肥、锻炼) 能将血压值降低 10 ~ 20mmHg。而下列方法可以降低动脉硬化症的风险: ①食用含胆固醇、饱和脂肪酸、精制糖和钠较低的饮食。②减轻体重。③增加体力活动。④戒烟、饮酒适度。

3. 药物治疗

(1) 降压药的种类特点 目前常用的降压药物有以下五大类: 利尿剂、β 受体阻滞剂、钙通道阻滞剂 (CCB)、血管紧张素转换酶抑制剂 (ACEI) 和血管紧张素 II 受体阻滞剂 (ARB) (表 10 – 5)。

表 10 – 5 各类降压药物的特点

药物	作用	优点	缺点
利尿剂	主要通过排钠, 减少细胞外液容量, 降低外周血管阻力	起效平稳、作用持久, 服药 2 ~ 3 周后作用达高峰, 能增强其他降压药的疗效	引起低血钾症, 大剂量影响血脂、血糖、血尿酸的代谢
β 受体阻滞剂	减慢心率, 抑制心肌收缩力, 心排血量下降, 通过抑制中枢和周围的 RAAS 以及血流动力学自动调节机制起作用	对心率较快的中、青年患者或合并心绞痛, 心梗的患者效果更好	抑制心肌收缩, 减慢心率, 诱发哮喘, 增加胰岛素抵抗

续表

药物	作用	优点	缺点
CCB	阻滞钙内流，降低阻力血管的收缩反应性	起效迅速而强力，长期控制血压的能力和服药依从性较好	头痛，面红，下肢浮肿，心动过速
ACEI	抑制ACE，使AngII生成减少；抑制缓激肽酶II，使体内缓激肽增加	逆转左室肥厚和胰岛素抵抗作用优于其他降压药，减少尿蛋白。3~4周时达最大作用	刺激性干咳和血管性水肿
ARB	阻滞组织的血管紧张素II受体亚型ATI	起效缓慢但持久而平衡，一般6~8周才达最大作用	直接与药物有关的不良反应很少
α受体阻滞剂	能选择性阻断血管平滑肌突触后膜α₁受体	用于治疗高血压，不良反应较少	体位性低血压

（2）各类降压药的适应证和合理选用 ①利尿药：适用于轻、中度高血压，对盐敏感性高血压、合并肥胖或糖尿病、围绝经期女性和老年人高血压有较强的降压效应。②β受体阻滞剂：适用于各种不同严重程度的高血压，尤其是心率较快的中、青年患者或合并心绞痛患者，但对老年人高血压疗效相对较差。③钙通道阻滞剂：较少有治疗禁忌证，与其他类型降压药物联合治疗能明显增强降压作用。长期治疗时还具有抗动脉粥样硬化作用。④血管紧张素转化酶抑制剂：联合使用利尿剂可使起效迅速和作用增强。对肥胖、糖尿病和心脏、肾脏靶器官受损的高血压患者具有较好的疗效。⑤血管紧张素II受体阻滞：低盐饮食或与利尿剂联合使用能明显增强疗效。

有并发症和合并症时降压药物的选择：①脑血管病：ARB、长效钙拮抗剂、ACEI或利尿剂。②冠心病：β受体阻滞剂和长效钙拮抗剂，发生过心肌梗死的患者应选择ACEI和β受体阻滞剂。③心力衰竭：高血压合并无症状左心功能不全时应选择ACEI和β受体阻滞剂。在有心力衰竭症状时，ACEI或ARB、利尿剂和β受体阻滞剂联合应用。④慢性肾功能不全：ACEI或ARB在早、中期能延缓肾功能的恶化，但在低血容量或病情晚期（肌酐清除率<30ml/mm）可能反而使肾功能恶化。⑤糖尿病：需要两种以上降压药联合治疗。ARB或ACEI、长效钙拮抗剂和小剂量利尿剂是较合理的选择。

（3）使用药物治疗的注意事项 ①缓慢降压（特别是老年患者），注意体位低血压。②向患者解释可能产生的药物副作用并加以监测。③对有哮喘、慢性阻塞性肺病、周围血管病和严重血脂异常的患者，应避免使用β受体阻滞剂；对痛风患者应避免使用噻嗪类药物；对肾功能不良的患者应避免使用保钾剂。④避免同时使用保钾利尿剂和ACEI制剂。⑤在舒张压>130mmHg和（或）收缩压>200mmHg，或有高血压脑病的症状（视力障碍、头痛、呕吐、意识状态改变、充血性心衰）等高血压急症时应将患者转诊到上级医院。

（4）高血压急症的处理原则 ①迅速降低血压：开放静脉，静脉滴注给药，监测血压，情况许可及早开始口服降压药物治疗。②控制性降压：开始治疗的1小时内血压控制的目标为平均动脉压的降低幅度不超过治疗前水平的25%，在随后的2~6小时内将血压降至较安全水平，一般为160/100mmHg左右，在以后24~48小时内逐渐降低血压达到正常水平。③合理选择降压药：要求起效迅速，短时间内达到最大作用；作用持续时间短，停药后作用消失较快；不良反应较小。④避免使用的药物：不主张用利血平治疗高血压急症，治疗开始时也不宜使用强力的利尿药。

4. 随访

高血压病患者坚持随访，内容如下：①应对患者进行定期检查，开始每2~4周1次，直到血压得到控制；然后每8~12周1次。②如果原本控制很好的血压开始上升，应重新评价患者的遵医嘱性以及其他可能导致血压上升的原因。如果未发现造成血压升高的原因，而血压仍持续升高，则按照临床指南考虑调整药物的品种和剂量。③应每年监测靶器官的损害情况（眼底检查、尿检查、肾功能检查）。④应对吸烟、高胆固醇血症和高血糖症等其他心血管疾病的危险因素加以监测和控制。

5. 中医辨证与治疗

（1）辨证 高血压属于中医学眩晕、头痛等病的范畴。临床常见肝阳上亢、肾精不足、气血亏虚、痰浊内蕴、瘀血阻窍等证候。肝阳上亢证见眩晕，耳鸣，头目胀痛，口苦，失眠多梦，遇烦劳郁怒而加重，甚则仆倒，颜面潮红，急躁易怒，肢麻震颤，舌红苔黄，脉弦或数。肾精不足证见眩晕日久不愈，精神萎靡，腰酸膝软，少寐多梦，健忘，两目干涩，视力减退；或遗精滑泄，耳鸣齿摇；或颧红咽干，五心烦热，舌红少苔，脉细数；或面色苍白，形寒肢冷，舌淡嫩，苔白，脉弱尺甚。气血亏虚证见眩晕动则加剧，劳累即发，面色苍白，神疲乏力，倦怠懒言，唇甲不华，发色不泽，心悸少寐，纳少腹胀，舌淡苔薄白，脉细弱。痰浊内蕴证见眩晕，头重昏蒙，或伴视物旋转，胸闷恶心，呕吐痰涎，食少多寐，舌苔白腻，脉濡滑。瘀血阻窍证见眩晕，头痛，兼见健忘，失眠，心悸，精神不振，耳鸣耳聋，面唇紫暗，舌暗有瘀斑，脉涩或细涩。

（2）治疗 可根据标本缓急分别采取平肝、熄风、潜阳、清火、化痰、化瘀等法以治其标，补益气血、滋补肝肾等法以治其本。肝阳上亢证用天麻钩藤饮平肝潜阳，清火熄风；肾精不足证用左归丸滋养肝肾，益精填髓，若阴损及阳，肾阳虚明显者用右归丸温补肾阳，填精补髓；痰浊内蕴证用半夏白术天麻汤化痰祛湿，健脾和胃；气血亏虚证用归脾汤补益气血，调养心脾；瘀血阻窍证用通窍活血汤祛瘀生新，活血通窍。在药物治疗的同时，应避免和消除能导致其发生的各种内、外致病因素。要坚持适当的体育锻炼，增强体质；保持心情舒畅，情绪稳定，防止七情内伤；注意劳逸结合，避免体力和脑力的过度劳累；饮食有节，防止暴饮暴食，过食肥甘醇酒及过咸伤肾之品，尽量戒烟戒酒。发病后要及时治疗，注意休息，严重者当卧床休息；注意饮食清淡，保持情绪稳定，避免突然、剧烈的体位改变和头颈部运动，以防症状的加重，或发生昏仆。当避免剧烈体力活动，避免高空作业。

附：病案范例

1. 病史及检查

（1）病史 患者，男，48岁，某公司经理，已婚。因间断性头晕、头疼5年，发现血压升高2年就诊。患者近5年来经常出现间断性眩晕，耳鸣，头目胀痛，口苦心烦，胸闷恶心，失眠多梦，遇烦劳郁怒而加重。患者体质肥胖，平时嗜食肥甘厚味，舌红苔黄腻，脉弦滑数。患者不伴有视物模糊，黑矇及晕厥，无呼吸困难、心悸、胸痛，无鼻出血，无四肢发麻，下肢水肿等不适症状。2年前曾在省级医院诊断过原发性高血压，血压最高到达170/100mmHg，间断服用硝苯地平缓释片、北京0号，血压控制在130/80mmHg左右。既往体健，否认肝炎、结核等传染病史，无外伤手术史，无药物过敏史，无输血史，1年前注射过乙肝疫苗。嗜烟酒，有20多年的吸烟、饮酒史，每日吸烟1~2包，饮白酒100~200g。平时多在餐馆吃饭，饮食比较油腻，喜欢吃泡菜、动物内脏，口味较重。较少参加体育锻炼。近年来提升经理后工作压力比较大，精神紧张。

其母亲患有高血压，兄弟姐妹病史情况不详，育有一女，体健，配偶体健。

（2）临床表现 间断头疼、头晕5年，发现血压升高2年，最高170/100mmHg。体格检查：T 36.5℃，P 76次/分，R 19次/分，BP 160/96mmHg。身高1.78m，体重81kg，腰围87cm，BMI25.56，余未见阳性体征。

（3）辅助检查 空腹血糖5.1mmol/L。血常规：白细胞6.94×10^9/L，红细胞4.36×10^{12}/L，血红蛋白140g/L。血脂：总胆固醇6.63mmol/L，甘油三脂2.41mmol/L，高密度脂蛋白1.6mmol/L，低密度脂蛋白3.61mmol/L。小便常规无异常，血钾、血钠、尿蛋白、尿酸、肌酐、尿素氮无异常。心电图：窦性心律，大致正常心电图。胸透：心、肺、膈未见明显异常。眼底检查未见异常。

2. 诊断

原发性高血压2级高危。

3. 鉴别诊断

（1）慢性肾脏疾病 慢性肾脏病早期均有明显的肾脏病变的临床表现，在病程的中后期出现高血压。肾穿刺病理检查有助于诊断慢性肾小球肾炎；多次尿细菌培养和静脉肾盂造影对诊断慢性肾盂肾炎有价值。糖尿病肾病者均有多年糖尿病病史。

（2）肾血管疾病 肾动脉狭窄是继发性高血压的常见原因之一。高血压特点为病程短，为进展性或难治性高血压，舒张压升高明显（常>110mmHg），腹部或肋脊角连续性或收缩期杂音，血浆肾素活性增高，两侧肾脏大小不等（长径相差>1.5cm）。可行超声检查、静脉肾盂造影、血浆肾素活性测定、放射性核素肾显像、肾动脉造影等以明确。

（3）嗜铬细胞瘤 高血压呈阵发性或持续性。典型病例常表现为血压的不稳定和阵发性发作。发作时除血压骤然升高外，还有头痛、心悸、恶心、多汗、四肢冷和麻木感、视力减退、上腹或胸骨后疼痛等。典型的发作可由于情绪改变如兴奋、恐惧、发怒而诱发。血和尿儿茶酚胺及其代谢产物的测定、胰高糖素激发试验、酚妥拉明试验、可乐定试验等药物试验有助于做出诊断。

（4）原发性醛固酮增多症 典型的症状和体征有：①轻至中度高血压；②多尿尤其夜尿增多、口渴、尿比重偏低；③发作性肌无力或瘫痪、肌痛、搐搦或手足麻木感等。凡高血压者合并上述 3 项临床表现，并有低钾血症、高血钠而无其他原因可解释的，应考虑本病之可能。实验室检查可见血和尿醛固酮升高，PRA 降低。

（5）皮质醇增多症 垂体瘤、肾上腺皮质增生或肿瘤所致，表现为满月脸、多毛、皮肤细薄，血糖增高，24 小时尿游离皮质醇和 17 羟或 17 酮类固醇增高，肾上腺超声可以有占位性病变。

（6）主动脉缩窄 多表现为上肢高血压、下肢低血压。如患者血压异常升高，或伴胸部收缩期杂音，应怀疑本症存在。CT 和 MRI 有助于明确诊断，主动脉造影可明确狭窄段范围及周围有无动脉瘤形成。

4. 病情评估

（1）测量患者血压 160/96mmHg。

（2）检查患者有无危险体征 患者无意识改变；无剧烈头痛头晕、呕吐、视力模糊、眼痛；无心悸喘憋不能平卧；无心前区疼痛。

（3）以往诊断和服药 患者曾在省人民医院诊断过高血压，未规律服药。

（4）有无脑血管意外 患者近期头疼头晕加重，通过查体、辅助检查排除有无脑血管意外的可能。

（5）了解患者的生活方式 患者有吸烟饮酒史 20 余年，每天吸烟 2 包左右，饮白酒 100～200g，较少进行体育锻炼，饮食结构不合理，喜食高脂高盐食物，精神压力大。

（6）一般体格检查 患者体重指数超过 24，属于体重超重。

（7）辅助检查 总胆固醇、甘油三酯等升高，余为正常。

5. 全科医生处理方案

（1）患者管理 ①建立个人健康档案（患者的基本资料、既往史、健康状况、生活习惯、体检报告）。②纳入高血压慢性病管理，建立高血压管理档案（基本情况、家族史、生活习惯、危险因素、靶器官损害、并发症）。③制定维持健康体重、血压计划。④定期进行随访。⑤及时反馈、调整计划。

（2）临床处理 ①按时服药：硝苯地平缓释片 20mg，bid；卡托普利 10mg，bid；辛伐他汀 10mg，qd。②有规律的体育锻炼：如快步走、游泳等，每天运动 1 次，每次运动 30 分钟，每周至少运动 5 天，运动后心率低于 120 次为宜。③合理膳食：减少食盐摄入；控制总热量、脂肪的摄入；膳食搭配合理，谷类为主，多吃新鲜蔬菜水果；增加钙的摄入。④戒烟、限酒：每日白酒不超过50g。⑤控制体重，减重目标：体重指数小于24，即体重控制在76kg。⑥保持良好的心理状态。

（3）预防靶器官损害，高血压病并发症　包括缺血性卒中、脑出血、短暂性脑缺血发作，心肌梗死、心绞痛、充血性心力衰竭、糖尿病肾病、肾功能衰竭。

（4）健康教育　根据患者的不良生活习惯、家族史、对疾病的认识等制定健康教育方案。①让患者了解高血压病和高血压的危险因素。②了解高血压的并发症有哪些，患者应该注意哪些情况。③要求患者按时规律服药，定期随访，如果出现头晕头痛、恶心呕吐、心悸胸闷、夜间憋醒、心前区疼痛、视物模糊、眼痛、四肢麻木、无力，下肢水肿、行走时出现下肢疼痛应立即就诊。④改善饮食习惯。⑤戒烟限酒。⑥有规律的适量运动。⑦控制体重。⑧保持良好的心理状态。⑨必要时可以请家属协助。

（5）中医辨证治疗　根据患者症状和体征，可辨证为肝阳上亢兼痰浊内盛证，治当平肝潜阳，清热化痰降浊。方用天麻钩藤饮和半夏白术天麻汤加减。常用药有天麻、钩藤、桑寄生、川牛膝、栀子、黄芩、茯苓、焦杜仲、益母草、石决明、半夏、白术、珍珠母、磁石、竹茹等。

二、腹泻

（一）概述

腹泻（diarrhea）是指排便次数增多，粪质稀薄，甚至如水样的一种病变，常伴有排便急迫感、腹痛、肠鸣或大便失禁等症状。腹泻可按病程分为急性和慢性两类，急性腹泻发病急，病程在2~3周之内，慢性腹泻病程在4周以上。

近年来，我国部分省份开展了以人群为基础的腹泻病调查，据调查结果推算，我国年腹泻8.36亿人次，发病率仅次于上呼吸道感染。对于慢性腹泻的发病率目前尚没有权威的统计，美国慢性腹泻的患病率为5%。

腹泻按病理生理可分为以下四大类。①渗透性腹泻或吸收不良性腹泻。②分泌性腹泻。③渗出性腹泻。④肠动力紊乱蠕动亢进引起的运动性腹泻。发病时可能是多种原因综合作用的结果。引起腹泻的原因见表10-6。

表10-6　引起腹泻的常见原因

腹泻类型	原因
急性腹泻	①食物中毒；②肠道感染；③药物因素；④其他疾病所致
慢性腹泻	①肠道感染性疾病：如阿米巴痢疾、慢性细菌性痢疾、肠结核等；②肠道非感染性炎症：炎症性肠病、放射性肠炎、尿毒症性肠炎；③肿瘤：大肠癌、结肠腺瘤病等；④消化不良和吸收不良：包括胰腺疾病和肝胆疾病；⑤动力性腹泻；⑥药源性腹泻：如果导片、红霉素等、利血平、山梨醇等

腹泻属于中医学"泄泻""痢疾"的范畴。病因与感受时邪气、饮食内伤等因素有关。泄泻的基本病理变化是脾虚湿盛,脾胃功能障碍,小肠分清泌浊和大肠传导功能失职;病位在脾胃大小肠,与肝肾也有一定的关系。痢疾的主要病理变化是湿热、疫毒、寒湿等邪,蕴滞肠腑,气血壅滞,脉络受损,腐败化为脓血,大肠传导失司;病位在肠,与脾胃密切相关,可涉及肾。

(二)评估

1. 一般资料评估

年龄、性别、职业、居住地及病史等对腹泻的诊断具有重要价值。通过询问饮食习惯(牛奶和糖类)、服药史、腹部手术史、放射治疗史、传染源的接触史以及发病近期的旅行史等病史可以鉴别是否为感染性、抗生素相关性、药物性、全身性疾病如甲状腺功能亢进及系统性硬化引起的腹泻等。乳糖酶缺乏者多从儿童期起病;功能性腹泻、肠结核和炎症性肠病多见于青壮年;而结肠癌多见于中老年。功能性腹泻多见于女性。血吸虫病见于流行区的疫水接触者。

2. 急性腹泻的诊断和鉴别诊断

急性腹泻常因感染、食物中毒、药物引起。肠道感染多有恶心、呕吐、腹痛、发热、脓血便或水样便。病毒感染多为水样便;细菌感染所致结肠炎多为脓血便。细菌肠毒素、化疗药、重金属、农药污染食物,以及毒蘑菇、海鲜等食物中毒引起的腹泻,常伴有口麻、脸潮红、出汗、头痛、头晕、恶性呕吐等神经系统症状。大便常规检查、细菌培养等有助于诊断。

3. 慢性腹泻的诊断和鉴别诊断

引起慢性腹泻原发疾病的确切诊断是治疗成功与否的关键。可通过病史、体检、大便常规培养及找虫卵和寄生虫、大便脂肪测定,以及通过结肠镜检查和活检等明确诊断。有将近一半的病例通过仔细分析病史和体检就可确立诊断,增加粪便的化验检查可以使确诊率进一步增加。根据不同情况进一步可以选择 X 线钡剂灌肠和钡餐、电子内镜、超声、CT、逆行胰胆管造影(ERCP)等影像学检查;或进行小肠吸收功能试验、呼吸试验、小肠黏膜活检等检查;高度怀疑肠结核、肠阿米巴病等有特效治疗的疾病,可在一定限期内进行试验性治疗。同时应注意以下几方面内容。

(1)病变部位和排便情况　病变位于直肠、乙状结肠者多有便意频繁和里急后重,粪便量少,或只排出少量气体和黏液,粪色较深,多呈黏冻状,可混有血液呈脓血便;病变位于小肠者一般不伴里急后重,粪便量多而次数较少,粪便稀烂呈液状,色较淡,不易见到黏液和脓血。小肠吸收不良者,粪便有油脂光泽,多泡沫,含食物残渣,有恶臭。果酱样粪便见于阿米巴痢疾;蛋花汤样粪便见于伪膜性肠炎。肠易激综合征引起的功能性腹泻多在早上起床后以及餐后发生。

(2)伴随症状与相关疾病的关系　慢性腹泻不同的伴随症状往往提示腹泻与相关疾病有关(表10-7)。

表 10 – 7 慢性腹泻伴随症状与相关疾病的关系

伴随症状	相关疾病
腹痛	位于下腹或左下腹的持续性或痉挛性腹痛多为结肠病变；位于肚脐周围的腹痛多为小肠病变；肠易激综合征时的腹痛多表现为便前发作、便后缓解；不完全的肠梗阻多表现为发作性的腹部绞痛和胀痛；腹泻伴有长期慢性腹痛者多为肠道慢性炎症所致；吸收不良综合征一般不伴有腹痛
与便秘交替	见于肠结核、结肠易激综合征或结肠癌
发热	见于克罗恩病、溃疡性结肠炎、肠结核、淋巴瘤和肠道感染性疾病
体重下降和营养不良	见于引起小肠吸收不良的各种疾病，包括肝、胆、胰腺等器官的疾病，消化道恶性肿瘤、肠结核、甲状腺功能亢进等
胃酸高分泌	见于胃泌素瘤
腹部显著压痛	见于克罗恩病、溃疡性结肠炎、结肠憩室炎、阑尾脓肿等
腹部包块	见于肿瘤或炎性病变
肠鸣音亢进	见于不完全性肠梗阻

（3）实验室检查项目的选择和意义 慢性腹泻应根据情况进行必要的实验室检查（表 10 – 8）。

表 10 – 8 实验室检查项目的选择和意义

检查项目选择	意义
血液化验检查	①血常规和血沉检查：可了解有无贫血、白细胞增多及血沉加快等情况 ②血生化检查：可了解肝功能、血糖、电解质、蛋白总量和白蛋白量、血钙和磷的含量以及酸碱平衡情况
粪便化验检查	①大便常规检查：可发现红细胞、白细胞、脓细胞、原虫、虫卵、淀粉颗粒、肌肉纤维、脂肪滴、未消化食物等 ②潜血试验：可检出不显性出血 ③便培养：可发现致病微生物 ④粪电解质和渗透压：鉴别分泌性腹泻和高渗性腹泻有时需要检查
小肠吸收功能试验	①大便的脂肪测定：若有脂肪泻者进行粪便涂片，用苏丹Ⅲ染色，粪脂含量在 15% 以上者为阳性。反映脂肪吸收不良，可由小肠黏膜病变、肠内细菌过度生长或胰腺外分泌不足等原因引起。当大便脂肪含量 >20g/24h >9.5g/100g 时提示胰腺疾病或胆汁酸不足，而红细胞叶酸含量低提示小肠性脂肪泻 ②D – 木糖吸收试验：仅有胰腺外分泌不足或仅累及回肠的疾病，本试验正常。空肠疾病或小肠细菌过度生长引起吸收不良时，本试验阳性 ③维生素 B_{12} 吸收试验（Schilling 试验）可帮助诊断由回肠切除过多或功能不良、肠内细菌过度生长引起的慢性腹泻

（4）影像学、病理学检查的选择和意义（表 10 – 9）。

表 10 - 9　影像学检查的选择和意义

检查项目选择	意义
X 线检查	①腹部平片检查：有助于不完全性肠梗阻、慢性胰腺炎、胆结石等疾病的诊断。 ②X 线钡餐、钡灌肠检查：可以显示胃肠道的形态、运动功能状态，判断有无器质性疾病。 ③选择性血管造影：判断有无缺血性和血栓性疾病。 ④CT 对诊断占位性病变有价值。
内镜检查	①直肠镜和乙状结肠镜检查：结合活组织病理检查，可口对相应部位的炎症、溃疡、肿瘤等做出明确诊断。 ②电子结肠镜检查：可以对整个结肠以及回肠末段的部分进行仔细的观察，结合黏膜活检病理组织学检查对诊断结肠的各种疾病具有重要作用。 ③小肠镜：从口端进镜观察十二指肠和空肠近段的病变并作活检，也可以从肛门侧进镜。 ④逆行胆胰管造影（ERCP）检查：胰腺病变时进行。
腹部超声检查	是一种无创性、无放射性的检查方法，对于胆胰疾病引起的慢性腹泻具有较高诊断价值
小肠黏膜活组织的病理检查	对弥漫性小肠黏膜病变，如乳糜泻、弥漫性小肠淋巴瘤（α - 重链病）等，可通过小肠黏膜活组织的病理检查确定诊断

（三）中西医处理方案

主要是病因治疗和对症治疗。在未明确病因前，慎用止泻药和止痛药。

1. 病因治疗

（1）抗感染　根据病原的不同，选择敏感的抗感染治疗。①志贺菌、沙门菌、弯曲杆菌、大肠杆菌所致的腹泻用复方磺胺甲噁唑、喹诺酮类。②艰难梭菌感染可用甲硝唑或万古霉素；③肠结核可用三联或四联抗结核药治疗。④阿米巴痢疾可用甲硝唑、替硝唑等；⑤病毒性腹泻一般不用抗生素。

（2）其他治疗　①乳糖不耐受症停用乳制品，成人乳糜泻应禁食麦类制品。②慢性胰腺炎可补充多种消化酶。③消化道肿瘤可进行手术切除或化疗。④类癌综合征及神经内分泌肿瘤引起的腹泻可用生长抑素及其类似物。⑤炎症性肠病可选用氨基水杨酸制剂、糖皮质激素和免疫抑制剂。⑥功能性慢性腹泻主要采取对症治疗。

2. 对症治疗

（1）一般治疗　纠正水、电解质、酸碱平衡紊乱和营养失衡。可口服或静脉补充液体，补充维生素、氨基酸、脂肪乳等。

（2）黏膜保护剂　硫糖铝、双八面体蒙脱石等可用于感染性和非感染性腹泻。

（3）微生态制剂　如双歧杆菌可调节肠道菌群，用于急慢性腹泻。

（4）其他非止泻剂　胆盐重吸收障碍引起的慢性腹泻，可用考来烯胺吸附胆汁酸而达到止泻的目的。胆汁酸缺乏所致的脂肪泻，因中链脂肪酸不需经结合胆盐水解和微胶粒形成等过程而直接经门静脉系统吸收，饮食中可用中链脂肪代替日常食用的长链脂肪。

（5）止泻剂　有药用炭、氢氧化铝凝胶、可待因、复方地芬诺酯、洛哌丁胺等。此类药延长排泄时间，不能用于感染性腹泻。次水杨酸铋可以制止某些细菌所致的肠道分泌。可乐定可用于糖尿病性腹泻。严重分泌性腹泻可用奥曲肽、钙离子拮抗剂、可乐定及吲哚美辛。急性放射性肠炎及绒毛状腺瘤所致腹泻，可用吲哚美辛。

临床常用的强效止泻药如复方樟脑酊、阿片酊、可待因等，因久用可以成瘾，所以只能短期用于腹泻过频的病例。

3. 中医治疗

腹泻属于中医学"泄泻""痢疾"的范畴，在辨证和治疗上，应该分别进行。

泄泻的治疗总以运脾化湿为主。暴泻寒湿内盛证，宜散寒化湿，藿香正气散加减；湿热伤中证，宜清热利湿，葛根芩连汤加减；食滞胃肠证，宜消食导滞，保和丸加减。暴泻切忌骤用补涩，清热不可过用苦寒。久泻脾胃虚弱证，当健脾益气，化湿止泻，参苓白术散加减；肾阳虚衰证，宜温肾健脾，固涩止泻，四神丸加减；肝气乘脾证，宜抑肝扶脾，痛泻要方加减。久泻补虚不可纯用甘温，分利不宜太过。

痢疾的治疗应根据虚实寒热，确定治疗原则，正确使用通因通用、塞因塞用、清热解毒、调气行血等治法。湿热痢，宜清肠化湿，调气和血，芍药汤加减；疫毒痢，宜清热解毒，凉血除积，白头翁汤合芍药汤加减；寒湿痢，宜温中燥湿，调气和血，不换金正气散加减；阴虚痢，宜养阴和营，清肠化湿，黄连阿胶汤合驻车丸加减；虚寒痢，宜温补脾肾，收涩固脱，桃花汤合真人养脏汤加减；休息痢，宜温中清肠，调气化滞，连理汤加减。

泄泻和痢疾在预防上，应注意起居有常，慎防风寒湿邪、疫毒之邪侵袭；适量食用生蒜瓣、马齿苋、绿豆等；饮食宜清淡、富营养、易消化食物为主，可食用一些对消化吸收有帮助的食物，如山楂、山药、莲子、扁豆、芡实等。急性期适当禁食或少食，忌食油腻荤腥之品。搞好水、粪的管理，饮食管理，消灭苍蝇等。若泄泻、痢疾后期耗伤胃气，可给予淡盐汤、饭汤、米粥以养胃气；若虚寒腹泻，可予淡姜汤饮用，以振奋脾阳，调和胃气。

附：病案举例

1. 病例摘要

严某，女，65 岁，2011 年 7 月 25 日因"腹泻 1 天"就诊。患者 1 天前进食凉拌菜后出现腹泻，每日大便 10 余次，每次粪便量少，为黄色水样便，带有黏液，无脓血及黑便。里急后重，腹部阵发性隐痛，无放射痛。呕吐 1 次，呕吐物为胃内容物及水样物，无咖啡色样呕吐物，非喷射性呕吐。伴发热（未测体温）、乏力，无胸闷、心悸。患者口苦，口干不欲饮，小便短赤，舌质淡，苔黄腻，脉滑数。一同进食者未发生上述情况。曾到附近诊所就诊，给予口服药物"黄连素"治疗，效果不明显。就诊时患者精神较差，食欲不振，小便量较平日稍减少。体重无明显变化。既往体健，无慢性疾病，未到过疫区。无药物、食物过敏史，无手术外伤史。查体：T 37.3℃，P 96 次/分，R 20 次/分，BP 100/68mmHg，神志清醒，急性病容，查体合作。无黄疸及贫血貌，皮肤稍干燥，弹性尚可，口唇干，眼窝无明显凹陷，头颅五官无畸形。全身浅表淋巴结无肿大。双肺呼吸音清，未闻及干湿啰音。心率 96 次/分，律齐，未闻及病理性杂音。全腹平软，脐周压痛明显，无反跳痛，肝脾未扪及肿大，双肾区无叩击痛，腹部叩诊呈鼓音，肠鸣音活跃 6 次/分，无水过气声。

辅助检查：血常规：白细胞 9.0×10^9/L，中性粒细胞 0.865，血红蛋白 126g/L；大便常规：水样便，脓细胞 15～20 个/HP，吞噬细胞 1～2 个/HP，隐血（-）；随机血糖 5.8mmol/L；腹部 B 超检查肝胆胰脾均未见异常。

2. 诊断

急性菌痢。

3. 鉴别诊断

（1）阿米巴痢疾　两病均有腹泻症状，但本病常无发热及里急后重；排便次数较急性菌痢少，但量多，多呈果酱样；腹痛症状较轻；大便镜检可找到溶组织阿米巴滋养体及其包囊。

（2）霍乱　两病均多发于夏秋，有腹泻及呕吐症状，但本病发病急骤，呕吐及腹泻剧烈，呕吐为喷射性，反复不止；呕吐物及粪便多为米汤水样，排便量大而无粪质；常有严重脱水症状，并伴有肌肉痉挛。可进行特殊的细菌学及血清学检查明确病情。

（3）病毒性胃肠炎　两病均多发于夏秋，有腹泻症状，但本病症状较轻，传染性极强，但有自限性，粪便镜检无异常，可分离出轮状病毒。

4. 病情评估

患者为老年女性，既往体健，就诊时精神状态差，腹泻 10 余次/天，伴有头痛、发热、乏力、食欲不振、小便量较平日稍减少，查体体温 37.3℃，血压偏低，心率较快，皮肤稍干燥，弹性尚可，口唇干，眼窝无明显凹陷，无意识障碍。说明开始出现脱水症状，但未发生严重脱水。综合评估患者为中度腹泻，伴轻度脱水，需积极治疗并密切观察病情变化。

5. 全科医生处理方案

（1）建议患者休息　身体和肠道都需要休息，最好减少正常活动直至腹泻停止。

（2）建议患者注意饮食　饥饿法可以使肠道休息，但是可以饮用少量液体如清水、茶、柠檬汁、酵母提取物等。待症状缓解，可改为低脂少渣半流质饮食，仍应少量多餐，可每天 5～7 餐，开始时食物用量每餐不超过 300ml 为宜，以后逐渐加量。可选的食物有稀饭、碎禽肉、熟土豆、菜泥、饼干、脱脂牛奶等。避免饮酒吸烟、咖啡、浓茶、高脂饮食、油炸食物、辛辣食物、高糖及强烈刺激性食物、生蔬菜水果、尤其是硬皮的蔬菜水果及全粒米饭。如果病情好转，可逐渐过渡到正常饮食。

（3）保持体液平衡　要考虑到脱水的可能，特别是老年患者。给予口服补盐液一包溶于 500ml 温开水冲服，轻度脱水的成人约用 4～6 包，于 4～6 小时内服完。

（4）针对病原治疗　根据大便培养选用敏感的抗生素，在培养结果未出之前，根据临床经验选用喹诺酮类抗生素，如帕珠沙星等；对感染性腹泻一开始不用止泻药。

（5）传染病报告　做好门诊日志记录，正确填写传染病报告卡，及时进行网络报卡。

（6）预防及健康教育　①对患者进行怎样预防腹泻以及肠道传染病多发季节应如何避免感染的健康教育，指导家庭常规消毒方法和治疗护理以及疾病痊愈后应注意的生活常识。②注意饮食卫生，提倡饭前便后或是准备食物之前做到勤洗手，养成良好的个人卫生习惯；提倡喝开水，不吃生或半生的食品，蔬菜水果应彻底清洗，有条件的最好消毒或者去皮食用；不吃不洁、过期、变质的食品，肉类、蛋类、禽类、牛奶以及隔夜、隔餐的剩饭菜一定要高温热透。③养成良好的饮食习惯，勿暴饮暴食，少食生冷过硬、油炸、辛辣、难以消化的食物。运动后不要大量饮用凉饮料。④介绍治疗方案，特别是饮食调理方案，使患者能主动遵医嘱正确合理用药。避免盲目、不合理、不规范使用抗生素，提示患者注意药物不良反应及表现等。⑤指导腹泻期肛周局部护理，便后使用柔软、消毒纸巾擦拭肛周皮肤。每次便后尽量使用温水坐浴 5 ～ 10 分钟，以保护肛门周围皮肤黏膜，避免因多次排泄的刺激，而致使肛周皮肤红肿、破溃并发感染。

（7）中医辨证治疗　根据患者症状和体征，可辨证为痢疾湿热证，治当清肠化湿，调气和血，芍药汤加减。常用药有白芍、当归、黄芩、黄连、肉桂、木香、槟榔、大黄、山楂、麦芽、地榆、连翘等。

三、抑郁

（一）概述

抑郁是一种忧伤、悲哀或沮丧的情绪体验。本节所讨论的抑郁主要是指抑郁症（depression），国际上一般称为抑郁障碍（depressive disorder）。是指由于各种原因引起的以显著而持久的情绪低落、兴趣减低、悲观、思维迟缓、主动性减退、自责自罪、饮食睡眠差等为主要临床特征的一类高患病率、高致残率和高病死率的常见精神疾病。部分病例有明显的焦虑和运动性激越；也可出现各种躯体症状；严重者可出现幻觉、妄想等精神症状或自杀念头和行为。

我国成年社区居民抑郁症患病率约为 6.1%，据此推算，我国现有抑郁症患者约 6100 万人。当前世界上抑郁障碍在十大疾病中位列第 5 位，预计至 2020 年，将跃升为第 2 位，仅次于第 1 位的冠状动脉粥样硬化性心脏病。本病位居使人致残或失去劳动能力的精神疾病之首，是老年人最常见的精神障碍和自杀的促发因素。美国的流行病学调查显示，抑郁症的终生患病率为 17.1%，年患病率为 10.3%，综合医院躯体疾病患者继发抑郁障碍的比例为 22%，共病抑郁障碍的比例为 10.8%。抑郁障碍与慢性躯体疾病的关系相当复杂，两者往往互为因果。据此，世界卫生组织提出"没有心理健康，就没有健康"的口号。

女性发病率比男性高 2 倍，高峰年龄在 20 ～ 40 岁之间。有家族史者患病率比无家族史者高 3 倍，已婚男性比未婚男性少患抑郁障碍，而已婚女性与单身女性更易患抑郁障碍。

抑郁症的误诊率高达 50%，以往至少 30%～87% 的抑郁症或抑郁性神经症被误诊为神经衰弱，使得 40%～80% 的抑郁患者不寻求治疗。另外，抑郁和焦虑虽然是两类不同的精神病理综合征，但两者往往同时并存，约 60% 以上的抑郁症常伴有明显的焦虑症状。这也是影响抑郁症诊断的因素之一。

本病属中医学"郁证"、"脏躁"等病的范畴。因素体虚弱，情志失调，导致肝失疏泄、脾失健运、心失所养、脏腑阴阳气血失调而成。气机郁滞是本病的病理基础，初病以六郁实证为主，久病导致心神失养、心脾两虚、心肾阴虚等虚证。

（二）评估

1. 原因评估

虽然导致抑郁障碍的原因至今尚未阐明，但研究发现，主要与生物、遗传、心理社会因素综合作用有关。

（1）生物学因素　抑郁症的发生可能与大脑突触间隙神经递质 5 - 羟色胺（5 - HT）和去甲肾上腺素（NE）的浓度下降有关。耗竭脑内 5 - HT 和 NE 的药物可导致抑郁，使脑内 5 - HT 和 NE 浓度升高的药物可以缓解抑郁。另外尚有 5 - HT 和 NE 受体敏感性增高的假说。

（2）遗传因素　流行病学调查显示，与抑郁障碍患病者血缘关系愈近，患病概率越高。一级亲属患病的概率远高于其他亲属。有资料显示，父母双亲中若一方患重症抑郁，其子女患抑郁障碍的概率是 25%。单卵双生子重症抑郁的患病率为 50%，而异卵双生子重症抑郁的同病率为 10%～25%。

（3）心理 - 社会因素　各种重大生活事件突然发生或长期持续存在会引起强烈或（和）持久的不愉快的情感体验，导致抑郁症的产生。生活状况不佳，缺乏社会支持及早年生活经历，人格特点，躯体状况和疾病等均可诱发本病。

2. 临床表现评估

（1）"三无"表现　即无助、无望、无欲。无助属于社会性层面，为轻度抑郁；无望属于心理性，为中度抑郁；无欲属于生物性，为重度抑郁。

（2）"三低"特征　①情绪低落是抑郁障碍的核心症状。患者表现为情绪悲伤、口角下垂，抑郁寡欢，默默无语，额头紧锁；或心情压抑、"提不起精神"；或常哭泣，无愉快感；自我评价往往降低，有自卑感；易产生无用、失望或绝望感；对一切不感兴趣，觉得人生没有意义，活着就等于受罪造孽，生不如死；容易产生自杀观念、自杀企图或自杀身亡。②思维迟钝患者思维活动减慢、言语活动减少。思考过程困难，一些简单的问题也需要较长时间才能完成。决断能力明显降低，变得优柔寡断、犹豫不决。说话缓慢，与之交谈困难。③动作减少不想活动或迟钝，甚至木僵；精力不足，常感疲乏，力不从心。

（3）其他临床表现　①焦虑或激越症状：患者忧心忡忡、坐立不安，来回踱步、搓手、无的动作等。除自罪妄想外，尚可出现贫穷妄想、虚无妄想、疑病妄想、迫害妄想等。②躯体症状：多数抑郁患者表现为食欲减退，进食很少，体重减轻；少数患者表现为食欲增加。多数患者睡眠障碍，可以表现为入睡困难、睡眠不深、易醒，典型表现为早醒；少数患者出现睡眠过多。抑郁障碍患者一般性欲低下，女性常闭经。此外包括各种躯体不适主诉，常见的主诉包括头痛、颈痛、腰背痛、肌肉痉挛、恶心、呕吐、咽喉肿胀、口干、便秘、胃部烧灼感、消化不良、胃肠胀气、视力模糊以及排尿疼痛，等等。

3. 抑郁障碍发作时的诊断标准

抑郁发作以心境低落为主，与其处境不相称，可以从闷闷不乐到悲痛欲绝，甚至发生木僵。严重者可出现幻觉、妄想等精神病性症状。某些病例的焦虑与运动性激越很显著。《中国精神障碍分类与诊断标准第3版》（CCDM－Ⅲ）关于抑郁发作的诊断标准仍然是目前临床上广泛使用的标准。

（1）症状标准　以心境低落为主，并至少有下列4项：①兴趣丧失、无愉快感；②精力减退或疲乏感；③精神运动性迟滞或激越；④自我评价过低、自责，或有内疚感；⑤联想困难或自觉思考能力下降；⑥反复出现想死的念头或有自杀、自伤行为；⑦睡眠障碍，如失眠、早醒，或睡眠过多；⑧食欲降低或体重明显减轻；⑨性欲减退。

（2）严重标准　社会功能受损，给本人造成痛苦或不良后果。

（3）病程标准　①符合症状标准和严重标准至少已持续2周；②可存在某些分裂性，但不符合分裂症的诊断。若同时符合分裂症的症状标准，在分裂症状缓解后，满足抑郁发作标准至少2周。

（4）排除标准　排除器质性精神障碍，或精神活性物质和非成瘾物质所致抑郁。

（5）三种不同形式（轻度、中度、重度）的抑郁发作　各种形式的典型发作中，通常有心境低落、兴趣和愉快感丧失，导致劳累增加和活动减少的精力降低。也很常见的症状还有稍作事情即觉明显的倦怠。其他常见症状是：①集中注意和注意的能力降低；②自我评价和自信降低；③自罪观念和无价值感（即使在轻度发作中也有）；④认为前途暗淡悲观；⑤自伤或自杀的观念或行为；⑥睡眠障碍；⑦食欲下降。

轻度抑郁发作：具有典型的抑郁症状，所有症状都不应达到重度。整个发作持续至少2周。轻度抑郁发作的患者通常为症状困扰，继续进行日常的工作和社交活动有一定困难，但患者仍保留部分社会功能。

中度抑郁发作：整个发作至少持续2周。通常，中度抑郁患者继续进行工作、社交或家务活动有相当困难。

重度抑郁发作，不伴有精神病性症状：重度抑郁发作的患者常表现出明显的痛苦或激越。如以激越或迟滞这类主要症状为突出特征时，上述表现可不明显。自尊丧失、无用感、自罪感可以很突出。在极严重的病例，自杀是显而易见的危险。重度抑郁发作中几乎总是存在躯体症状。抑郁发作一般持续 2 周，但在症状极为严重或起病非常急骤时，依据不足的病程做出这一诊断也是合理的。

重度抑郁发作，伴精神病性症状：符合重度抑郁发作的标准，并且存在妄想、幻觉或抑郁性木僵。妄想一般涉及自罪、贫穷或灾难迫在眉睫的观念，患者自认对灾难降临负有责任。听幻觉常为诋毁或指责性的声音；嗅幻觉多为污物腐肉的气味。严重的精神运动迟滞可发展为木僵，妄想或幻觉多与心境相协调。

（6）临床评定及症状量表　①躯体状况评定主要在于排除器质性原因和确诊患者能否药物治疗，必要时请相关科室会诊。②精神情况评定常使用以下量表。

汉密尔顿抑郁量表（HAMD）：是目前使用最为广泛的抑郁量表。目前有 17 项、21 项及 24 项三种版本。HAMD 的大部分项目采用 5 级评分（从 0 到 4），少数项目采用 0～2 分的 3 级评分法。HAMD 具有很好的信度和效度，它能较敏感地反映抑郁症状的变化，并被认为是治疗学研究的最佳评定工具之一，其总分能较好地反映抑郁症的严重程度，病情越轻总分越低。使用不同项目量表的严重程度标准不同。如针对 17 项 HAMD 而言，其严重程度的划界是：24 分以上为严重抑郁，17 分为中度抑郁，7 分以下为无抑郁症状。此量表可用于抑郁症、恶劣心境、抑郁障碍等疾病的抑郁症状测量。

抑郁自评量表（SDS）：由 Zung（1968 年）编制的抑郁自评量表（SDS），是使用最广泛的抑郁症测量工具之一。它的使用和计分简便易行，20 条题目都按症状本身出现的程度分为 4 级。患者可根据自己的感觉分别做出没有、很少时间有、大部分时间有或全部时间都有的反应。这个量表题目是平衡的，一半题目表现消极症状，另一半题目反映积极症状，很容易评分。

（三）中西医处理方案

1. 治疗目标

（1）提高治愈率　提高抑郁障碍的显效率和临床治愈率，最大限度减少病残率和自杀率。成功治疗的关键在于彻底消除临床症状，减少复发风险。

（2）提高生存质量　提高生存质量，恢复社会功能，达到真正意义的治愈，而不仅是症状的消失。

（3）预防复发　抑郁为高复发性疾病（＞50%）。长期随访发现，症状完全缓解（HAMD≤7）的患者复发率为 13%，部分缓解（HAMD 减分＞50%）的患者复发率为 34%。环境、行为和应激可以改变基因表达，抑郁复发可影响大脑生化过程，增加对环境应激的敏感性和复发的风险。药物治疗可通过减少发作和降低基因激活的生化改变而减少复发。

2. 药物治疗原则

抑郁症一旦确诊，就要正规治疗，一般以药物为主。抗抑郁药物有效率达 60%～80%。根据对抑郁障碍的基本知识和多年临床实践，抗抑郁药的治疗原则如下。

（1）个体化用药　因人而异地个体化合理用药。

（2）从小剂量开始　从最小有效量开始，逐步递增剂量，使不良反应减至最少。

（3）尽量单一用药　全程治疗尽可能单一用药，应足量、足疗程治疗。治疗无效时，可考虑两种作用机制不同的抗抑郁药联合使用。一般不主张联用两种以上抗抑郁药。

（4）提高依从性　争取患者家属的主动配合，按时按量服药。

（5）及时处理不良反应　治疗期间密切观察病情变化和不良反应并及时处理。

（6）重视心理治疗　根据心理－社会－生物医学模式，心理应激因素在本病发生发展中起到重要作用。因此，在药物治疗基础上辅以心理治疗，可望取得更佳效果。

（7）对共患疾病进行治疗　积极治疗与抑郁共病的其他躯体疾病、焦虑障碍等。

3. 常用药物

到目前为止，抗抑郁药主要分为三环类抗抑郁药、单胺氧化酶抑制剂、选择性 5－HT 再摄取抑制剂、非典型抗抑郁药等四大类。

（1）三环类抗抑郁药（TCAs）　主要药理作用是突触前摄取抑制，使突触间隙 NE 和 5－HT 含量升高从而达到治疗目的。代表药物包括丙咪嗪、路米帕明、阿米替林、多虑平、地昔帕明、卡匹帕明、度硫平、普洛替林、去甲替林等。

（2）单胺氧化酶抑制剂（MAOIs）　可影响单胺神经递质的降解过程，使其蓄积在突触前膜，增加单胺神经递质的释放。本类药物分为肼类和非肼类。肼类以苯乙肼和异卡波肼为代表，属于不可逆性 MAOIs；非肼类以反苯环丙胺为代表，属于可逆性 MAOIs。

（3）选择性 5－HT 再摄取抑制剂（SSRIs）　主要药理作用是选择性地抑制 5－HT 再摄取，使突触间隙 5－HT 含量升高而发挥抗抑郁作用。是临床上广泛使用的抗抑郁药，具有起效快，疗效好，镇静及自主神经系统副作用小，过量时中毒症状轻，耐受性和依从性好，服用方便等特点。常用药有氟西汀、帕罗西汀、西酞普兰、氟伏沙明、舍曲林、艾司西酞普兰等。

（4）非典型抗抑郁药　该类药物的作用机制比较复杂，大部分药物是通过影响单胺神经递质的重摄取或代谢过程发挥抗抑郁作用。包括一、二、三、四环结构的化合物。安非拉酮为一环结构；文拉法辛为二环结构；阿莫沙平和马普替林为三环结构；曲唑酮、米塔扎平、萘法唑酮和米安色林为四环类化合物。

研究表明，抑郁症患者除了中枢 5－HT 神经系统的功能下降以外，同时还伴有 NA、DA 等中枢神经系统的功能失调。具有双重或多重药理作用的抗抑郁药在临床上发挥了较好治疗作用，尤其是对难治性抑郁症疗效甚佳。这些药包括安非拉酮、巴嗪普林、文拉法辛、米塔扎平等。

4. 中医辨证与治疗

中医可分为实证和虚证两类。实证以气机郁滞为基本病变，治疗以疏肝理气解郁为主。肝气郁结证，疏肝解郁，理气畅中，柴胡疏肝散加减。气郁化火证，疏肝解郁，清肝泻火，丹栀逍遥散。痰气郁结证，行气开郁，化痰散结，半夏厚朴汤加减。虚证宜补，针对病情分别采用养心安神、补益心脾、滋养肝肾等法。心神失养证，甘润缓急，养心安神，甘麦大枣汤加减。心脾两虚证，健脾养心，补益气血，归脾汤加减。心肾阴虚证，滋养心肾，天王补心丹合六味地黄丸加减。

附：病案举例

1. 病例摘要

姜某，男，62 岁，文化程度为初中，丧偶独居，身高 1.68m，体重 74kg，体重指数为 26.21，长期吸烟（从 30 岁开始吸烟，平均每天 15 支）。患者 6 个月前因口干不适，疲乏无力，到社区卫生服务中心就诊，经检查发现随机血糖为 9.9mmol/L，医生建议患者到上级医院内分泌科就诊。3 天后患者被专科确诊为"糖尿病"，因经济原因未按医生医嘱用药，自行至药店购买"消渴丸"服用，每日 3 次，每次 3 粒。此后半年患者口干症状未得到缓解，几次到药店复查，空腹血糖都在 9~11 mmol/L 之间，患者渐渐失去了治疗信心，自行停药，开始出现情绪消沉，不愿参与好友下棋、郊游等娱乐活动，患者失眠、入睡困难、头晕、健忘、心烦易怒，五心烦热，腰酸，口咽干燥，舌红少津，脉弦细数。在好友的坚持下，患者到社区卫生服务中心就诊。体格检查：HR70 次/分、BP126/76mmHg。其他无阳性体征。辅助检查：空腹血糖为 10.4mmol/L，餐后 2 小时血糖为 16.9 mmol/L，糖化血红蛋白为 8.5%。《老年抑郁量表》测评得分为 22 分，《生活质量问卷（SF36）》测评得分为躯体功能（PF）53 分、生理职能（RP）37 分、躯体疼痛（BP）55 分、总体健康感（GH）49 分、生命活力（VT）47 分、社会功能（SF）48 分、情感职能（RE）41 分、精神健康（MH）39 分。

2. 诊断

（1）2 型糖尿病。

（2）抑郁。

3. 鉴别诊断

（1）2 型糖尿病与 1 型糖尿病及继发性糖尿病相鉴别　该患者无糖尿病家族史，起病年龄较晚，肥胖，均提示为 2 型糖尿病。该例患者无其他特殊疾病病史及用药史，故不考虑继发性糖尿病的可能。

（2）糖尿病抑郁与抑郁症相鉴别　抑郁症是一种大脑疾患，需要抗抑郁药物的治疗。该患者抑郁情绪是因为血糖未得到控制产生的，抑郁情况尚不严重，且患者家族中没有精神病史或类似的情感障碍发作史，故不能诊断为抑郁症。

4. 病情评估

（1）糖尿病病程尚短，但血糖未得到有效控制，目前暂无糖尿病并发症发生，用药需要调整。患者缺乏对糖尿病的认识，需要进行全面的健康教育。

（2）情绪消沉，缺乏治疗信心，需要心理干预。

5. 全科医生处理方案

（1）建立良好的医患关系　以专业的理论知识和操作技术水平，较高的职业素质和对患者强烈的同情心，取得患者对医生的信任，对患者表达积极的关注，让患者感觉到我们在关心他，且愿意帮助他，使他有安全感，诱导他说出内心感受及诱发抑郁的因素，耐心倾听其叙述和宣泄，以减轻或消除患者抑郁心理。

（2）有计划开展健康教育　首先让患者了解糖尿病是一种什么性质的疾病（慢性代谢性疾病）、为什么会得糖尿病（遗传因素和致病环境）、糖尿病有那些危害（急、慢性合并症及相关疾病，高致残率、死亡率）、如何合理控制饮食、如何适量运动并长期坚持、如何正确采用药物治疗，如何预防或延缓防糖尿病并发症的发生（健康生活、早查早治）、患者应该怎么办（力争综合达标）、如何帮助患者（合理控制、鼓励协助、自我管理）等多方面引导教育，从浅入深，进而达到全面普及，以消除患者因为知识的缺乏产生的错误认知。

（3）制定康复计划和目标　合理安排活动量和活动内容，在病情允许的情况下，建议患者多与好友下棋、郊游，以增加生活乐趣；计划每天少抽2支烟，希望患者在1月内顺利戒烟。要求患者记录每日计划的落实情况。当患者取得一定的成绩时，给予肯定和鼓励，以增加其信心和成就感。

（4）鼓励患者参加"糖尿病沙龙"　让患者参加社区医院每两月一次的"糖尿病沙龙"，增进其与其他患者之间的相互交流，加强互动，模仿他人的适应行为，从而调动患者情绪、有战胜疾病的信心，放宽心情，以积极乐观态度对待生活、对待疾病。

（5）积极动员家庭支持　尽量让患者子女与患者进行充分的情感沟通和思想交流，充分表示对患者治疗的支持，细心照顾，避免让其独处，解除患者的思想顾虑，减轻心理压力，增强治疗信心。

（6）养成良好的生活规律　调节好睡眠状态，当不能入睡时，建议患者不要在床上辗转反侧，应起床看看枯燥的书以帮助入睡。

（7）中医辨证治疗　根据患者症状和体征，可辨证为心肾阴虚兼肝气郁结证，治当滋养心肾，疏肝解郁。方用六味地黄丸、天王补心丹、柴胡疏肝散加减。常用药有生地、山药、山萸肉、茯苓、麦冬、酸枣仁、丹参、柴胡、枳壳、川楝子、夜交藤、合欢皮、远志等。

（金智生）

第十一章　社区卫生服务管理

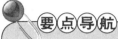

要点导航

1. 了解管理学基本概念、原则及方法。
2. 掌握社区卫生服务管理的概念、含义及基本管理方法。
3. 社区卫生服务组织管理，社区卫生服务的资源管理及质量管理。

第一节　社区卫生服务管理概述

一、管理的基本概念

（一）管理的定义

管理是指通过计划、组织、领导、控制等过程，调动和配置一个组织的资源，包括人力资源、财务资源、物资资源和信息资源等，使之发挥最大效率，产生最大效益，提高生产力的水平，完成组织任务，达到组织目标的过程。

管理定义的内涵对管理的本质、管理的目的、管理的对象、管理的载体和功能五个方面有如下的界定：①管理的本质是分配、协调工作、工种和活动过程，包括对各部门、各项工作、个人目标与集体目标等方面的分配和协调。②管理的目的是最大化实现组织的目标，追求最佳效率、力求最好效果。③管理的对象是一切可以调用的资源，包括人力、物力、财力、时间、空间、信息等。④管理的载体是组织，管理不能离开组织而存在，组织一定需要管理。⑤管理的功能是计划、组织、领导、控制四个方面。

（二）管理的基本原理及原则

1. 系统管理

系统是由一些相互联系、相互制约的若干要素结合而成的、具有特定功能的一个有机整体（集合）。世界上任何事物都可以看成是一个系统，系统是普遍存在的。功能性、整体性、关联性、等级结构性、多样性、时序性是所有系统共同的基本特征，也是系统管理遵循的基本原则。

（1）功能性原则　这是系统管理最基本的原则。任何系统都有一定的功能，或者都有一定的目的，也称为目的性原则。系统的功能是指系统与外部环境相互联系和相互作用中表现出来的性质、能力和功能。

（2）整体共同性原则　是系统管理的核心原则，其中心观点是"各要素共同存在构成整体，整体大于部分之和"。任何系统都是一个有机的整体，表现出整体的功能或作用，它不是各个要素的机械组合或简单相加，各要素在孤立状态是没有整体功能的。

（3）关联性原则　系统中各要素不是孤立地存在着，每个要素在系统中都处于一定的位置上，起着特定的作用。要素之间相互关联，构成了一个不可分割的整体。要素是整体中的要素，如果将要素从系统整体中割离出来，它将失去要素的作用。比如人的大脑在人体中它是重要的器官，一旦将大脑从人体砍下来，那它不再重要了。从整体、联系和开放的观点出发，关注具体对象控制的同时，还考虑该对象与其他事物的关联性以及对象与环境的相互作用。

（4）多样性原则　系统是多种多样的，每个系统内部又存在若干子系统，应根据不同的原则和情况来划分系统的类型，进行多样化的分别管理。

（5）等级结构原则　不同的要素构成一个系统，各要素之间、子系统之间、要素与子系统之间有区别、有层次的相互联系，形成内在相对稳定的组织秩序及控制关系，就是系统的结构。一定的结构使得系统具备或表现出特定的功能整体。

（6）时序性原则　不仅注重当前的管理，而且还要分析管理对象过去的行为特征和预测未来的发展趋势，表现出时间上的整体观和联系观，强调任何一个系统都是过去、现在和未来的统一。

系统管理是伴随系统论而产生的，因为系统论的出现，使人类的思维方式发生了深刻的变化。反映了现代科学发展的趋势，反映了现代社会化大生产的特点，反映了现代社会生活的复杂性，所以它的理论和方法能够得到广泛地应用。为人类的思维开拓新路，成为现代科学的新潮流，促进着各门科学的发展。

2. 分层次管理

分层次管理是指在特定的环境条件下，为实现管理的目标，对各管理对象进行符合目的的精细分层，并根据各层次的特点，设计决策、计划、组织、控制、协调、指挥、用人等管理职能，实现各层次对象差别化管理，以尽可能少的投入，获取尽可能多的产出的过程。

分层次管理的内容有三个方面：①管理对象的层次性。在管理系统中，各管理对象客观上存在层次性；其次，其发展变化过程中会产生层次性。②管理技术、手段的层次性。受管理目的和视野限制，不同的管理者所采用的管理技术、手段、方法，虽然没有绝对的优劣，但是客观上存在层次性。③管理效果的层次性。分层次管理最终反映的管理效果也是不同的，其管理效果可以分别进行测评，其差异性可以被识别。

分层次管理的核心任务是划分管理对象的层次。依据层次的不同，研究各层次存在的主要影响因素，结合管理目的设计管理职能，发挥各层次的有效功能，实现优化管理和促进管理高效率的管理办法。划分管理对象层次的原则有三：①以管理对象的空间范围大小进行层次划分。②从数量、规模、尺度的角度进行管理层次划分。③以质量等级划分管理对象的层次。精细识别管理对象的发展层次，设计相应的层次管理手段、方法，实施层次对应的有效管理，可以减少因管理手段、方法层次与管理对象发展层次不对称，而导致的管理资源浪费。

3. 人本管理

坚持以人为本的管理思想，把员工作为企业最重要的资源，以员工的能力、特长、兴趣、心理状况等综合性情况来科学地安排最合适的工作，充分考虑员工的成长和价值，通过人力资源的开发和企业文化的建设，充分调动和发挥员工的积极性、主动性和创造性，提高工作效率、增加工作业绩，为企业发展目标做出最大的贡献。

人本管理的基本原则是尊重人、依靠人、发展人、为了人。建立"理念共享、愿景共建、行为互动、共同发展"的管理体系，构建"积极性开发、创造性开发、潜能性开发"的管理模式等。

4. 效益管理

效益管理是指组织的各项管理活动都要以实现有效性、追求高效益作为目标的一种管理方式。管理的目标就是追求高效益，向管理要效益，管理出效率，已成为人们的共识。任何一种有目的的活动，都存在效益问题，它是组织活动的一个综合体现。影响效益的因素又是多方面的，例如：科学技术水平、管理水平、资源配置的合理性和资源的消耗。有效发挥管理功能，充分利用各种资源，可以创造高效益。反之，落后的管理只会造成资源的损失和浪费，降低效率，影响效益。

效益管理的原则有：①确立可持续发展的效益观：组织管理者在提高效益的过程中，必须确立可持续性的发展观。所谓可持续性的发展，就是满足目前的需要，而不危害下一代权利的需要。②提高管理工作的有效性：作为管理者，不论职位高低，都必须力求有效。管理的有效性，应是管理的效率、效果和效益的统一。③处理好局部利益和全局利益的关系：局部效益和全局效益是统一的，有时又是矛盾的。因此，当局部效益与整体效益发生冲突时，管理必须把全局效益放在首位，做到局部服从整体。④做正确的事：追求组织长期稳定的高效益，不仅要"正确地做事"，更重要的是"做正确的事"。

5. 风险管理

风险通常指个人或群体在未来遇到伤害的可能性，具有普遍性、客观性、损失性、不确定性和社会性。风险不同于冒险，风险是一种客观存在，冒险是人的主观选择和决定。风险管理是通过风险识别、风险估计、风险驾驭、风险监控等一系列活动来防范和处理风险的管理过程。

风险管理基本内容：①风险管理的目标由两个部分组成——损失发生前和损失发生后的目标。损失发生前的目标是避免或减少风险的产生，发生后是努力使损失最小或恢复到损失前的状态。②风险管理基本原则是以最小的成本获得最大的保障。③风险管理基本方法有回避风险、预防风险、自留风险和转移风险等四种。④风险管理工作程序是通过风险识别、风险估测、风险评价、风险控制和风险管理效果评价等环节进行工作。

二、社区卫生服务管理概述

（一）定义

社区卫生服务管理是综合运用管理学理论、方法和技术，对开展社区卫生服务的机构、组织及其人、财、物、信息，服务对象、服务场所等资源进行科学、规范的计划、组织、领导和控制等行动，合理配置和有效使用各种资源，保证服务质量，实现社区卫生服务目的的过程。

（二）范围与对象

1. 范围

社区卫生服务管理的范围分为机构内与机构外两个部分。机构内是指组织机构内部的人、财、物、事的管理。机构外是指组织机构外部的企业、单位、团体等组织，社区中的群体和个人，以及在机构外开展的服务项目（包括场地、人员、事件）等方面的管理。

2. 对象

社区卫生服务管理的对象包括机构（或组织）、人力、物力、财力、时间、空间、信息等要素。

我国目前社区卫生服务的组织机构有社区卫生服务中心和社区卫生服务站两种形式，前者工作人员较多、服务范围较大；后者工作人员很少，服务范围很小，通常由前者领导后者。

（三）意义与原则

1. 社区卫生服务管理的意义

（1）管理是实现社区卫生服务目标的保障　一个组织如果没有管理就是一盘散沙，各自为政，自由散漫，秩序混乱。组织需要管理，必须管理组织，才能够统一部署，进行人力、物力、财力等资源的调配；规范纷繁复杂的社区卫生服务内容、服务方式、服务质量；协调大家团结协作，分工合作，各司其职，步调一致、方向一致，共同努力去实现社区卫生服务的目标。

（2）管理能够提高社区卫生服务质量　质量是生存的前提，是发展的保障。社区卫生服务的特性决定了其服务对象的综合性、服务方式的复杂性、服务层次的多样性等复杂的内容，只有通过科学的管理，才能够规范社区卫生服务方式、服务内容和服务过程，规范组织及其成员的行为，满足群众的需求，保证服务的质量。其次，充分发挥管理"整体大于部分"的效应。通过组织机构科学有效的管理行为，可以调动和发挥每个员工的积极性和潜能，促进他们努力学习、积极上进，提高他们的业务技术水平；可以组织共同攻关，克服困难和创造团队业绩；可以共同防止或降低风险，增强抗风险的能力，无疑能够提高社区卫生服务的整体水平。

2. 社区卫生服务管理原则

社区卫生服务管理必须坚持坚持公益性和服务性的原则；坚持政府主导，强化领导作用；坚持以人为中心，患者第一的原则；坚持质量控制以预防为主的原则；坚持全面整体系统管理原则；坚持规范化、标准化原则；坚持科学性与实用性结合的原则；坚持持续改进动态管理原则。

第二节 社区卫生服务组织管理

一、社区卫生服务组织管理的基本概念

（一）社区卫生服务组织的概念

社区卫生服务组织是为了有效地完成社区卫生服务任务，实现提高社区居民健康水平的目标，按照卫生事业发展的要求和一定的责任、权利及其职能分工而形成的有机集合。例如社区卫生服务中心、社区卫生服务站。

目标是组织存在的前提和基础，社区卫生服务组织的共同目标是为社区居民提供基本医疗卫生保健，并满足其卫生服务的需求。组织又必须各负其责，分工协作，社区卫生服务工作的最大特点就是团队合作，例如健康教育团队、妇幼保健团队。组织又有不同层次的权利与责任制度，必要时可设置一些二级职能组织负责一定的工作任务，例如人事科、防保科。二级职能组织应该对资源进行合理配置，合理确定组织成员、任务，调节各项活动之间的关系。

社区卫生服务还有网络协作组织，预防保健机构、医院就是社区卫生服务机构的网络协作组织。社区卫生服务机构将承担更多的适宜于社区开展的公共卫生服务，疾病预防控制、妇幼保健等预防保健机构有义务对社区卫生服务机构提供业务指导和技术支持。社区卫生服务机构与大中型医院有多种形式的联合与合作，不仅是分级医疗和双向转诊制度建立的基础，也是探索社区首诊制试点服务的关键。

（二）社区卫生服务组织管理概念

社区卫生服务组织管理的定义是指通过建立组织结构，规定职务或职位，明确责权关系，使组织中的成员互相协作配合、共同劳动，有效实现组织目标的过程。

社区卫生服务组织管理的对象是社区卫生服务的机构、组织或团队。核心是人，所以加强社区卫生服务队伍建设是社区卫生服务组织管理的根本保障。目的是规范、明确组织的职能、基本条件、人员数量及结构、服务内容、质量标准等管理原则，使各级各类社区卫生服务的机构、组织有章可循。

组织管理就是让人们明确组织目标任务的内容（有什么样的工作），基本要求或条件（知识、态度、能力），岗位职责（工作者承担什么责任），权力与义务（权力大小

与义务范围），效益（有何好处），以及与组织结构之中的上、下左右的关系如何，避免由于职责不清造成执行障碍，使组织协调地运行，保证组织目标的实现。

二、社区卫生服务组织管理机制与特性

（一）社区卫生服务组织管理机制

1. 社区卫生服务组织管理的原则

社区卫生服务组织管理的原则是机构设置合理，服务功能健全，人员素质较高，运行机制科学，监督管理规范，居民可以在社区享受到疾病预防等公共卫生服务和一般常见病、多发病的基本医疗服务。

2. 社区卫生服务组织管理模式

社区卫生服务管理模式是政府主导、行业监管、社会参与。社区卫生服务是政府履行社会管理和公共服务职能的一项重要内容，政府对社区卫生服务起到领导作用。政府卫生行政部门建立社会民主监督制度，对社区卫生服务机构实施日常考核、监督、信息公示和奖惩；定期收集社区居民的意见和建议，将接受服务居民的满意度作为考核社区卫生服务机构和从业人员业绩的重要标准。发挥行业组织作用，建立社区卫生服务机构评审制度，加强社区卫生服务机构的服务质量建设。

3. 社区卫生服务组织管理体系

卫生行业纵向组织管理体系由国家—省（直辖市）—市（区、县）政府卫生行政部门、社区卫生服务中心、社区卫生服务站构成。

经济及管理隶属关系由举办（出资）机构和社区卫生服务中心（站）构成，举办机构是社区卫生服务机构的领导和上级。

横向社会组织体系包括同级医院、预防保健、计划生育、工商、税务、公安、消防等政府及社会组织，分别具有监督、协作等作用。

（二）社区卫生服务组织管理特性

社区卫生服务组织管理具有协调性、层次性、功能性、专业性和社会性等特性。

1. 协调性

组织管理就是命令、指挥、指导、激励、协调社区卫生服务从业人员为了实现共同的目标而行动。

2. 层级性

社区卫生服务组织中的不同成员按其权利和责任，职责与能力，承担不同种类、不同层次的任务。上级指挥下级，下级服从上级。

3. 功能性

组织管理同样表现对管理对象的组织和调配、指挥和监督、决定和解释等管理功能。

4. 专业性

社区卫生服务内容决定其管理具有较强的医学专业性和技术性。

5. 社会性

社区卫生服务是以社区为范畴，为社区居民提供基本医疗和公共卫生服务，涉及内容多，范围广，表现出较强的社会性。

三、社区卫生服务组织管理原则与内容

（一）社区卫生服务组织管理的基本原则

1. 人事结合的原则

一个组织或机构，往往是因事而设，不同的岗位也是因工作的种类不同而设。由于组织中各部门，各岗位的工作都要人去完成，所以在考虑岗位设置时首先应该考虑组织是人的集合而不是事和物的集合。充分考虑人的因素，应用人本管理，坚持有利于人的提高和发展原则进行组织管理。

2. 权责对等的原则

组织中各部门及其职务都应有权利与职责相符合的设计，才能保证承担人完成规定的工作，否则就会出现职责多权利小而不能完成任务，或者职责太少，浪费人力。

3. 命令统一的原则

明确管理者与被管理者之间的上下级关系是最主要的原则。组织中的任何成员只能接受一个上司的领导，才能保证命令的正确与准确执行，这是组织管理的是一项基本原则。

4. 分权授权的原则

管理就是确切地明确要别人去做什么，并使他用最好的方法去做，这是正确的授权。管理者是通过别人来完成工作，做决策、分配资源、指导别人的行为来达到工作的目标，这是适度的分权。

（二）社区卫生服务组织管理的工作内容

社区卫生服务组织管理的具体工作内容概括起来有以下四个方面。

1. 分解组织目标

组织管理第一步就是分解组织目标，按专业化分工的原则进行分类，按类别设立相应的工作岗位。例如社区卫生服务中心设置的诊疗科目原则上应有预防保健科、全科医疗科、中医科（含民族医学）、康复医学科、医学检验科、医学影像科，有条件的可登记口腔医学科、临终关怀科。社区卫生服务站登记的诊疗科目应有预防保健科、全科医疗科，有条件的可登记中医科（含民族医学）。

2. 完善组织机构

根据社区卫生服务组织自身的特点、外部环境和目标需要完善工作部门和组织机构的设置。不仅要设置业务机构，同时要设置行政运行机构，例如设置中心办公室、

质量管理科、公共卫生科等。其次，依据工作任务和管理需要，许多工作是需要多个科室配合、甚至是全员参与的工作，此时就需要设置团队组织。例如医德医风领导小组、医疗纠纷调解委员会、质量管理委员会、药事管理委员会等。

3. 明确职责分工

依据组织结构和团队的任务性质，规定组织结构和团队中的各种职务或职位，明确责任，授予权力。如社区卫生服务站医师职责：①按照要求开展"六位一体"的社区卫生服务。②建立社区居民家庭、个人健康档案，并做好档案的管理、分析和使用工作。③认真、及时、规范地完成相关医疗文书。④严格执行各项规章制度和医疗技术操作常规，严防差错事故。⑤遇疑难病例时应及时会诊和转诊。⑥加强业务学习，提高综合服务技能。⑦树立良好的医德医风，养成良好行为规范。⑧做好各项工作及数据的登记、统计、分析、总结和上报等工作。

4. 建立规章制度

制订各项规章制度，建立和健全组织结构中纵横各方面的相互关系，使组织机构的政策制度化，才能实施可操作性管理。社区卫生服务机构要建立机构运行和业务管理的规章制度。机构运行制度应该涵盖行政管理、团队责任、人员、财务、药品、固定资产、档案、信息、医疗废物、突发性公共事件应急、医疗安全、医源性感染、服务质量、医德医风等方面的管理制度。业务管理制度要涵盖传染性疾病及慢性非传染性疾病管理、免疫规划、健康教育、妇幼保健、计划生育指导、老年保健、全科诊疗、双向转诊、社区护理、治疗室等业务工作，以规范社区卫生服务工作的方方面面。

第三节 社区卫生服务资源管理

社区卫生服务涉及的资源主要有人、财、物（设施、设备）、药品、信息（档案）等机构内部资源，同时涉及机构外部的家庭、社区等资源。

一、人力资源的管理

（一）人力资源管理的含义

人力资源管理是对参与社区卫生服务的所有人员，包括医生、护士、公共卫生、药剂、防保等卫生技术人员和其他辅助人员的管理。其任务是进行人员的配置、招聘、使用、培养、考核与评价等。

社区卫生服务组织首先需要明确为实现目标所需要的人力资源能力要求，依据能力要求配置人力资源的数量和层次。其次，对已经配置的人力资源进行岗位能力的评价，如果不能满足职责的要求，应采取培训或其他措施达到要求，并进行效果的评价与记录，以明确措施的效果。第三，根据社区卫生服务发展、居民需求及机构内人员状况，制定中长期人才培养、梯队建设规划，以及人员管理的年度计划。

（二）人力资源管理主要内容

1. 人员聘用与选拔

建立健全人才选拔制度，要不拘一格，广纳人才，打破地域所有、单位所有、人事隶属、户籍归属等观念，实行公开招考、招聘，将技术好、业务精、品德高尚的人员充实到社区卫生服务机构中。

2. 人员培训与教育

建立健全卫生技术人员定期到大中型医院、预防保健机构进修学习和培训，参加学术活动等方面的制度。制定社区卫生技术人员参加毕业后教育、岗位培训和继续教育等职业培训制度，经常性开展业务学习与培训、开展行为规范和医德医风教育，强化服务的质量观念和意识，树立良好的组织文化氛围。

3. 人员考核与激励

建立岗位管理、绩效考核、解聘辞聘等制度。对工作绩效优异的人员予以奖励，对经培训不达标的人员按规定解除聘用关系。改革收入分配管理制度，实行以岗位工资和绩效工资为主要内容的收入分配办法。加强和改善工资总额管理，社区卫生服务从业人员的收入不得与服务收入直接挂钩。

二、财务资源的管理

（一）财务资源管理的内容

财务资源管理是对社区卫生服务机构内的财产、物资的管理。目的是提高资金和财务资源的使用效率，合理分配；调动与提高组织成员的积极性，取得综合效益。财务管理比较复杂与专业，通常需要进行预算管理、成本管理、收入管理、支出管理、固定资产管理、分配管理等类别的管理；例如编制年度财务预算和进行年终财务决算；进行财务分析和会计核算、成本核算、物资核算；综合性总结财务资源，监控并报告资金使用的情况及效果，提出改进措施；接受财政和审计监督。

（二）财务资源管理的一般原则

1. 独立核算

社区卫生服务中心为独立法人机构，经济独立，财务实行独立核算，社区卫生服务中心对其下设的社区卫生服务站实行一体化管理。

2. 专人专帐

社区卫生服务中心要配备专职财务人员，落实财务人员岗位责任制度，会计内控制度和各项财会制度。按照会计统计原则，健全专账管理，实施规范的财务成本核算。

3. 收支分离

探索建立科学合理的社区卫生服务收支运行管理机制，规范收入和支出的管理。有条件的可实行收支两条线分别管理，即经财政部门批准，在银行开立二个帐户，一个用于资金收缴，此帐户不能发生支出；另外一个用于资金支出的核算。

三、有形资源管理

有形资源是指社区卫生服务机构的基础设施、工作环境和设施设备三个部分。

（一）基础设施的管理

基础设施管理指工作用房，水、电、气，冷暖设备等的管理与维护。应建立基础设施管理、维护制度与措施，并且具有应急解决预案，确保现在及以后的正常运行，确保安全使用。建筑工程必须经竣工验收合格，并取得规划、消防、环保等竣工验收合格证明或准许使用文件后，方可投入使用。

（二）工作环境的管理

工作环境也应作为一种资源进行管理。工作场所的自然环境、地理环境，涉及到组织安全运行的全过程。例如工作环境周边有无发生地质灾害的可能；天气、温度、噪声、采光等是否符合要求；房屋地面墙面是否整洁、颜色是否温馨；桌椅器具摆放的位置是否合理等均要管理。工作环境的管理可以为机构成员和服务对象提供一个宽敞、明亮、宁静的舒适环境；为主动出诊、义诊、入户调查等外出服务成员提供信息，做好准备和应对。

（三）仪器设备的管理

要建立各种医疗仪器设施、设备的使用、管理、维护制度，保证仪器设备的正常和安全使用，避免对操作者和使用人造成伤害。

四、无形资源管理

（一）无形资源的概念

无形资源是指在传递客户价值中，没有发生损耗的、隐性的产品因素。它是根植于企业历史中的，对企业经营发生长期作用的资源，包括非物质性的、看不见摸不着的人文资源，如社会声誉、思想观念、专业技术、科学技术、宗教信仰、文化传统、道德伦理等。广义的无形资源含义还包括有利于企业增长和发展的、具有价值和使用价值的制度、改革创新、地缘、人力、管理及文化等资源。无形资源越来越受到人们的重视，开发、利用、经营与管理无形资源也日益加强。

（二）社区卫生服务无形资源及其管理

社区卫生服务无形资源目前没有一致的定义，含义广泛，主要指社区卫生服务的服务质量、技术水平、社会声誉、口碑好坏等方面。其管理主要有四个要点：一是进行全面质量管理。质量是生命，社区卫生服务更要靠质量取胜，建立质量管理体系，保证服务质量，不断提高服务对象的满意率。二是进行风险管理。首先要预防和降低工作中风险发生的概率，其次对已经发生的风险要积极处理和妥善应对。例如遇到突发不良事件、医患纠纷等要快速应对、妥善处置，获得公众的谅解与理解。三是注重文化内涵建设。在内部资源中，广大员工的远大理想、奋斗目标、前进动力、魄力、意志、智力、知识、习惯等因素也是组织的无形资源，要充分利用和发挥广大员工的聪明才智，构建特色组织文化氛围，形成良好组织形象。四是注重沟通与宣传。正面引导自己的成员（内部顾客）和广大群众（外部顾客），增进大众对组织机构及其目标、项目、内容、方式与形式的了解、理解与支持；针对优秀事迹、优秀人员要及时公开宣传、表扬和鼓励；坚决抵制不良风气，带头弘扬正气。

五、药品管理

（一）药事与药品管理

社区卫生服务药品的采购要依据《国家基本药物制度》的规定参与招标采购或由政府配送；服务机构必须建立和执行进货检查验收制度，验明合格证明及其他标识，对不合要求的，不得收货；制定和执行药品保管、销售、发放等制度，采取必要措施，保护药品的质量和安全；规定药剂人员调配处方必须核对，不得擅自更改处方等。

加强特殊药品的管理。特殊药品包括麻醉药品、精神药品、医疗用毒性药品和放射性药品。这些药品若使用不当，会对人体健康和社会造成严重危害，所以，国家对这些药品实行特殊管理，要严格执行。

（二）药品不良反应管理

药品不良反应是指合格药品在正常用法用量下出现的与用药目的无关或意外的有害反应。依据我国《药品不良反应报告和检测管理办法》，国家实行药品不良反应报告制度。社区卫生服务机构应建立相关管理制度，负责本单位药品不良反应的收集、报告和管理工作。

（三）中药饮片管理

中药饮片的国家标准是指《中华人民共和国药典》、卫生部部颁标准和国家食品药品监督管理局局颁标准收载的药材及饮片标准。中药饮片的基本药物管理暂按国务院有关部门关于中药饮片定价、采购、配送、使用和基本医疗保险给付等政策规定执行。

六、信息档案的管理

信息和档案都是社区卫生服务的重要资源。

（一）档案管理

社区卫生服务的档案包括各类文件资料、人事、科研、财务等工作档案，以及居民健康档案、病历、健康教育、转诊会诊记录等医疗业务文书。

档案管理是妥善收集、整理、保护和利用档案。制定档案管理规章制度，并且严格执行。例如做好档案"十防"（即防盗、防水、防火、防潮、防尘、防鼠、防虫、防高温、防强光、防泄密）工作。目前档案通常有纸质档案和电子档案两种形式，电子档案要注意备份存档，这是社区卫生服务信息化建设的基础。

（二）信息管理

信息是一种重要资源，含有一定内容的数据、消息、情报、指令、代码等都是信息。

社区卫生服务信息管理是指及时准确收集、整理、统计、分析管理公共卫生、基本医疗、科研及培训信息。建立健全信息管理制度和网络信息系统，保证信息管理安全。要求上报的各种统计数据和信息，不得拒报、迟报、虚报、瞒报、伪造或篡改。

（三）信息化管理

信息化管理是利用现代信息化技术手段和计算机为主的智能工具，实施信息管理的过程，包括信息获取、信息传递、信息处理、信息再生、信息开发与利用等过程。信息化管理能够提高管理水平和管理效率，具有发展企业文化，提升企业形象等重要意义。信息化管理也是社区卫生服务管理的发展趋势，对居民的健康档案实施信息化管理是当前的重要任务。

七、外部资源管理

社区卫生服务外部资源管理指对服务对象、社区资源、供方和合作伙伴等密切相关外部资源的管理。一个组织的生存与发展是离不开价值链上的合作伙伴和服务对象的，同样需要进行选择、评价与改进的管理。

针对服务人群的管理，包含社区中大量家庭及其成员，不同的重点人群，依据专业类别、家庭类别等不同原则，划分人群和家庭，依据服务的针对性，实施分别管理，例如孕产妇管理、育龄妇女管理、儿童管理、预防免疫管理。

针对服务机构的管理，社区的相关机构、组织，例如护理院、老人院、志愿者协会、人员较多的大型单位或企业也要列入管理范畴。对这类外部资源的管理是从组织层面进行关系协调、互动工作。首先是通过组织机构之间的协调，为这些组织及其人员提供基本医疗和儿童计划免疫、健康教育、慢性病照顾等公共卫生服务；其次是获得这些机构领导层的了解、信任、重视和支持，发挥社会组织参与和支持社区卫生服务工作的积极作用。

针对合作伙伴的管理，包括医院、预防保健机构、设施设备供应商等也要协调关系。医院和预防保健机构是专业合作伙伴，是全面开展社区卫生服务不可缺少的支持资源，加强沟通、拓宽合作渠道，建立良好互助关系。对其他非专业合作伙伴也要一视同仁，体现社区卫生服务机构的良好社会形象。

第四节 社区卫生服务质量管理

一、基本概念

（一）质量与服务质量的概念

1. 产品质量

通常指产品及其服务的固有特性的优劣程度，产品质量除了含有实物产品之外，还含有无形产品质量，即服务产品质量。

2. 服务质量

服务质量是指能够满足规定和潜在需求的特征和特性的总和，是服务工作能够满足被服务者需求的程度。服务质量最简单的要求包括服务的全面性、安全性、适用性、有效性和经济性等一般要求。服务质量的较高要求依据不同的行业或产品有不同的要求，例如医疗质量还要求时效性，时间就是生命，有时提前一分钟就可能挽救一个生命。

3. 医疗质量

狭义的医疗质量主要指医疗服务的及时性、有效性和安全性，又称为诊疗质量；广义的医疗质量不仅包含诊疗质量，还包括医疗工作的效率、服务对象的满意度、成本与效益比、医疗服务的连续性和系统性，又称为医疗机构服务质量（医疗服务质量）。

4. 社区卫生服务质量

指社区卫生机构提供的社区卫生服务满足社区居民的需求程度。包括服务项目是否全面；服务方式是否安全；服务技术是否适用；服务效果是否有效；服务费用是否经济等方面。社区卫生服务质量同样具有服务质量普遍具有的功能性、经济性、安全性、时间性、舒适性、文明性六大特性。

（二）质量管理的概念

1. 质量管理

指组织机构为了实现质量目标，建立质量体系，通过质量策划、控制、保证和改进等过程进行的管理性质的活动。在质量管理方面的指挥和控制活动，通常包括制定质量方针和质量目标，提出质量策划、质量控制、质量保证和质量改进等措施。质量管理经历了质量检验、统计质量控制、全面质量管理三个发展阶段。

2. 全面质量管理

指一个组织以质量为中心，以全员参与为基础，建立起一套科学严密高效的质量保证体系，控制生产过程中影响质量的因素，以优质的工作最经济的办法提供满足用户需要的产品的全部活动。

全面质量管理的质量含义有四个方面：①全面的质量：包括产品质量、服务质量。

②全过程的质量：指质量贯穿于生产服务的全过程，用工作质量来保证产品和服务质量。③全员参与的质量：树立领导与员工共同的质量意识，强调全员把关。④全机构的质量：要建立质量管理体系和评价机制。

全面质量管理的工作程序体现在 PDCA 循环，PDCA 循环指计划（plan）、执行（do）、检查（check）、总结（act）循环上升的过程。计划阶段，确定质量目标、质量计划。执行阶段，实施计划，培训成员，收集相关数据。检查阶段，检查执行情况，是否符合原定目标要求。总结阶段，依据检查结果采取相应措施，进行计划、执行、检查和总结的再次循环。

（三）质量管理原则

质量管理普遍遵循的八大原则：①以顾客为中心：用户至上，为用户服务是质量管理的基本原则。②强化领导作用：强化各级组织、团队的领导作用，通过激励下属、指导别人、正确沟通、解决冲突等方式，实现领导意志。③强调全员参与：质量无小事，每个成员都负有保证质量的责任。④重视过程与方法：服务过程的质量对顾客感觉中的整体服务质量有极大的影响。任何服务过程的疏忽或方法不当，都会影响服务质量，所以必须重视过程管理和方法管理。⑤进行系统管理：服务质量体系的建立应该基于一套思想体系或思想方法作为指导，有完善的组织体系、制度体系作保障，实施系统管理。⑥坚持持续改进原则：质量改进永无止境。每件产品或服务，每天都是相对地变好或变坏，但绝不会停滞不前的。⑦基于事实的决策方法：基于事实或数据进行决策才是科学的方法。⑧与供方互利：坚持互惠互利的双赢策略是让顾客满意取胜的法宝。

（四）社区卫生服务质量管理

社区卫生服务质量管理是指采用质量管理方法、原则，依据社区卫生服务的目标，制定社区卫生服务的质量方针、质量目标，建立社区卫生服务的质量体系，规范服务内容、方式和流程，进行质量控制和质量改进，保证服务质量，以优质的服务、经济的办法满足社区卫生需求的活动过程。

二、社区卫生服务质量管理原则与意义

（一）社区卫生服务质量管理原则

1. 坚持公益性和服务性的原则

坚持社区卫生服务的公益性质，注重卫生服务的公平、效率和可及性是国家发展社区卫生服务的基本原则之一。社区卫生服务机构提供的公共卫生服务和基本医疗服务，具有公益性质，不以营利为目的，质量管理就要遵循这个原则，制定质量目标。

社区卫生服务具有优化城市卫生服务结构，方便群众就医，减轻费用负担，建立和谐医患关系的重要意义，表明社区卫生服务机构提供的公共卫生服务和基本医疗服务具有很强的服务性质，因此制定质量管理方针就要遵循服务行业的普遍要求。

2. 坚持政府主导，强化领导作用

发展社区卫生服务是政府履行社会管理和公共服务职能的一项重要内容，是国家卫生工作的重要组成部分，是实现人人享有初级卫生保健目标的基础环节。构建以社区卫生服务为基础、社区卫生服务机构与医院和预防保健机构分工合理、协作密切的新型城市卫生服务体系是贯彻落实卫生工作方针的主要措施之一，所以要坚持政府的主导作用，强化对社区卫生服务质量管理的领导。企业的经验表明，没有领导重视，质量管理就是空谈。

3. 以人为中心，患者第一的原则

全科医疗的宗旨就是以人为中心，因此社区卫生服务的质量管理必须树立全心全意为患者服务的思想，一切为了患者，患者第一也是社区卫生服务质量管理的宗旨。

4. 质量控制以预防为主的原则

社区卫生服务机构执业，须严格遵守国家有关法律、法规、规章和技术规范，依法严格从业人员和技术服务项目的准入。加强社区卫生服务执业监管。加强对医务人员的教育，实施全面质量管理和风险管理，预防服务的差错和事故，降低其发生率，确保服务安全。

5. 全面整体的系统管理原则

社区卫生服务质量管理要坚持全面的、整体的、全员参与的、全过程的、全机构的质量准则，遵循系统管理的功能性、整体性、多样性、关联性等原则，针对各个环节、针对服务过程实施管理活动。

6. 规范化标准化的原则

严格执行和遵守国家有关社区卫生服务、医疗机构及其从业人员、服务内容、服务手段和服务方式的法律、法规和规章制度，例如《城市社区卫生服务机构管理办法（试行）》、《执业医师法》、《医疗机构从业人员行为规范》、《母婴保健法》、《药品管理法》、《消毒技术规范》。规范社区卫生服务机构的设置条件和标准，明确服务范围和内容，健全服务技术操作规程和工作制度，加强人才队伍建设，完善考核评价制度，推进社区卫生服务信息管理系统建设。

加强社区卫生服务的标准化建设，对不符合要求的社区卫生服务机构和工作人员，要及时调整、退出，保证服务质量。

加强社区卫生服务执业监管，建立社会民主监督制度，将接受服务居民的满意度作为考核社区卫生服务机构和从业人员业绩的重要标准。充分发挥行业自律组织提供服务、反映诉求、规范行为的积极作用。

7. 科学性与实用性结合的原则

社区卫生服务是基层卫生工作，基层的条件、情况千差万别，经济、自然、环境、气候等因素均会严重影响社区卫生服务的管理方式与管理手段。依据不同的事实，既要推进科学化，也要讲究实用性。其次，社区卫生服务内容与方式既有一定科技含量的知识与技术，也有一些较为简单、实用的手法与方法，是全科医疗的性质决定的，所以要注意二者的结合。

8. 持续改进与动态管理的原则

质量改进永无止境。事物总是不断发展与变化的，科技在发展，社会在变革，质量管理的目标、标准也会随之而变化，因此管理原则也要遵循这些规律。

（二）社区卫生服务质量管理意义

1. 质量管理是社区卫生服务价值的体现

质量是生存的前提，是发展的保障。无论是有偿服务还是公益性服务，都要注意服务行为的有效性和认同性，才能得到广大居民的认可和信任，体现出社区卫生服务存在与发展的社会价值，体现政府、社会发展社区卫生服务的用意。否则就会出现做了很多工作，却得不到百姓的认可，所谓"费力不讨好"，没有达到社区卫生服务的目标，同时也损害了社区卫生服务的社会形象。

2. 质量管理是社区卫生服务理念的表现

在面对面的服务过程中，顾客不仅会关心他们所得到的服务本身，还会关心服务附带的因素，例如"怎样获得"、"怎样提供"服务、"服务怎样"、"效果怎样"等外在表现。社区卫生服务的理念决定了上述服务形式的外在表现，能够满足群众对期望服务的基本标准。社区卫生服务适于质量管理，质量管理也能够表现社区卫生服务理念。

3. 质量管理是完善社区卫生服务的保障

通过质量管理实现管理科学化、标准化、规范化；通过质量管理加快管理现代化、信息化；通过质量管理提高成本投入与产出效益比例，正确处理经济效益与社会效益的关系；通过质量管理全面提高社区卫生服务从业人员的素质；通过质量管理加强民主和监督，充分调动和发挥广大职工的主人翁精神，主动接受社会各界的监督，完善社区卫生服务的各个环节与过程，全面提升社区卫生服务形象。

4. 质量管理能够降低社区卫生服务风险

服务的特性决定了消费者在服务过程中必然与服务提供者发生直接联系，消费者只有而且必须参与到服务的过程才能享受到服务的价值。由于消费者高度参与服务过程，以及社区卫生服务的专业性和特殊性，决定了社区卫生服务的风险性和很多难以预料的随机性。质量管理的标准或规范都是依据当时比较成熟的理论和技术制订的，具有取得医疗成效和避免风险能力，所以是防止差错、提高整体服务质量，降低风险和意外发生的有利举措。

三、社区卫生服务质量管理体系

任何组织都需要管理。当管理与质量有关时，就是质量管理。实现质量管理的方针目标，有效地开展各项质量管理活动，必须建立相应的管理体系，这个体系就叫质量管理体系。建立质量体系是开展质量管理最有效的方法与手段，一般需要经历质量体系的策划与设计、质量体系文件的编制、质量体系的试运行、质量体系审核和评审4个阶段，每个阶段又可分为若干具体步骤。以下简要介绍组织管理体系、质量标准体系和控制改进体系。

（一）组织管理体系

目标是组织存在的前提和基础，组织是实现目标的保障。为了保证质量管理的顺利进行，必须建立质量管理的组织体系。质量组织管理体系一般设置三级管理组织，依据情况也可设置二级或四级质量管理组织，但是任务必须落实、职责必须分清。

1. 质量管理高级委员会

委员会主任由组织机构的最高领导担任，成员有分管领导、全科医生骨干、科室、部门、团队负责人和普通员工代表。

高级委员会应设日常管理执行机构，称为质量管理办公室，其办公用房可独立或与其他科室合署办公，但是应配备单独的办公设备，并有专人负责质量管理及其日常工作。

高级委员会的职责有：①负责质量管理体系的建立、实施、运行效果的监控和持续改进。②确定组织机构的质量方针、质量目标、质量标准和各级组织的职责和权利。③制定监督检查和评比计划，组织相关科室对服务过程和部门定期或不定期的督导检查和评比，至少每月1次；每月召开质量分析会，通报检查和评比结果；查找质量问题，研讨解决方案，明确改进目标。④开展质量管理全员培训，对下级质量管理组的指导、管理和检查。⑤负责质量问题的投诉、信访和调查、分析，针对质量问题采取纠正和预防措施。

2. 质量管理科室小组

组长为各科室主任，成员由科内的团队负责人和骨干组成。科室的质量管理工作要设专人（可兼职）负责，各科还要根据不同岗位设岗位质量监督员。

科室小组的职责有：①负责贯彻高级委员会的方针、指示。②依据本科室业务特点制定质量管理的计划和细则。③接受高级委员会的教育、培训、指导与检查，针对存在的问题及时整改。④对科室内各团队小组和成员进行指导和检查；定期向高级委员会汇报工作，提供意见与建议。⑤其他临时性工作。

3. 质量管理团队小组

组长为各团队负责人，成员为各团队成员，团队小组是质量管理的最基层组织，团队组长就是最基层和最前线的质量管理负责人，也是最能够发现质量问题和暴露质量问题的岗位。

团队小组的职责有：①贯彻执行上级组织的方针、指示。②组织协调小组成员实施自主管理，对各项规章制度的执行情况和操作规范进行自查自纠。③接受上级组织的教育、培训、指导与检查，针对存在的问题及时整改。④及时报告出现的质量问题，提供意见与建议。⑤其他临时性工作。

（二）质量标准体系

质量标准是质量管理的基础，是组织应该达到的质量水准和要求，也是评价组织和个人是否保证质量的依据。

1. 基本医疗质量标准

包括基本医疗技术方法标准和技术操作标准：①技术方法标准。指基本医疗活动中属于专业技术、知识方法的一些原则性规定，如卫生部颁发的《病历书写基本规范（试行）》、《处方管理办法》、《国家基本药物临床应用指南》、《国家基本药物处方集》等。具体内容例如疾病的诊断标准、治疗标准、治愈或转归判定标准等。②技术操作标准。指医疗技术活动的准则或规范，即各种技术操作常规，如临床、医技、护理、药剂等技术性操作要求和程序。

2. 公共卫生服务标准

卫生部颁布的《国家基本公共卫生服务规范（2011 年版）》是指导社区卫生服务的刚性文件，其内容包括：城乡居民健康档案管理、健康教育、预防接种、0~6 岁儿童健康管理、孕产妇健康管理、老年人健康管理、高血压患者健康管理、2 型糖尿病患者健康管理、重性精神疾病患者管理、传染病及突发公共卫生事件报告和处理、以及卫生监督协管服务共 11 项服务规范。在每项服务规范中，分别对服务对象、服务内容、服务流程、服务要求、考核指标及服务记录表等做出了规定。这些规范既是社区卫生机构为居民免费提供基本公共卫生服务的参考依据，也可作为开展基本公共卫生服务绩效考核的依据。

3. 社区卫生服务行为标准

社区卫生服务的服务质量首先要遵循服务行业的普遍质量标准（功能性、经济性、安全性、时效性、舒适性和文明性）。其次还需结合自身的专业特点，制定内部的行为规范标准，如《医疗机构从业人员行为规范》规定的八项基本行为规范：①以人为本，践行宗旨。②遵纪守法，依法执业。③尊重患者，关爱生命。④优质服务，医患和谐。⑤廉洁自律，恪守医德。⑥严谨求实，精益求精。⑦爱岗敬业，团结协作。⑧乐于奉献，热心公益。第三，外在性服务标准。指服务态度；仪容仪表、行为举止、言谈艺术；主动性、及时性。

4. 机构运行管理标准

包括各项工作制度和管理标准。例如卫生部颁发的《医院实施优质护理服务工作标准（试行）》、《社区卫生工作管理制度》、《医院工作制度》、《医院工作人员职责》、《医疗机构病历管理规定》，国家中医药管理局颁发的《社区中医药服务工作指南》。主要涉及有：①内部监督管理制度，如人员聘用聘任、质量控制、绩效考核等。②机构运行的管理制度，如行政管理、人力资源管理、药品管理、信息管理、档案管理、后勤管理、医德医风管理、社会民主监督等。③业务管理制度，如突发公共卫生事件应急处理、传染病管理、免疫规划、健康教育、慢性非传染性疾病管理、儿童保健、妇女保健、孕产妇保健、计划生育技术指导、精神卫生管理、老年保健、社区康复、全科门诊、首诊负责制、双向转诊、家庭病床、护理工作、护理文书书写、治疗室、中医工作、检验科、功能检查科、药房调剂等。

（三）质量控制与改进体系

1. 常规质量评价管理

评价医疗服务质量的代表模式是"三级质量结构"，即基础质量（structure）、过程质量（process）和终末质量（outcome）。三级质量管理是卫生服务评估和质量评估体系的框架基础。

（1）基础质量　基础质量是指社区卫生服务基础结构的质量。基础结构包括人员（各专业医务人员资格要求、配备数量等）、专业技术（医疗水平、实践经验、操作方法与技巧等）、物资（药品、试剂、医疗器械、消耗材料等）、环境（建筑、房屋面积、布局、光线、地面墙面等）、仪器设备（如病房、手术室的建筑条件，检验或放射线检查的设备能力等）及组织情况（如工作制度、各类人员职责分工等）。

评价基础质量是对医疗服务质量的间接评价。显然没有胜任的人员，没有必要的设施，没有对人员和设备的良好组织、使用和管理的规章制度，医疗服务质量也就没有最基本的保证。

（2）过程质量　过程质量是组织管理基础结构实施服务过程中的质量。也可称为环节质量、工序质量或流程质量等。服务过程的环节很多，每个过程、每个环节的质量均会影响整体的质量，所以过程质量是质量管理的难点，社区卫生服务过程的质量管理应按照技术管理要求，如诊疗常规、操作规程、工作制度等的要求，针对性地突出重点环节质量管理，抓住难点环节的质量管理管理，实现全过程质量管理。

过程质量仍不是直接医疗质量，只是较基础质量进了一步，对保证医疗服务质量有着积极的意义。评价过程质量的方法有现场观察法和书面审查法：①现场观察：有人认为这是最理想的评价方法，但这种方法也不能完全观察到过程的全部，如某些微细动作，而且耗时费力，成本太高，仅能在有限范围内应用。②书面审查：更多的人认为通过检查有关的医疗活动记录，可以了解实施过程的一般情况。此法简单、方便、易用。

（3）终末质量　医疗终末质量是反映整体医疗过程终结时的医疗质量。例如病例质量评价、统计指标评价。

终末质量是评价医疗服务质量最终和最可靠的依据，也是沿用已久的方式。通过对终末质量的评价，对已完成的医疗活动效果进行回顾性检查，从中发现问题。对已完成不再有改变余地的部分，可以在今后的工作改进或补救。由于服务过程是一个连续的整体，因而审查基础质量和过程质量能够促使其达到最低标准，阻止和防止发生医疗服务质量的低级错误，这是现代医疗服务质量管理极为重视的环节，符合质量管理预防为主的基本原则。

2. 质量差距分析管理

质量管理的核心问题是质量标准。通常的质量标准就是我们自己制定的或是上级检查时的标准,达到这样的标准,就是质量好。此种质量标准如果没有考虑服务对象的需求或者感受,最终会出现与服务对象期望的质量差距。

对此,有专家提出了"质量差距分析模型"。差距分析模型指导管理者明确服务提供者与消费者之间观念的差异,发现引起质量问题的根源,并寻找消除差距的措施,是制定质量管理方针、目标以及保证质量的理论基础。

"感知服务质量差距"是差距分析模型一个有代表意义的类型,也是服务质量成功的关键因素。在此模型中,服务质量分为预期服务质量和感知服务质量。预期服务质量是顾客对服务机构所提供服务期望的满意度。感知服务质量则是顾客对服务机构提供的服务实际感知的水平。如果顾客对服务的感知水平符合或高于其预期水平,则顾客获得较高的满意度,从而认为机构具有较高的服务质量,反之,则会认为机构的服务质量较低。所以,服务质量是顾客的预期服务质量同其感知服务质量的比较(表11-1)。预期服务质量是影响顾客对整体服务质量感知的重要前提,它受到市场沟通、企业形象、顾客口碑和顾客需求四个因素的影响。

表 11 - 1　感知服务质量与预期服务质量的关系比较

	大于		质量惊喜,很高的满意度
感知服务质量	等于	预期服务质量	满意质量,一般满意度
	小于		不可接受的质量,不满意

感知服务质量差距有一个极端现象就是如果顾客预期质量太高或过高,不切实际,那么即使他们接受的服务水平、服务质量是很高的,他们仍然会认为企业的服务质量较低。此种情况也可能产生积极的后果,就是可能导致企业达到相符的质量或更高的质量。

总之,服务提供者、管理者和顾客对服务质量达成共识,缩小质量标准差距,远要比任何严格的目标和计划过程重要得多。

四、社区卫生服务质量管理实施

(一)实施前的准备

实施质量管理的准备工作相当重要,如果准备不充分,不仅不能实现有效的质量管理,反而可能导致管理混乱,引发内部矛盾,降低工作效率。

1. 获取领导重视

全面质量管理本是上层管理部门的工具,用来安排质量方面的职权和职责,既可免除上层管理的琐事,又可保留上层管理确保质量成果令人满意的目的,所以质量管理工作必须有上层管理部门的全力支持。如果上层领导和管理部门的支持不够,对机构内其他人员宣传得再多也不可能取得真正的效果。

2. 分析机构现状

对本组织的服务质量要求，组织管理结构，技术人员、管理人员和其他人员的组成、结构及能力状况，设施设备，管理基础工作情况，例如标准化、数据化、质量责任制、质量教育和质量信息等工作进行分析、总结，掌握准确信息，发现薄弱环节，提出质量管理方向与基本策略，综合考虑解决办法。

3. 掌握技术方法

质量管理要有一套理论思想作指引，有技术方法做支撑，才能确立和制定符合自身特性的质量管理体系，所以必须充分研究质量管理原理、原则在社区卫生服务中应用的可行性、原则性、灵活性，才能制定相应的组织体系、技术规范、服务行为等质量标准。

4. 开展教育培训

质量管理的过程，是始于教育，终于教育的过程，也是提高认识和统一认识的过程。教育培训要分层次，循序渐进地进行。分别对领导层、决策层，管理层和执行层进行质量管理的普及培训，以及履行相应职位职责的上岗前培训。

(二) 确立实施方针

实施方针指实施质量管理的总目标、总原则，总体规划，以及总体要求，明确总体思路，起到指明方向、统一认识、规范行为的最高准则作用。

(三) 制定实施计划

依据实施方针，制定质量管理的具体工作计划。依据时间的规律，应该制定中长期规划、年度计划和月计划、季度计划。依据管理层次，高级管理层制定总体计划，中级机构制定实施细则，基层小组要有落实质量管理措施和计划。依据不同部门，应该制定既有分工、又有协作的共同质量管理计划。依据方案类别，应该分别制定实施方案，它要列出质量管理的要点。是什么，为什么和怎么在业务中实施质量管理体系，以及实施细则，清晰简练列出某项工作的要点，是谁做，做什么和怎么做。

(四) 建立质量体系

质量体系建设的第一步是策划与设计。主要是开展教育培训，统一思想认识；落实组织机构，拟定工作计划；确定质量方针，制订质量目标；进行现状调查和分析；调整组织结构，整合配置资源等。

第二步就是编制质量体系文件。依据工作内容、服务内容、服务方式、服务要求等编制各部门、各岗位、各工种等技术标准和行为标准（规范）。

第三步是试运行。考验质量体系文件的有效性和协调性，对暴露出的问题，采取改进措施和纠正措施，以达到进一步完善质量体系文件的目的。

第四步是质量体系的审核与评审。审核的重点，主要是验证和确认体系文件的适用性和有效性。进入正常运行后，仍然要采取内部审核，管理评审等各种手段以使质量体系能够保持和不断完善。

(五) 分步分段实施

逐步分段开展全面质量管理活动是最明智的做法。可以选择一至两个成功解决问题的质量课题，逐渐推广，按此方式逐步实施。实施的关键是沟通和培训。在实施阶段，所有执行工作程序的人都要收集记录以证明："规定的做到了，做到的符合规定。"全面质量管理工作的一个重要特征是"从根源控制质量"，如果通过服务提供者或操作者自身成绩来促进和树立对质量的责任和关心，是全面质量管理的最佳效果。

（六）检查归纳整理

对照实施计划和质量管理体系，检查计划完成情况和质量管理体系的问题或漏洞，总结经验，提炼成果。

（七）审核认证宣传

若有需要，质量管理通常需要第三方机构审核与认证，同时颁发质量管理认证证书。例如，国际标准组织 ISO9000 系列认证。一旦获得认证并拿到证书，就可以对外宣传，但需遵守认证原则，不得夸大事实，误导社会。

（八）后续审核与改进

"持续改进"是质量管理体系的精神，是指增强满足要求的能力的循环活动，要求组织不断寻求改进的机会，需要组织内部的全体员工参与实施，需要最高管理者深入持久地领导，需要投入人力、物力、财力，可以说质量管理水平是通过健全服务质量体系和有效运行来实现的，整个质量体系是动态的。因此，服务质量的管理是一项长期而持久的系统工程。

（覃琥云）

参 考 文 献

［1］梁万年. 全科医学概论［M］. 北京：人民卫生出版社，2006.

［2］梁万年，郭爱民. 全科医学基础［M］. 北京：人民卫生出版社，2007.

［3］王家骥. 全科医学基础［M］. 北京：科学出版社，2010.

［4］杨秉辉. 全科医学概论［M］. 北京：人民卫生出版社，2008.

［5］催树起. 全科医学概论［M］. 北京：人民卫生出版社，2007.

［6］姜建国. 中医全科医学概论［M］. 北京：中国中医药出版社，2009.

［7］王岚，杜亚平. 中英全科医疗服务模式的比较与探讨［J］. 全科医学临床与教育，2011，9（3）：241－245.

［8］陈永梅. 全科医师的临床思维模式探讨［J］. 中国社区医师，2008，10（11）：115.

［9］Alex Khot, Andrew Polmear. Practical general practice：Guidelines for effective clinical management.

［10］Ross J. Taylor, Brian R. McAvoy, Tom O'Dowd. General practice medicine：an illustrated colour text.

［11］Kerryn Phelps, Craig Hassed. General Practice：The Integrative Approach.

［12］Craig Hassed. The Essence of Health.

［13］赵冰. 全科医生的临床思维与工作特点［J］. 长春医学 2008，6（1）：42－43.

［14］吕兆丰，郭爱民. 全科医学概论［M］. 北京：高等教育出版社，2011.

［15］董碧蓉. 住院医师规范化培训系列教材－循证临床实践［M］，北京：人民卫生出版社，2008

［16］李幼平. 循证医学［M］. 北京：高等教育出版社，2010

［17］Guyatt G, Rennie D, Meade MO, Cook DJ, Users' Guides to the Medical Literature：A Manual for Evidence-Based Clinical Practice, 2nd Edition, New York, NY：The McGraw-Hill Companies, Inc, 2008.

［18］John Murtagh's General Practice（4th Edition）. By John Murtagh, Publisher：McGraw-Hill Book Company, Australia, 2007.

［19］杜兆辉，储霄英，毛秀珍，等. 国内外全科医学教育现况与展望［J］. 中华全科

医学, 2010, 8 (7): 909 –911.

[20] 郑炳生. 美英中三国全科医学教育模式比较研究 [J]. 中华中医药学刊, 2007, 25 (11): 2298 – 2299.

[21] 史亚明. 全科医学教育现状分析与思考 [J]. 中国初级卫生保健, 2009, 23 (1): 5 –6.

[22] 杜娟, 郭爱民, 路孝琴, 等. 我国全科医学教育研究现状及展 [J]. 继续医学教育, 2009, 23 (3): 9 –12.

[23] 梁万年. 中国全科医学人才培养 [J]. 中国全科医学, 2008, 11 (3): 187 – 188.

[24] American Diabetes association. clinical practice recommendation 2010 [J] Diabetes Care, 2010, 33 (suppl 1)

[25] 杨秉辉, 祝墡珠. 全科医学导论 [M]. 上海: 复旦大学出版社, 2006

[26] 周三多. 管理学 – 原理与方法 [M]. 上海: 复旦大学出版社, 2005

[27] 魏来临, 张岩. 临床医患沟通与交流技巧学 [M]. 济南: 山东科学技术出版社, 2005

[28] 杨秉辉, 祝墡珠. 全科医学导论 [M]. 上海: 复旦大学出版社, 2006

[29] 催树起. 社区卫生服务管理 [M]. 北京: 人民卫生出版社, 2006